U0204531

2020年度甘肃省高校大学生就业创业能力提升工程项目
“互联网模式下甘肃省‘健康保险人才孵化中心’建设与构想”

健康服务与管理概论

Introduction to
Health Services and Management

赵 妍◎著

中国财经出版传媒集团

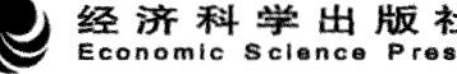

经济科学出版社
Economic Science Press
·北京·

图书在版编目（CIP）数据

健康服务与管理概论 / 赵妍著. -- 北京：经济科学出版社，2024.3

ISBN 978 - 7 - 5218 - 5738 - 2

Ⅰ. ①健… Ⅱ. ①赵… Ⅲ. ①卫生服务 - 职业教育 - 教材 ②健康 - 卫生管理学 - 职业教育 - 教材 Ⅳ. ①R197.1 ②R19

中国国家版本馆 CIP 数据核字（2024）第 062346 号

责任编辑：杜 鹏 武献杰 常家凤
责任校对：靳玉环
责任印制：邱 天

健康服务与管理概论

JIANKANG FUWU YU GUANLI GAILUN

赵 妍◎著

经济科学出版社出版、发行 新华书店经销

社址：北京市海淀区阜成路甲 28 号 邮编：100142

编辑部电话：010 - 88191441 发行部电话：010 - 88191522

网址：www.esp.com.cn

电子邮箱：esp_bj@163.com

天猫网店：经济科学出版社旗舰店

网址：http://jjkxcbs.tmall.com

固安华明印业有限公司印装

710 × 1000 16 开 15.75 印张 260000 字

2024 年 3 月第 1 版 2024 年 3 月第 1 次印刷

ISBN 978 - 7 - 5218 - 5738 - 2 定价：118.00 元

（图书出现印装问题，本社负责调换。电话：010 - 88191545）

前　言

随着“健康中国”上升为国家战略，个人的身体健康获得了国人越来越多的关注与重视，由此，健康产业成为了一种有巨大市场潜力的新兴产业，涉及健康管理、健康咨询、中医养生、医药产品、保健用品、营养食品、医疗器械、健康器具、休闲健身等多个与人类健康紧密相关的生产和服务领域。如今它已成为我国经济产业中一大朝阳产业，围绕“大卫生”和“大医学”的健康产业将引领新一轮经济发展浪潮。

健康服务与管理就是通过健康教育、健康促进以及行为干预，来促使人们采纳健康的生活方式预防疾病，提高生活质量。作为中国普通高等学校本科专业，健康服务与管理培养掌握健康服务与管理的理论、技术与方法，具备健康评估、干预等技能，能胜任我国健康服务与管理事业发展需要的高素质复合型应用人才，使之能在健康管理公司、体检中心、社区服务机构等从事健康教育、健康咨询、健康指导、健康监测、卫生保健、医疗监督、疾病的预防和控制等工作。

为了更好地满足本科阶段健康服务与管理专业学生了解及掌握基础医学概论、临床医学概论、管理学基础、健康管理学概论、健康危险因素评估及干预技术、健康保险学、社会保障、健康教育与健康促进、健康管理法律法规、卫生经济学等学科知识的要求，本书同时包含了健康服务与管理在管理学上的理论基础、管理策略、方法论、相关政策与法律，在医学方面的理论基础、基本医疗保障制度、中医药健康服务，以及健康服务与管理的发展和应用，客观具体地阐述它们之间的发展与联系，增加了学科之间的相关性，很好地改善了学生“死读书”“学了忘、忘了学”的低效学习状况，灵活而巧妙地将枯燥的书本知识与实际相结合，将学生的视野与思维提升至更高更远的层面，为健康服务与管理专业学生对理论知识的学习、实践技能的运用、对专业认同度的提升以及未来发展方向的探究提供了一定的帮助。

本书一个较为突出的优点在于我们将以“治未病”为核心要义的中国传统中医文化与健康服务管理相结合，系统而又全面地阐述了中医“治未病”思想在健康服务与管理中的应用。通过开展中医药健康管理理论研究，促进中医药理论与健康实践结合，优化中医药健康管理服务模式、服务内容、服务流程以及评价制度。发挥中医养生保健、“四诊”查体、体质辨证、整体调理等特色优势，不断提高中医药健康管理服务的效率和质量。建立现代化整合型中医药健康管理体系，树立全方位、全过程、全生命周期的中医药健康管理理念。推进社区中医药健康管理服务的开展，制定融疾病预防、康复保健、健康促进为一体的中医药特色服务包，全方位干预影响居民健康的社会环境因素，增强中医药健康管理模式的群众认可度和信任度。

鉴于水平有限，本书难免有不尽如人意的地方和疏漏之处，诚恳希望各院校老师和同学提出宝贵意见。

赵　妍

2024 年 1 月

目　录

第一章

绪　论

第一节　健康服务与管理概述

一、基本概念

健康管理（health management）是指以现代健康理念，即以生物、心理及社会适应能力为基础，在现代医学模式及中医思想指导下，应用现代医学和管理学知识，对个体或群体的健康进行监测、分析、评估，对健康危险因素进行干预、管理，提供连续服务的行为活动及过程，起到以最小的成本预防与控制疾病，提高人群生存质量的作用。

健康管理学是研究人的健康和影响健康的因素以及健康管理相关理论方法和技术的一门学科。因此，学习健康管理学，必须了解健康、疾病、亚健康以及影响健康的危险因素。世界卫生组织对健康（health）的定义为：健康不仅是没有疾病或虚弱现象，而且是身体、心理与社会适应能力的完满状态和道德的健全。

疾病是指“一定原因造成的生命存在的一种状态，在这种状态下，人体的形态和（或）功能发生一定的变化，正常的生命活动受到限制或破坏，或早或迟地表现出可觉察的症状，这种状态的结局可以是康复（恢复正常）或长期残存，甚至导致死亡”。健康危险因素（health risk factors）是指能使疾病或死亡危险性增加的因素，或者是能使健康不良后果发生概率增加的因素。全面了解和掌握健康危险因素的相关知识、掌握健康危险因素的评价方法是开展健康管理活动必备的知识基础和核心技能。

健康风险评估是指用于描述或估计某一个体或群体未来发生某种特定疾病或因某种特定疾病导致健康损害甚至死亡的可能性的方法或工具。健康管理师是指从事健康的监测、分析、评估，以及咨询指导和健康干预等工作的专业人员。其通过树立正确的健康理念，认识健康危险因素，运用健康风险评估对个体或特定群体的健康状况及未来患病和（或）危险性做量化评估，并有目的性地改变健康管理对象不良的行为和生活方式，降低危险因素，使其从健康到亚健康，再到疾病的过程得到延缓，甚至使患病情况得到缓解，最终达到主要危险因素的变化状况。此外，健康教育课堂也是后续服务的重要措施，在营养改善、生活方式改变和疾病控制方面有良好的效果。

二、基本特点

（一）前瞻性

对引起疾病的风险进行准确预测、评估及干预，从而防止或延缓疾病的发生及发展，提高人群生活质量的同时有效地降低社会的医疗成本，故前瞻性是实现健康管理价值的前提。

（二）综合性

综合运用已有的医学、管理学知识对疾病及其危险因素进行分析，并充分调动一切社会医疗资源，制定安全高效的干预措施，制订切实可行的健康管理方案，确保资源使用的最大化，最终达到准确、有效的健康干预这一目的。故综合性是落实健康管理的保证。

（三）全程性

对个体的健康实现全程的关注，做到未病先防、既病防变、预后防复，实现健康维护的全过程。

（四）普适性

健康是人类永恒的话题，且健康管理的服务对象几乎涵盖所有人群，由此决定健康管理相对其他学科而言有更加广泛的群众基础，其学科具有明显的普适性。

三、基本内容

健康管理的基本内容包括认识健康状况、树立健康理念和建立健康行为三部分（见图1－1）。认识健康状况指在健康管理理念下采用现代医学和管理学方法，对个体或群体的健康进行监测、分析、评估，并及时反馈给服务对象，让服务的个体或群体科学全面地了解自我健康状况，找出患病的风险及主要危险因素。

图1－1 健康管理的基本内容

树立健康理念指健康管理师根据服务对象的健康状况，有针对性地改变服务对象对疾病与健康的认识。通过为服务对象提供健康咨询交流与健康教育等手段，使其树立正确的健康理念，鼓励服务对象建立健康的生活方式和习惯。

建立健康行为指健康管理的服务个体或人群在健康管理师的帮助下，在认识健康状况、树立健康理念的基础上，进一步地在生活上采取行动，作出改变，根据自己的实际健康状况与风险，改变自己的生活方式与习惯，在科学方法的指导下，戒除不良习惯，建立健康的生活方式，减少危害健康的风险因素。其中建立健康行为是健康管理最重要的内容，是对健康影响最大的因素。

四、基本步骤

健康管理是一种前瞻性的卫生服务模式，其基本步骤如图1－2所示。其目的是以最少的投入获取最大的健康效应，从而提高医疗服务的效益，提高医疗保险的覆盖面，增强医疗保障体系的承受能力。

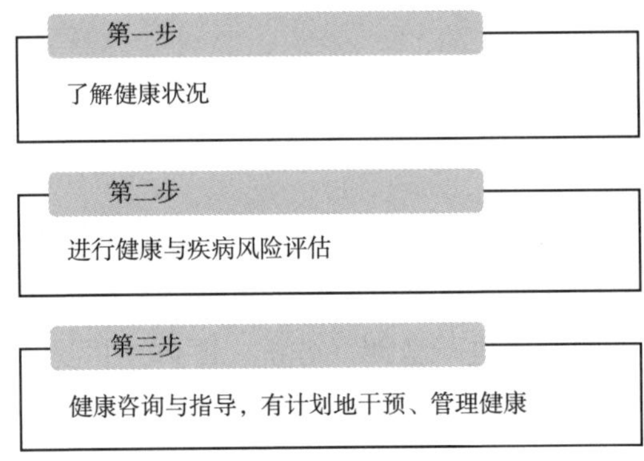

图1-2　健康管理的基本步骤

（一）了解健康状况

通过问卷或者健康体检采集健康信息等方式，找出危险因素，从而为下一步制订健康管理计划、实施有效的健康维护做准备。首先收集服务对象的个人健康信息，包括个人一般情况、当前健康状况、疾病家族史、职业特点、生活方式、心理情况、具体体格检查和实验室检查等。其次进行具体服务，具体服务方式包括健康调查与健康体检：健康调查是指健康管理工作者对管理对象开展问卷调查；健康体检是指管理工作者根据对象的性别年龄工作特点等情况，地域差异、社会形态差异等因素，有一定疾病预测指向地对个体或人群制订有效合理的体格检查。健康调查与健康体检的目的均为高效准确、有指向性地收集健康管理对象的健康信息，建立个人或群体健康档案，为后续工作提供指导。

（二）进行健康与疾病风险评估

结合现代生物医学、心理学、社会学和管理学等学科的成果基础，通过采用统计学、数学模型、现代信息技术等手段，对个体的健康信息（包括个体健康史、既往史、家族史、生活方式、心理情况及各项身体检查指标）进行综合的数据分析处理，根据所收集的个体健康信息，为服务对象的健康状况进行评估的同时对疾病发生或死亡的危险性用数学模型进行量化并进行预测，提供评估预测和指导报告，其中包括个人健康体检报告、个人身体健康评估报告和精神压力评价报告等。风险评估目的是帮助个体全面综合了解自身健康状况、强化健康意识、制订个性化的健康干预措施并对其效果进行评价。健康风险评估是一个广义的概念，它包括简单的个体健康风险分级方法、患病危险性评估及复杂的群体健康风险评估模型。在健康管理的学科发展过程中，涌现出许多健康风险的评估方法。传统的健康风险评估一般以死亡为结果，多用来估计死亡概率或死亡率。随着循证医学、流行病学、生物统计学和信息技术的发展，对海量信息的处理成为可能，使更精确的健康风险评估成为现实，健康风险评估技术的研究重点指向发病或患病可能性的预测方面，因而使其本身的前瞻性更为突出。

（三）健康咨询与指导，有计划地干预、管理健康

在前两个步骤的基础上，以多种形式帮助个人采取行动纠正不良的生活方式和习惯，控制健康危险因素，实现个人健康管理计划的目标。健康干预与一般的健康教育和健康促进的不同之处在于：健康管理中的健康干预是个性化的，是根据个体的健康危险因素，由健康管理师进行个体指导，设定个体目标并动态追踪效果，通过个体健康管理计划参与专项健康维护课程及跟踪随访措施来达到改善健康的效果。例如，一位糖尿病高危个体，除血糖偏高外，还有超重和吸烟等危险因素。因此，除控制血糖外，健康管理师还需要指导个体通过膳食与运动等方式进行减轻体重和戒烟等相关多种危险因素的控制。具体方式包括个人健康咨询、个人健康管理后续服务、专项健康与疾病管理服务。

健康管理的这三个步骤是一个总的原则，应综合不同的危险因素和差异，制订个体化的健康管理方案，并积极地采用现代信息管理技术等多种管理手段以达到全过程的、细致化的健康干预。需要强调的是，健康管理是一个长期的、连续的过程，即在实施健康干预措施一定时间后，需要评估效果、调整计划和干预措施。只有周而复始地长期坚持，才能达到健康管理的预期效果。

五、目标与任务

（一）健康管理的目标

健康管理的目标分为宏观目标和微观目标。

健康管理的宏观目标是调动个体、群体及整个社会的积极性，最大限度地利用有限的资源来达到最大的健康效应。当前社会存在多种形式的健康产业，但是健康管理学的发展未能跟上现代相关产业发展的需要，不足以充分引导各健康产业有序、合理地发展。只有充分完善健康管理的理论与学科体系，以健康管理的宏观目标为导向，才能充分优化资源利用，引导多种形式的健康产业，获取最大的健康效益。

健康管理的微观目标是增强个体或群体的健康意识，促进其学习与掌握健康管理知识和技能，使个体或群体最终实现自我管理，降低疾病危险因素，避免或延缓疾病的发生、发展，减少医疗保健费用，提升健康水平。其最终目标是提高生活质量，达到身心健康的生活状态。

（二）健康管理的任务

健康管理的任务是针对健康需求，对健康资源进行组织、指挥、协调和控制，即对个体和群体的健康进行全面监测、分析，提供健康咨询和指导以及对健康危险因素进行干预的过程。健康需求可以是针对一种危险因素（如高血脂），也可以是针对一种疾病状态（如 2 型糖尿病和阿尔茨海默病）。健康管理的手段可以是对健康危险因素进行分析，对健康风险进行的量化评估，也可以是对预防过程进行的监督指导。需要明确的是，健康管理一般不涉及疾病的诊断和治疗过程，疾病的诊断和治疗属于临床医学，不属于健康管理的工作范畴。

六、组织形式

健康管理的组织形式（见图 1－3）是指完成健康管理这个过程的各种组

织结构、组织制度、组织构建的系统。该系统构建者包括政府、事业单位、企业公益机构等，其组织形式主要包括社区健康管理组织、医院健康管理组织、工作场所健康管理组织及体检中心健康管理组织等。无论哪种组织形式都需要个体的配合，只有个体拥有正确的健康管理理念和共识，融合到各种健康管理的组织形式里，才能实现真正有效的健康管理。下面介绍各种健康管理组织形式的概念及特点。

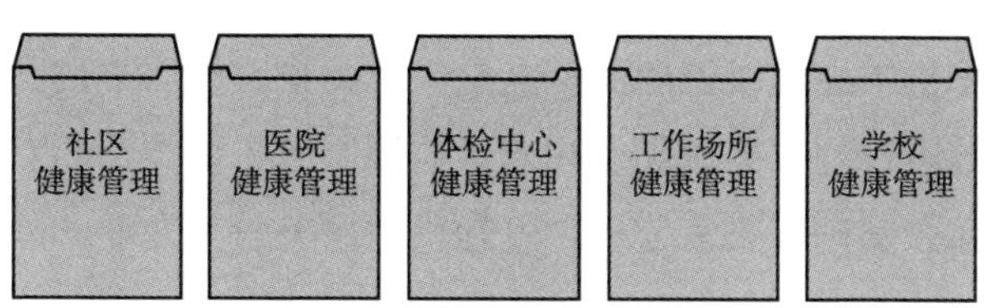

图 1-3 健康管理的组织形式

（一）社区健康管理

社区健康管理是以社区全体居民为服务对象，对全社区居民的生命过程进行系统的监控和维护服务，以社区为基础的健康管理模式内容丰富，针对社区健康人群、亚健康人群、慢性病患者、残障人士、心理疾病患者等各类人群，均可实行社区健康管理模式及急性流行病期间的健康管理。社区健康管理还可采用分年龄、分片区、分家庭情况等方式进行。将预防保健、健康教育和疾病治疗结合到一起，落实“小病在社区、大病进医院、康复回社区”的服务模式，真正实现“治未病”的目标。社区健康管理的特点是人群类型较为广泛、提供服务较为基础，优点在于跟踪随访方便，所需医疗成本较低，但具有专业性和针对性低等缺点。

（二）医院健康管理

医院健康管理立足于控制慢性病、进行人群健康筛查、开展患者教育、降低人群危险因素、减少慢性病的患病率和死亡率、改善社会致病因素、减少医疗费用等目的。倡导文明科学的生活方式，使疾病防治达到最佳的服务水平，如高血压的健康管理、高血脂的健康管理、糖尿病的健康管理等。医院健康管理的特点在于人群类型具有针对性、提供服务较为专业，优点在于服务具有专业性和针对性，缺点在于其可接纳的服务对象较少、成本较高。

（三）体检中心健康管理

以体检中心为基础的健康管理，可为参加体检的个人或单位提供全方位的健康资料，对健康状况作出评估，对健康危险因素作出评价，建立完整的健康档案，而不再是传统的单纯为单位或个人提供招生、招工、年检、个人体检和婚检的服务。体检中心健康管理的特点是人群类型有较明显的共同因素，适合针对群体制订健康管理方案，优点在于其监测服务人群类型相对集中，适合对特定人群的研究数据进行收集分析，且提供的服务较为专业，缺点在于跟踪随访性较低。

（四）工作场所健康管理

工作场所健康管理是促使工作场所提高对影响健康因素的控制能力，以及改善工作，组织所有成员健康的过程。工作场所健康管理的特点是人群共同因素较多、特征性较强。其优点在于便于针对群体制订健康管理方案，具有跟踪随访性强等特点，缺点在于提供的服务专业性较为有限。

（五）学校健康管理

学校健康管理是对学生的健康危险因素进行全面管理的过程，其宗旨是调动学生的积极性，有效地利用有限的资源来达到最佳的效果。学校健康管理的特点主要以教育为主，目的在于培养学生的健康观念。其优点在于具有较强的可行性和可操作性，成本低，缺点在于提供的服务专业性较低。

第二节　健康服务与管理的起源与发展

一、古代起源

人们对健康的追求是亘古不变的话题。早在 6000 年前，古埃及人认为食物除了滋养身体所需的一部分外，多余的部分如果不及时进行清除，最终将影响健康。通过禁食、催吐等方法以求提高健康水平，这可能是现存记载最早的健康维护实践。但是，对健康形成客观认识并意识到其影响因素的可控制性的思想，最早出现在我国春秋时期。

神灵主义医学模式是早期各文明医学发展的必经阶段。但我国早在春秋时期的《左传》就有描述："若君身，则亦出入饮食哀乐之事也，山川星辰之神，又何为焉"①，同时描述六气致病论，初步对疾病与健康形成客观的认识，逐步脱离疾病与鬼神作祟相联系的认识，意识到饮食、情志、生活方式等因素对健康的影响，形成新思想的萌芽。秦汉时期，《黄帝内经》明确提出"治未病"思想，并进一步论述饮食、五味、起居、六气、情志等对人体的影响。张仲景在《伤寒论》中阐述了个体化辨证的基础及疾病转变规律。两者奠定了后世中医学对健康与疾病进行系统管理的理论根基。而在同时期的西方医学发展历程中，《罗马大百科全书》中记载了学者西尔斯的观点，即医学实践由三部分组成：通过生活方式治疗、通过药物治疗和通过手术治疗。古罗马的医生盖仑认为健康和疾病与人本身的意愿和行动能影响的六个因素有关，即空气，运动和休息，睡眠和觉醒，食物和饮料，满足和疏泄，情绪性兴奋。这一时期，西方医学也对健康及影响因素的可控制性形成了一定的认识。古罗马以后，欧洲进入黑暗统治期，医学发展受到严重阻碍，对健康的认识水平与相关维护实践长期处于停滞状态，而我国由于秦以后文字的统一及历史发展中文化的延续，关于健康的知识得到丰富与发展。魏晋至明清时期，各代医家在早期《黄帝内经》"治未病"思想及相关理论的基础上不断扩充发展。如孙思邈将健康至疾病转变分为"未病""欲病""已病"三个阶段，认为医生要"消未起之患，治未病之疾，医之于无事之前"，阐明防重于治、有病早治的观点；朱丹溪发挥《黄帝内经》"治未病"思想，在《丹溪心法》中指出，"与其救疗于有疾之后，不若摄养于无疾之先"。并观察到"眩晕者，中风之渐也"的规律，对后世中风病的防治影响颇大。纵观魏晋至明清时期，健康认识和维护的理念与实践在《黄帝内经》的基础上不断发展完善。

---

① 左丘明．左传［M］．上海，上海古籍出版社，2016．

经过2000多年的实践升华，中医学已经成为一个涉及生活起居、衣食住行、心神调护等全方位、多角度的具有中国特色的健康管理系统，包含食疗、乐疗、香疗、导引、针推、砭石、药茶、膏方等多种养生手段，具有深厚的群众基础，涵盖健康、亚健康与患病三大人群。而中医学本身蕴含着健康管理对疾病预测及前瞻性干预的核心思想，充分体现了对健康全方位维护的意识。

二、近现代发展

我国的中医特色健康管理受到科学水平与文化环境的影响，其思想多以自然哲学形式存在并指导实践。相比之下，现代健康管理以统计学、预防医学为基础，以管理为核心，这与其所产生的时代背景息息相关。

在现代，健康管理是时代发展的需要，与生产力和人力资源观念的演变密切相关。前工业化时代，劳动力作为判断生产力的指标；工业化时代，机器作为判断生产力的指标；而在现代，员工的工作效率作为判断生产力的指标，员工的工作效率又与健康密切相关。因此，1929 年，美国蓝十字和蓝盾保险公司通过对教师和工人提供基本的医疗服务，开始管理式医疗的早期探索。1940年，路易斯·罗宾逊医生首次提出健康风险评估的概念，后续几十年内，健康风险评估系统的完善也为现代健康管理的形成奠定基础。20 世纪 60 年代，由于美国慢性病患病率不断上升，医疗费用急剧上涨，美国保险公司和企业注意到当时 80% 的医疗支出用于治疗可预防的疾病，如果可以降低此类疾病的发病率，可节省大量的医疗费用，因此，正式提出管理式医疗的概念，并受到政府的重视。1969 年，美国政府将健康维护组织纳入国家医疗保障计划体系，并于 1971 年为其提供立法支持，由此，美国步入管理式医疗的时代。

所谓“管理式医疗”是一种既提供医疗服务，又负责管理经费的医疗保险模式，医保机构、医疗机构和患者之间形成了一系列用于控制医疗费用、提高医疗服务质量的契约安排和管理手段。最初，管理式医疗的目的在于提高医疗服务的质量和可持续性，并提供预防保健服务，后来成为以控制医疗费用过度膨胀、保障劳动者的医疗保险待遇的医疗保险模式。美国的医疗保险以商业保险为主，医保机构基于经济利益，希望投保人都能保持身体健康，尽量减少患病次数和患病概率，于是积极推出一系列的健康评估与促进健康的服务项目，现代健康管理应运而生。健康管理一词由美国密歇根大学爱鼎顿于 1978 年提出，并成立健康管理研究中心，这标志着现代健康管理的起步。目前，美国健康管理服务队伍已形成较大的规模，包括医疗集团、医疗机构、健康促进中心、大中型企业社区服务组织等，其为大众提供各种形式、内容的健康管理项目及其相关服务，主要以提高健康生活质量、延长健康寿命、消除健康差距为目标，成为美国医疗保健系统的一支重要力量。美国的健康管理一直处于世界领先水平，是健康管理应用信息系统研发的引领者。进入 20 世纪 90 年代，随着美国健康管理的兴起，英国、德国、芬兰、日本等国家也相继效仿，逐步建立不同形式的健康管理组织。德国采用美国健康管理策略，对民众进行健康知识普及教育，建立多种健康管理组织形式，使更多的人得到更多的健康服务，国民慢性、非传染性疾病的患病率显著下降。芬兰政府从 1972 年开始陆续进行一系列卫生管理保健改革，提出以社区卫生服务为中心的新型健康管理模式，目前已推广至全国。日本建立"健康促进支持体系"，健康组织形式丰富且成熟，日本家庭普遍享有健康管理机构的保健医师提供的长期跟踪服务，后者为家庭建立健康档案，负责家庭的健康管理。

为顺应时代发展的步伐，配合我国市场需求与实际国情，我国第一家健康管理公司于 2001 年成立。2003 年 12 月 25 日，卫生部、劳动和社会保障部、中国保险监督管理委员会在北京举办了健康管理与医疗保障（险）高层论坛，促使健康管理受到广泛重视并取得共识，得以进一步推广应用并产生显著效果。2005 年 10 月 25 日，劳动和社会保障部正式发布了第四批新职业，其中包括健康管理师。2006 年，陈君石院士与相关专家编写并出版《健康管理师》。2007 年，《健康管理师国家职业标准（试行）》颁布，中华医学会健康管理学分会的成立大会也在北京召开，同年，由中国科协主管、中华医学会主办并编辑出版的国内健康管理学领域的学术期刊《中华健康管理学杂志》创刊。2009 年 5 月，中华医学会健康管理学杂志编辑部征询各大健康管理学专家意见和建议，形成《健康管理概念与学科体系的初步专家共识》（以下简称《初步共识》）。尽管这一《初步共识》在健康管理涉及的部分名词术语的提法或表述上仍存在一些争议、不足及需改进之处，但其形成与发表对我国健康管理学科的学术理论的深入研究、学科建设的进步及相关产业、行业的规范发展具有里程碑意义。党的十七大报告中明确提出，健康是人全面发展的基础，关系千家万户的幸福。这一观点深刻揭示了健康在人的全面发展中的重要性。2011年6月国家健康管理人才培养专项基金管理委员会在北京成立。这些工作的开展，促使健康管理逐步向规范化发展，初步奠定一个新的学科门类和服务领域的基础。2014年召开的中华医学会第六次全国健康管理学学术会议上，由全国近百位专家研讨编写的《健康体检基本项目专家共识》正式发布。同年，国内首招“治未病与健康管理”硕士研究生。2016年，教育部首次批准我国五所高校招收“健康服务与管理”本科生，这是我国在健康管理学发展道路上迈出的坚定步伐。“健康管理”自2001年作为专有名词引入我国，从成立我国首家健康管理公司到现在，在产业、学科体系及人才培养上均发展迅速，并且与中医文化相融合，成为具有中医特色的健康管理。

健康管理思想起源于古代，随着社会发展，其思想不断被检验与扩展，在20世纪得到全面的实践拓展，并逐步形成新的学科体系。虽然近几十年来，健康管理的发展主要由西方发达国家引领，但我国也逐步发展出符合我国国情的健康管理产业，结合我国特有的中医理论体系，相信在未来，健康管理必将在中国得到进一步的提升与运用。

三、健康管理在我国的发展

（一）我国健康管理发展概况

我国的健康管理机构起步较晚，尽管在20世纪60年代，我国就有医师采用健康风险评估的手段来指导患者进行自我保健，但直到2001年，第一家专门的健康管理机构注册成立，才正式宣告健康管理机构在我国兴起。2002年，健康管理的理念付诸实践；2004年，韩启德院士结合我国实际，提出了健康管理的概念；2005年，中国医师协会成立医师健康管理和医师健康保险专业委员会，10月，健康管理师被原劳动和社会保障部公布为第四批新职业，12月，首批健康管理师接受培训；2007年，中华医学会成立健康管理学分会，《健康管理师国家职业标准（试行）》发布，为我国健康管理奠定了政策基础。

从此，健康管理成为我国居民健康服务体系中的一个独立产业。随后，各种体检机构或其他医疗机构相继转换为健康管理机构，我国健康管理呈现出了蓬勃发展的局面。

目前，在国家工商部门注册和以各种形式自报的健康管理机构有万家以上。在名称使用上，位于前三位的是体检中心、健康咨询公司和健康管理公司，分别占总数的64.5%、14%和6.1%。健康管理服务模式日益多样化，从服务主体角度看，主要有医院服务模式（主要表现为医院开设的体检中心、体检科等）、专业体检中心服务模式（主要表现为民营机构创办的体检中心、门诊部、疗养院等）、社区医疗服务中心模式、第三方服务模式（主要是各种公立、私立健康管理服务机构）等模式（见图1-4）。

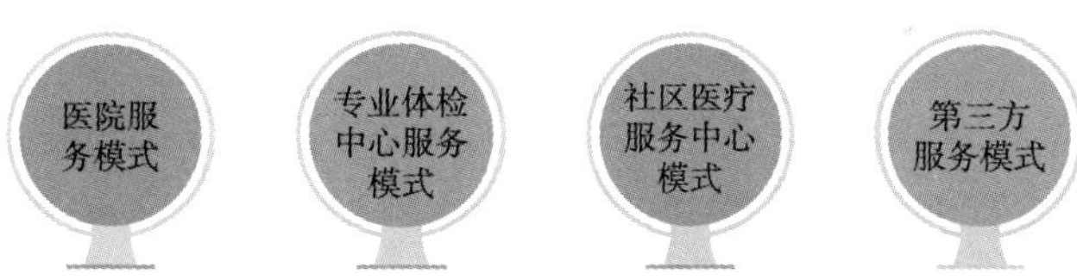

图1-4 服务主体角度下健康管理的服务模式

从服务内容角度看，主要包括体检主导型、中药调理型、资源整合型、综合信息平台型、技术服务型、私人医生型等经营模式（见图1-5），研究发现，受国家政策支持、民众健康意识和消费水平的提高、消费市场巨大潜力等因素影响，我国健康管理服务市场已经进入快速发展的拐点期。随着市场规模的日益扩大、健康管理机构的不断壮大及服务内容日趋完善，健康管理将在健康体检的基础上延伸完善，将与国际接轨、发挥中医学优势两方面更好地结合，逐步形成真正意义上的健康管理服务，并通过与信息技术的互动、共赢，提高健康管理水平与效率。

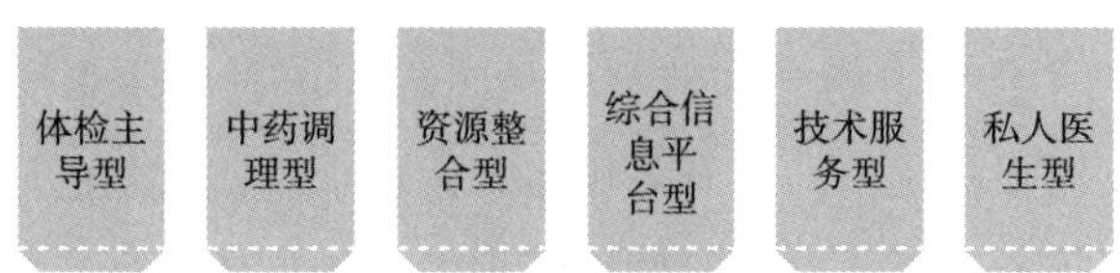

图1-5 服务内容角度下健康管理的服务模式

（二）我国健康管理发展的基础与环境

1. 健康理念和市场需求奠定了发展的基础。随着我国改革开放与经济的快速发展，社会结构、经济结构以及人们的生活方式都发生了一系列的变化，人们的健康意识，特别是城镇居民的健康意识正在发生着前所未有的巨大变化，人们对健康的要求更高，对亚健康的调整、恢复更加重视，健康方面的消费需求也日益强烈。另外，由于疾病谱的改变和老龄化加剧，慢性病的患病人数及老年人口数量攀升。《全国第六次卫生服务统计调查报告》显示，心脑血管疾病、糖尿病和癌症等重大慢性病占我国疾病经济负担超90%，我国55岁至64岁人群慢性病患病率达48.4%，65岁及以上老年人发病率达62.3%。病死率高、致残率高、死亡率高和知晓率低、服药率低、控制率低的“三高三低”特征明显。《2021年度国家老龄事业发展公报》显示：截至2021年末，全国60周岁及以上老年人口26736万人，占总人口的18.9%；全国65周岁及以上老年人口20056万人，占总人口的14.2%，全国65周岁及以上老年人口抚养比为20.8%，其中活力老人占87%，半自理老人（部分失能）占9.95%，不能自理老人（完全失能）占2.58%。失能、部分失能的老年人口高达4200万人，占老人总数的12.53%。这些改变共同导致人们对健康需求逐步向简单、单一的医疗治疗型，向疾病预防型、保健型和健康促进型转变，预防性医疗服务及体检市场的兴起、健康保险及社保的需求、人们对健康维护服务的需求、医疗市场分化的结果使得健康群体受到越来越多的关注，也催生了健康管理在国内的诞生。以人的“个性化健康需求”为目标，系统、完整、全程、连续、终身解决个人健康问题的健康管理服务在中国正在成为巨大的需求和市场潜力，并由此越来越多地吸引着社会的有效资源，逐渐成为一个具有远大发展前景的产业。

2. 政府起到了指向、指导和监督作用。提高国民健康素质是我国政府确定的重要社会发展目标之一。为有效满足人民群众日益增长的健康需求，卫生政策关口前移、重心下移，这也给健康管理的发展创造了现实的购买力和良好的政策环境。另外，政府也通过出台法律法规政策、搭建国家级的健康管理科研机构与学术组织、建立行业学会和协会、推动健康管理人才培养等方式指导、监督健康管理行业的良性发展。尤其是2013年，国务院发布《国务院关于促进健康服务业发展的若干意见》，明确了健康服务业的基本框架，指明了健康管理的发展思路。随后，《中医药健康服务发展规划（2015—2020年）》《中医药发展战略规划纲要（2016—2030年）》《关于促进中医药健康养老服务发展的实施意见》等相继出台，而各省（自治区、直辖市）相继出台促进健康服务业发展的政策，这些都为我国健康管理的发展提供了政策保障，将健康管理的发展推向了新的高潮。

3. 科技进步为健康管理的发展提供了强有力的支撑。互联网+医疗的出现就是把传统生命信息采集与监测、健康风险评估与诊断、健康咨询与健康干预、治疗等健康项目，通过大数据分析和移动互联网相连，实现健康信息的实时共享与流动，进而提高健康管理的水平和效率。随着互联网时代的来临，移动医疗初创项目炙手可热，产生了一批移动健康企业，但是受到政策、技术等壁垒的限制，市场规模难以迅速扩大。而《国务院关于促进健康服务业发展的若干意见》《关于促进移动互联网健康有序发展的意见》等政策的出台，为移动健康发展解除了政策瓶颈，提供了资金、技术扶持，为优质企业的发展提供肥沃土壤，加之大数据技术水平的不断提升，各大互联网巨头纷纷布局互联网+健康行业，使移动健康发展迎来新的一轮热潮。

（三）我国健康管理发展面临的问题

虽然我国健康管理发展迅速，但是仍存在很多问题，主要有以下几点。

（1）先进理念与现实的矛盾。这也是我国健康管理发展各种问题的集中体现。先进的健康管理理念给国内健康服务提供了全新视角和更高层面的理解，并为学术界、机关部门和群体所认同。但是，目前国内在健康评估、健康维护、健康产品、服务模式、运行模式、服务范围等方面仍落后于这些先进理念，具有中国特色的健康管理服务系统和运营模式尚未建立起来。因此，尽快建立健全国家相关职业标准，促进健康管理科学快速发展，加快相关专业管理人才的培养，促使我国的健康管理从盲目、无序状态走向快速、有序化状态，成为健康管理发展的当务之急。

（2）健康管理理论框架、职业标准、规范的滞后。理论体系的确立是行业规范的前提，而行业标准、规范体系是行业有序发展的前提。但是，健康管理是一门新兴学科，目前国际、国内都没有真正系统、权威的健康管理理论体系。这种学科体系的不完善，导致实践中无法建立健康管理的整体行业标准，缺少相关技术标准与行业服务建设规范，只能采用医院的检测和判断标准，不符合实际情况和健康管理的需求，落后于健康产业与健康管理行业体系建设的要求；同时，健康管理职业准入标准较低，一些没有医学背景的人只是经过短时间的培训即可作为健康管理师，造成行业从业人员综合素质偏低。

（3）专业人员与管理人员的匮乏。健康管理是一门综合性的交叉学科，涉及预防医学、临床医学、社会科学、管理学等诸多领域。在国内，健康管理尚未形成完整独立的学科体系，健康管理专业人才的院校培养体系也刚刚起步。一方面，从事健康管理服务的人员匮乏，他们大多是从医药、预防等行业转行，甚至是没有专业、正规培训就从事该行业；另一方面，从事该行业管理的人才更是缺乏，因而无法有效地引导该行业的管理。健康管理、健康服务与管理等专业设置、学科归属、课程体系建设方面的混乱可见一斑。

（4）信息化水平尚不能满足行业发展需求。健康管理服务的快速发展对智能化、信息化提出了更高的要求。健康数据的实时获取、健康风险的即时评估、健康干预方案的动态制订以及远程监控、咨询与干预、健康管理服务的预约等，都离不开互联网的支持。但是，大多数健康管理机构的信息化水平相对局限，缺乏与医疗机构等现有部门的有效整合，不利于就诊信息与健康管理信息间的有效结合。

（5）政策支撑落到实处尚需不断探索。虽然国家出台的政策为健康管理的发展明确了方向和思路。但是，如何将这些发展思路落地，尚需要很长的路要走，比如健康管理服务与现行健康保险、医疗保险机制如何衔接，逐步将符合居民需求和社会发展要求的健康管理服务纳入医疗保障体系，如何区分不同类型群体的状况，设置符合公平性要求的差异化医疗保障体系等。

（6）迫切的、多元化的需求与服务形式单一的矛盾。目前我国健康管理大体可以分为社区健康管理、医院健康管理、企业健康管理等几种模式。各种模式的健康管理服务内容主要包括健康档案管理、以常规项目为主的疾病筛查，缺少差异化，而健康干预主要以健康教育为主，健康干预手段单一。

第三节 健康服务与管理专业体系

健康管理学是一门新兴的医学学科，它依赖于基础医学、临床医学、预防医学的理论与技术。不同于传统的医学，它研究的主要内容、服务对象、服务内容与服务模式，从理论到实践都具有很大的创新性。因此，健康管理学应成为医学科技创新体系之一。现代医学科技创新体系应包括基础医学创新体系、预防医学创新体系、临床医学创新体系、特种医学创新体系、健康管理学创新体系。

（一）健康管理学科体系构架

宏观健康管理学科与服务体系主要研究国家政府和社会层面的宏观健康促进与健康管理问题，包括国家健康立法、公共健康促进与健康管理政策及策略、公共或（和）公益性健康管理与卫生服务机构、机制与模式以及相关法律法规及规范的研究制定等。微观健康管理学科与服务体系主要研究个体或群体（包括家庭）的健康促进与健康维护、改善与管理问题，主要包括健康行为与生活方式管理，健康素质与能力管理，健康体适能监测与促进管理，健康与劳动力资源管理，营养、运动与健康管理，主动性整体心理、生理及社会适应性健康管理等。健康风险控制管理学科与服务体系主要研究引起慢性非传染性疾病的诸多风险因子的检测、评估与风险控制管理问题。健康信息技术学科体系主要研究现代信息技术在健康管理与健康保险服务中的实际应用，以及健康保险险种设立与应用问题。健康教育培训学科体系主要研究针对健康管理者的理论、技术与技能等方面的专业培训和面向广大健康管理需求者的健康教育与健康自我管理知识及技能培训等。中医治未病与特色养生保健学科与服务体系主要研究如何将祖国传统医学“治未病”和养生保健的理论、技术及特色产品适时地应用到现代健康管理学科与服务体系中，并在健康管理理论研究与实践中得到传承及发展。

（二）健康管理学学科分类

健康管理学从研究维度分为生理健康管理学、心理健康管理学、社会适应性健康管理学等；从研究层次分为宏观健康管理、微观健康管理；从研究主体分为慢性病风险管理、生活方式管理、健康保险、社区健康管理及劳动生产力管理等；从研究主要对象分为健康人群、亚健康人群、慢病人群等。

1. 医学基础知识。人体是局部与整体、形态与功能的统一。人体是一个完整的机体，虽然人体由许多各自执行不同功能的器官、系统所构成，并可分为若干个局部，但是任何器官系统都是有机体不可分割的组成部分，不可能离开整体而独立生存。局部可以影响整体，整体也可以影响局部。人体的各个器官都有固有的功能活动特点，如“眼司视，耳司听”等。形态结构是一个器官功能活动的物质基础；反之，功能的变化又能影响该器官形态结构的发展。因此，形态与功能是相互依存又互相影响的。一个器官的成形，除在胚胎发生过程中有其内在的因素外，还受出生后周围环境和功能条件的影响。

2. 临床医学概述。临床医学（clinical medicine）是研究疾病的病因、诊断、治疗和预后，提高临床治疗水平，促进人体健康的科学；是直接面对疾病、患者，对患者直接实施治疗的科学。它根据患者的临床表现，从整体出发，结合研究疾病的病因、发病机制和病理过程，进而确定诊断，通过预防和治疗，最大限度地减弱疾病、减轻患者痛苦、恢复患者健康、保护劳动力。在现代医学的结构与体系中，临床医学归入应用医学范畴是因为临床医学需要在基础医学所取得的知识基础上诊治患者，两者的关系与基础科学（如数学、物理、化学、天文、地理、生物等学科）和应用科学（如各种工程技术）的关系有类似之处。然而，还应看到，基础医学与临床医学的关系中，不仅基础医学的研究目的是认识人体生命活动（主要是健康人的，也包括患病者的生命活动）的奥秘，发现其中的规律，临床医学同样也担负着重要的认识生命活动的任务。为控制包括艾滋病在内的传染病，为防治“公害病”“精神病”“文明病”“职业病”和减少意外伤亡，提高全民的健康水平，临床医学必须放眼大医学、大卫生、大预防、大教育的新视野，不仅需要医生、药物和手术，更需要健康促进、健康教育；不仅需要医药卫生部门努力，更需要社会投入、全民参与。

3. 现代医学主要诊断技术。根据临床诊断思维，现代医学的诊断主要是通过问诊采集病史，全面系统地了解患者的症状；通过视诊、触诊、叩诊和听诊等体格检查发现患者存在的体征，并进行一些必要的实验室检查，如血液学检查、生物化学检查、病原学检查、病理学检查，以及心电图、X 线和超声等辅助检查，收集这些临床资料后，予以综合分析，得出临床诊断。在临床诊断的过程中，医师要随时注意结合既往本人和他人的临床实践经验，不断对自己的诊断进行验证。同时，每一次的临床诊断过程，同样也是又一次的临床实践过程。在反复的临床实践过程中，临床经验得到不断丰富，进而为下一次的临床诊断提供更加丰富的经验。

4. 预防医学概述。预防医学（preventive medicine）是医学的一门应用学科，它以个体和确定的群体为对象，目的是保护、促进和维护健康，预防疾病、失能和早逝。它以“健康生态学模型”作为其工作模式，强调环境与人群的相互依赖、相互作用和协调发展，并以健康为目的。作为医学的一个重要组成部分，它要求所有医生，除了掌握基础医学和临床医学的常用知识和技能外，还应树立预防为主的思想，掌握医学统计学、流行病学、环境卫生科学、社会和行为科学以及卫生管理学的理论和方法，在了解疾病发生与发展规律的基础上，学会如何分析健康和疾病问题在人群中的分布情况，探讨物质社会环境和人的行为及生物遗传因素对人群健康和疾病作用的规律，找出对人群健康影响的主要致病因素，以制定防治对策，并通过临床预防服务和社区预防服务，达到促进个体和群体健康、预防疾病、防止伤残和早逝的目的。预防医学不同于临床医学的特点如下所列：第一，预防医学的工作对象包括个体及确定的群体，主要着眼于健康和无症状患者；第二，研究方法上注重微观和宏观相结合，重点为影响健康因素与人群健康的关系；第三，采取的对策更具积极的预防作用，具有较临床医学更大的人群健康效益。在理论体系上，流行病学和医学统计学为预防医学学科的基础方法学，用于了解和分析不同疾病的分布规律，找出决定健康的因素，评价干预方法效果。环境卫生科学（主要包括环境卫生、职业卫生、食品卫生、卫生毒理学、卫生微生物学、卫生化学）主要研究人们周围环境尤其是物质环境对人群健康影响的发生与发展规律，并通过识别、评价、利用或控制与人群健康有关的各种物质环境因素，达到保护和促进人群健康的目的。社会和行为科学（包括社会医学、健康教育与健康促进）是研究社会因素和行为对人群健康的影响，从而采取有针对性的社会卫生和行为干预措施来促进人们的健康。卫生管理学（卫生法、卫生政策、卫生经济、医院管理）则是从管理学的角度，研究卫生体系内部有关的政策、经济效益以及管理制度和机制，从而保证卫生服务质量、效率、效果和效用。另外，还有妇幼卫生、儿少卫生等学科，主要是针对不同特定人群的特点而设立的。

5. 临床医学概述。由于健康观念的转变，医学科学的目标已经从减轻患者痛苦与恢复健康，扩展到维护健康，进而发展到促进健康。随着医学模式的转变、社会经济的发展、人民生活水平的不断提高，居民对卫生服务，尤其是预防保健的需求日益增加，这就需要医疗工作必须与预防保健相结合。临床医务人员占整个卫生队伍的多数，且约有 78% 的人每年至少要去一次医院，平均每年 3 次。医务人员以其特殊的方式与“患者”直接接触，通过实现个体健康危险性的量化评估，获得控制疾病危险因素的健康干预策略，能有效地调动个人改善不良行为与生活方式的积极性和主动性，患者对医务人员的建议也有较大的依从性。医务人员可通过随访了解患者的健康状况和行为改变情况，及时、有针对性地提出预防保健建议，有利于管理个人的健康状况，纠正不良的健康行为、早期发现疾病并及时治疗，有利于提高患者生活质量并延长其寿命。

6. 康复医学概述。康复医学（rehabilitation medicine）源自医学康复，是临床医学的一个重要分支。虽然临床上常常将康复医学简称为康复，但两者不能等同。从学术角度来看，康复是一个事业，医学康复（medical rehabilitation）是一个领域，而康复医学是一个具体的专业或专科，具有自己的学科特点。简言之，康复医学是以研究病、伤、残者功能障碍的预防、评定和治疗为主要任务，以改善躯体功能、提高生活自理能力、改善生存质量为目的的一个医学专科。国家卫生健康委员会将康复医学科与内科、外科、妇产科、儿科等临床学科并列为临床一级学科，可见其在临床学科中的影响力。医学康复的对象很广泛，包括所有需要救治的患者，涉及临床各学科。与医学康复的对象相比，康复医学的对象没有那么广泛，具体包括由各种原因引起的功能障碍者。由于康复医学是以研究功能障碍的预防和治疗为导向的医学专科，因此，康复医学的对象包括不能正常发挥身体、心理和社会功能的人群，如有躯体、器官、精神、心理等功能障碍者。引起功能障碍的原因是多方面的，可以是现存的或潜在的、先天性的或后天性的、可逆的或不可逆的、部分的或完全的。功能障碍可以与疾病并存，也可以是疾病的后遗症，这些功能障碍往往难以由临床医学全部解决。全国第二次残疾人抽样调查结果显示，我国残疾人总数为8296万，占人口总数的6.34%，涉及至少2.6亿家庭人口。其中，近6000万残疾人需要康复，占残疾人总数的72.28%。由此可见，康复对象人数众多。老年人群人口老龄化是国际性问题。身体障碍与年龄老化一般成正比，年龄越大，各种疾病或功能障碍的发生率越高。《2021年度国家老龄事业发展公报》显示：我国60周岁及以上老年人口26736万人，占总人口的18.9%；预计到2050年前后，我国老年人口数将达到峰值4.87亿人，占总人口的34.9%。因此，老年人群将成为康复医学的主要对象之一。

第四节 健康管理师与职业发展

一、健康管理师的出现

健康管理是一门综合性的交叉学科，涉及预防医学、临床医学、社会医学等领域及十多门学科。健康管理师是承担采集和管理个体、群体的健康信息，评估个体、群体的健康和疾病因素，进行个体或群体的健康咨询与指导，对健康危险因素进行干预的一种工作。健康管理师的宗旨是调动个人及集体的积极性，有效地利用有限的资源来达到最大的健康效果。由于这一行为是建立在现代营养学和信息化管理技术模式上，从社会、心理、环境、营养、运动的角度来对每个人进行全面的健康保障服务，所以健康管理师日常工作内容主要是面对社区和单位人群慢性病进行监测随访以及健康档案的管理、跟踪、评价并记录各项理化指标及其变化趋势，根据运动、膳食、平衡原则向病人提供个体化的运动和膳食分析处方等，是一种非常有前景的职业。特别是当前很多企业决策层意识到员工的健康直接关系到企业的效益及发展，为员工健康进行投资，使健康管理第一次作为一项医疗保健消费战略来适应竞争的需要。另外，随着人们健康意识的增强，花钱买健康已经成为一种时尚，越来越多的人开始接受这种职业的服务。

二、健康管理师的素质和培养途径

健康管理师是健康信息的提供者，要求其具有一定的医学和公共卫生学习的背景，具备医务人员和公共卫生人员相同的职业道德，并能严格遵循医学和公共卫生伦理守则。健康管理师是健康事业的促进者和推动者，要求具有良好的人际关系和沟通能力，以及社区动员组织和协调能力。同时，健康管理师也是知识技能型劳动者，其职业以脑力劳动为主。

首先，健康管理师要以人为本，尊重人的自主性（一个人按自己的计划决定自己行动的一种理性能力），对个人信息保密，尊重个人隐私。其次，健康管理师在提供服务过程中有不伤害服务对象的义务，还要有促进服务对象健康，保护其重要的和合法的利益的义务。在保护利益方面，要尽量争取利益最大化、风险最小化，同时兼顾经济效益和健康效益。最后，要做到分配公正、回报公正和程序公正（所建立的程序适应所有人）。健康管理师的职业特点决定了其培训的高标准和专业化要求。要想成为三级健康管理师需要具备以下条件之一：具有医药卫生专业大学专科以上学历证书；具有非医药卫生专业大学专科以上学历证书，连续从事本职业或相关职业工作 2 年以上，经健康管理师三级正规培训达规定标准学时数，并取得结业证书；具有医药卫生中等专科以上学历证书，连续从事本职业或相关职业工作 3 年以上，经健康管理师三级正规培训达规定标准学时数，并取得结业证书。要想成为二级健康管理师需要具备以下条件之一：取得健康管理师三级职业资格证书后，连续从事本职业工作 5 年以上；取得健康管理师三级职业资格证书后，连续从事本职业工作 4 年以上，经健康管理师二级正规培训达规定标准学时数，并取得结业证书；具有医药卫生专业本科学历证书，取得健康管理师三级职业资格证书后，连续从事本职业工作 4 年以上；具有医药卫生专业本科学历证书，取得健康管理师三级职业资格证书后，连续从事本职业工作 3 年以上，经健康管理师二级正规培训达规定标准学时数，并取得结业证书；取得医药卫生专业中级及以上专业技术职务任职资格后，经健康管理师二级正规培训达规定标准学时数，并取得结业证书；具有医药卫生专业硕士研究生及以上学历证书，连续从事本职业或相关职业工作 2 年以上。一级健康管理师需要具备以下条件之一：取得健康管理师二级职业资格证书后，连续从事本职业工作 4 年以上；取得健康管理师二级职业资格证书后，连续从事本职业工作 3 年以上，经健康管理师一级正规培训达规定标准学时数，并取得结业证书；具有本专业或相关专业大学本科学历证书，连续从事本职业或相关职业工作 13 年以上；取得医药卫生专业副高级及以上专业技术职务任职资格后，经健康管理师一级正规培训达规定标准学时数，并取得结业证书；具有医药卫生专业硕士、博士研究生学历证书，连续从事本职业或相关职业工作 10 年以上。

从上面健康管理师的级别特征可以看出，未来健康管理师的培养主要依靠社会和学校。从社会培养来说，有俱乐部培养方式，培养初级人员；有政府委托培养方式，培养中级人员；还有学校培养方式，培养高级人员。

三、健康管理师的需求与就业前景

如今，健康管理业在发达国家发展迅速，美国有 7700 万人在约 650 个健康管理组织中享受医疗服务，超过 9000 万人成为优先提供者组织计划的享用者，这意味着每 10 个美国人就有 7 个享有健康管理服务。健康管理从业人员主要分布在医疗机构、疾病预防与控制机构和社区卫生服务机构中，从事社区卫生服务和健康咨询指导工作，其中，也有一部分在健康管理公司中任职。密歇根大学健康管理研究中心研究表明：美国经过 20 多年的研究得出了这样一个结论，即健康管理对于任何企业及个人都有这样一个秘密——90% 和 10%。具体地说，就是 90% 的个人和企业通过健康管理后，医疗费用降到原来的 10%；10% 的个人和企业没有进行健康管理，医疗费用比原来上升 90%。日本从 1963 年开始，每年公布一次百岁寿星人数。1963 年，日本百岁寿星只有

153 人，以后每年都有所增加，1994 年达到 5000 人，1998 年超过 10000 人，同时，日本也成为综合健康寿命世界排名第一的国家，平均寿命已经超过了 80 岁，其原因是许多日本人一生都在进行健康投资，日本家庭普遍都享有健康管理机构指派的保健医生进行长期跟踪服务，其为家庭建立健康档案，负责家庭的健康管理。

由此可见，健康管理不仅是一个概念，也是一种方法，更是一套完善、周密的服务程序，其目的在于使人更好地恢复健康、促进健康、拥有健康、保持健康，并节约经费开支，有效降低医疗支出。

当前，国民的医疗费用在生活支出中的比例普遍较高。多种原因中，过高的不健康风险因素和过多的就诊次数是主要原因，这证实了当个人的不健康风险因素增加时，医疗开支也随之增加这一关系。随着风险因素的增加或减少，就诊次数和费用也相应地增加或减少。

哈佛大学陈曾熙公共卫生学院疾病预防中心的研究表明，通过有效地改善生活方式，80% 的心脏病与糖尿病、70% 的中风以及 50% 的癌症是可以避免的。健康管理计划能有效地减少高风险人群的总数量，通过减少低风险或中等风险人群向高风险方向的流动。随着人口老龄化趋势的扩大和社会休闲时间的增多，以及全国亚健康人群的不断增加，人们从单纯追求物质生活开始向追求精神生活的观念转变，健康已成为 21 世纪人们生活中最重要的话题，健康管理师也成了健康体育产业中的一枝独秀。

总之，健康管理是一个朝阳产业，是传统医疗卫生专业人员所代替不了的一种职业，健康管理师这一职业必将成为一个独立职业并会不断扩大。虽然目前中国健康管理人才不足，培养途径亟待扩展，但市场需求决定了健康管理师职业的兴起具有强大的生命力和广阔的发展前景，并为未来大学生就业拓展更多的空间。

第二章

健康服务与管理相关政策和法律

第一节　健康服务与管理相关政策

一、相关政策

国务院印发《“十四五”国民健康规划》，提出需要加快完善国民健康政策，持续地推进健康中国建设，不断满足人民群众日益增长的健康需求，其中有八条写到做优做强健康产业。

（一）推动医药工业创新发展

鼓励新药的研发创新和使用，加快临床急需重大疾病治疗药物的研发和产业化，支持优质仿制药研发，构建药品快速应急研发生产体系，建立国家参考品原料样本和病患信息应急调用机制，加快审评审批、强化对经济实惠的精神疾病药物和长效针剂的研发攻坚。

（二）促进高端医疗装备和健康用品的制造生产

优化创新医疗装备注册评审流程、开展原创性技术攻关，将医疗装备与人工智能相结合，运用新技术、完善养老托育等相关用品标准体系，支持前沿技术和产品研发应用。围绕健康促进、慢性病管理、养老服务等需求，推进智能服务机器人发展，实施康复辅助器具、智慧老龄化技术推广应用工程。

（三）促进社会办医持续规范发展

鼓励社会力量在缺乏医疗资源的地区和康复、护理、精神卫生等欠发展领域举办非营利性医疗机构，落实行业监管职责，促进社会办医规范发展。

（四）增加商业健康保险供给

在基础健康服务需要的基础上，提供健康保险、健康管理、医疗服务、长期照护等服务。

（五）推进健康相关业态融合发展

促进健康与养老、娱乐旅游、互联网发展、健身休闲娱乐、食品等产业的融合发展，壮大健康新业态、新模式。支持面向老年人的健康管理、预防干预、养生保健、健身休闲、文化娱乐、旅居养老等业态的深度融合。

（六）加强职业健康保护

强化职业健康危害源头防控和风险管控。到 2025 年，工作场所职业病危害因素监测合格率达到 85% 以上，鼓励企业完善职业病防护设施，改善工作场所劳动条件。

（七）完善职业病诊断和救治保障

健全职业病诊断与鉴定制度，优化诊断鉴定程序。强化职业病救治的保障，实施分类救治救助，对未参加工伤保险且用人单位不存在或无法确定劳动关系的尘肺病患者，按规定落实基本医疗保障和基本生活救助政策。

（八）保障相关重点人群健康服务

巩固拓展健康扶贫成果同乡村振兴战略有效衔接。过渡期内保持现有健康帮扶政策总体稳定，调整优化支持政策，建立健全因病返贫致贫动态监测机制，建立农村低收入人口常态化精准健康帮扶机制。加大对脱贫地区、易地扶贫搬迁安置地区等县级医院支持力度，鼓励开展对口帮扶、合作共建医疗联合体，重点提高传染病疫情和突发公共卫生事件监测预警、应急处置和医疗救治能力。加强脱贫地区乡村医疗卫生服务体系达标提质建设，支持采用巡诊派驻等方式保障乡村医疗卫生服务覆盖面，确保乡村医疗卫生机构和人员“空白点”持续实现动态清零。结合脱贫地区实际，推广大病专项救治模式，巩固并逐步提高重点人群家庭医生签约服务覆盖面和服务质量。

维护残疾人健康。加强残疾人健康管理，全面推进残疾人家庭医生签约服务。加强和改善残疾人医疗服务，完善医疗机构无障碍设施，强化残疾人服务设施和综合服务能力建设。建成康复大学，加快培养高素质、专业化康复人才。加强残疾人康复服务，提升康复医疗、康复训练、辅助器具适配等服务质量。建立儿童残疾筛查、诊断、康复救助衔接机制，确保残疾儿童得到及时有效的康复服务。加强残疾人心理健康工作，做好残疾人健康状况评估。贯彻实施《国家残疾预防行动计划（2021－2025年）》。继续开展防盲治盲，推动实施全面健康行动。继续推进防聋治聋，提升耳与听力健康水平。

二、健康政策发展

《“健康中国2030”规划纲要》的颁布，是国家为提高全民健康水平作出的政策安排，作为健康服务与管理专业学生及相关从业人员，我们不仅要学习各项健康政策，同时还要提升在政策分析、政策制定、政策执行和政策评估等方面的基本技能，使我们对健康管理的政策方面更加了解。

（一）健康政策分析

1. 问题界定。当今社会，健康服务供给总体不足与需求不断增长之间的矛盾也较为突出，健康领域发展与经济社会发展的协调性有待增强，上述问题的出现，对人们的正常生活产生了影响，并且造成了一定的社会问题。对于引起社会广泛关注且与健康领域有关的公共问题，能否上升为公共政策，作为健康管理者就需要对此进行科学界定。

2. 目标确立。健康政策的目标是决策者希望通过决策实施所达到的状态，或者通过采取某项行动方案所要达到的期望效果。一般来说，进行健康政策的目标确立应遵循以下原则：第一是明确性。政策目标必须具体明确。第二是系统性。政策目标必须系统化。第三是灵活性。政策目标必须灵活可调，不能出现无法变通的现象。第四是可行性。政策目标必须切实可行，立足现实，量力而行，特别是要符合国家健康发展规划和发展战略。例如，2021 年国家卫健委印发《医疗卫生机构信息公开等管理办法》、2022 年国务院印发《“十四五”国家老龄事业发展和养老服务体系规划》、2023 年国家卫健委印发《关于进一步完善医疗卫生服务体系的意见》，这些法规对当前和今后一个时期我国的中医药健康服务发展进行了全面部署，也为我们确立健康管理相应领域的发展目标指明了方向。

（二）健康政策制定

健康政策制定就是针对健康领域的公共问题，依据决策目标，设计并制定实现目标的各种可能性方案的过程。健康政策的制定要从不同角度、多种途径出发，尽量提出不同种类的方案设想。主要包括三个方面：一是为了实现指定的决策目标，作出方案的计划。二是将各种方案的轮廓，如行动准则、指导方针、发展阶段等大致勾画出来。三是对备选方案的筛选和淘汰。这一阶段的主要工作是在重新进行决策目标分析的基础上，通过对可能性方案与目标的比较来去掉那些偏离决策目标的方案。头脑风暴法、推演法、综合法等是健康政策制定常用的基本方法。

（三）健康政策执行

健康政策的执行直接决定着健康政策目标能否实现以及实现的程度，政策的执行也是修正、补充和改进政策的重要途径。健康政策执行过程包括政策宣传、政策分解、物质准备、组织准备、政策实验以及全面实施等多个环节，上述诸环节构成健康政策执行的功能活动过程。其中，健康政策的全面实施是政策实施过程中操作性、程序性最强，涉及面最具体、最广泛的一个环节。在每项功能活动都做好的情况下，政策执行才能顺利进行，政策方案才能取得预期的效果。

（四）健康政策评估

健康政策更多是面向未来的，其实施过程是不可逆转的，所产生的效果既可能符合人们的主观愿望，也可能背离愿望。这就要求政策系统必须做好评估，对未来的政策环境及对象的变化要有所把握。通过评估，帮助决策者认识和控制未来的不确定性，降低对未来变化的未知限度。健康政策评估的基本步骤一般是收集资料、确定方法、计算和分析、评审结果。一般采用的方法有德尔菲法、会议法、时间序列法、回归分析法以及趋势外推法等。

三、政策规划历程

2013 年，国务院颁发《关于促进健康服务业发展的若干意见》（以下简称《意见》）。《意见》提出，要在切实保障人民群众基本医疗卫生服务需求的基础上，充分调动社会力量的积极性和创造性，力争到 2020 年，基本建立覆盖全生命周期、内涵丰富、结构合理的健康服务业体系，健康服务业总规模达到 8 万亿元以上。

2016 年，国务院颁发《“健康中国 2030”规划纲要》。《“健康中国 2030”规划纲要》是推进健康中国建设的行动纲领，提出要以提高人民健康水平为核心，以体制机制改革创新为动力，全方位、全周期地保障人民健康，大幅提高健康水平，显著改善健康水平，将健康管理行业发展推上了新的高峰。

2017 年，《中国防治慢性病中长期规划（2017－2025 年）》正式颁发，旨在加强慢性病防治工作，降低疾病负担，提高居民健康期望寿命，努力全方位、全周期地保障人民健康。国家在政策上更加倾向于慢性疾病的防治工作，这对于健康管理师健康监测以及“治未病”的特性要求提出了新的要求。

2019 年，《健康中国行动（2019－2030 年）》围绕疾病预防和健康促进两大核心，提出将开展 15 个重大专项行动。这是从国家层面上提出的健康管理行动，其中，对于中老年以及中小学生群体都提出了相应的健康管理行动，这也是对于健康管理行业的一个支持。

2020 年 6 月 1 日，《中华人民共和国基本医疗卫生与健康促进法》的公布施行，是推进卫生与健康领域治理体系和治理能力现代化的重要举措，对于推动我国卫生与健康领域法治建设，在卫生与健康工作中落实全面依法治国方略具有基础性和全局性的作用，对于构建中国特色基本医疗卫生制度，全方位、全周期地保障人民健康，推进健康中国建设具有重要意义。

2021 年 1 月，国务院公布《国务院关于深入开展爱国卫生运动的意见》，深入开展爱国卫生运动和健康中国行动，有效改善城乡环境卫生状况，提升群众防病意识和健康素养，形成全民参与健康治理，群防群控传染病的良好社会局面。

2022 年 2 月，国务院发布《中共中央　国务院关于加强新时代老龄工作的意见》，要求各地要根据财政承受能力制定基本养老服务清单，对健康失能、经济困难等不同老年人群体分类提供养老保障、生活照料、康复照护、社会救助等适宜服务。

2023 年 6 月，国家卫健委等发布《关于全面提升医疗质量行动计划（2023－2025 年）》，要求加强中医、营养、康复、精神、检验、病理、影像、药学等科室的多学科会诊参与度，充分发挥营养和康复治疗对提升治疗效果的积极作用。

2023 年 7 月，国家发改委发布《关于恢复和扩大消费的措施》，坚持中西医并重，推动优质医疗资源下沉，共建城市医疗集团和县域医共体等医疗联合体，加强基本医疗卫生服务，提高卫生服务的质量和水平，着力增加高质量的医疗养生保健、康复、健康旅游等服务。近期具体政策及主要内容如表 2－1 所示。

表 2－1　中国健康服务管理行业近期相关政策

发布时间	发布部门	文件/会议名称	重点内容解读
2023 年 7 月	国家发改委	《关于恢复和扩大消费的措施》	坚持中西医并重，推动优质医疗资源下沉，共建城市医疗集团和县域医共体等医疗联合体加强基本医疗卫生服务，提高服务质量和水平，着力增加高质量的中医医疗养生保健康复健康旅游等服务
2023 年 7 月	国家卫健委	《进一步改善护理服务行动划（2023－2025 年）》	提出护士要根据患者疾病特点、个体差异及健康需求等采用书面、口头、视频等多种方式为患者提供个性化的饮食、营养、运动、康复、并发症预防等方面的健康教育知识
2023 年 6 月	国家卫健委等	《全面提升医疗质量行动计划（2023－2025 年）》	加强中医、营养、康复、精神、检验、病理、影像、药学等科室的多学科会诊参与度，充分发挥营养和康复治疗对提升治疗效果的积极作用

续表

发布时间	发布部门	文件/会议名称	重点内容解读
2023 年 3 月	中共中央、国务院	《关于进一步完善医疗卫生服务体系的意见》	发展急诊科、妇产科、儿科、重症医学科、中医科、精神科、老年医学科、康复医学科、感染性疾病科等学科，提升肿瘤、心脑血管疾病等重大疾病诊疗能力，鼓励依托现有资源建立相关专科专病中心
2023 年 2 月	中共中央、国务院	《关于进一步深化改革促进乡村医疗卫生体系健康发展的意见》	全面提升乡镇卫生院防病治病和健康管理能力，鼓励拓展康复医疗、医养结合、安宁疗护等服务功能

第二节　健康服务与管理相关法律法规

一、执业医师法

（一）出台背景

医师作为健康管理的行为主体，在健康管理中起着举足轻重的作用，医师是否合法执业、医德医风是否良好、基础理论是否扎实、业务水平是否过硬，直接影响健康的质量，与被管理对象的健康息息相关。

2021 年 8 月 20 日，第十三届全国人民代表大会常务委员会第三十次会议通过《中华人民共和国医师法》，自 2022 年 3 月 1 日起施行。它的贯彻实施，使道德与法律得到衔接，顺应了医疗职业道德建设的需要，在倡导传统医德、加强医务人员的医学伦理学的继续中，发挥着不可替代的作用。

（二）相关概念

1. 执业助理医师指具有医师执业证及其“级别”为“执业助理医师”且实际从事医疗、预防保健工作的人员，不包括实际从事管理工作的执业助理医师。

2. 执业医师指具有医师执业证及其“级别”为“执业医师”且实际从事医疗、预防保健工作的人员，不包括实际从事管理工作的执业医师。执业医师应当具备良好的职业道德和医疗执业水平，发扬人道主义精神，履行防病治病、救死扶伤、保护人民健康的神圣职责。全社会应当尊重医师。医师依法履行职责，受法律保护。

（三）主要内容

《中华人民共和国医师法》共分为七章，67 条，对考试和注册、执业规则、考核和培训、法律责任等内容作了规定。

1. 为了保障医师合法权益，规范医师执业行为，加强医师队伍建设，保护人民健康，推进健康中国建设，制定本法。

2. 本法所称医师，是指依法取得医师资格，经注册在医疗卫生机构中执业的专业医务人员，包括执业医师和执业助理医师。

3. 医师应当坚持人民至上、生命至上，发扬人道主义精神，弘扬敬佑生命、救死扶伤、甘于奉献、大爱无疆的崇高职业精神，恪守职业道德，遵守执业规范，提高执业水平，履行防病治病、保护人民健康的神圣职责。

医师依法执业，受法律保护。医师的人格尊严、人身安全不受侵犯。

4. 国务院卫生健康主管部门负责全国的医师管理工作。国务院教育、人力资源和社会保障、中医药等有关部门在各自职责范围内负责有关的医师管理工作。

县级以上地方人民政府卫生健康主管部门负责本行政区域内的医师管理工作。县级以上地方人民政府教育、人力资源和社会保障、中医药等有关部门在各自职责范围内负责有关的医师管理工作。

5. 每年 8 月 19 日为中国医师节。对在医疗卫生服务工作中作出突出贡献的医师，按照国家有关规定给予表彰、奖励。

全社会应当尊重医师。各级人民政府应当关心爱护医师，弘扬先进事迹，加强业务培训，支持开拓创新，帮助解决困难，推动在全社会广泛形成尊医重卫的良好氛围。

6. 国家建立健全医师医学专业技术职称设置、评定和岗位聘任制度，将职业道德、专业实践能力和工作业绩作为重要条件，科学设置有关评定、聘任标准。

7. 医师可以依法组织和参加医师协会等有关行业组织、专业学术团体。医师协会等有关行业组织应当加强行业自律和医师执业规范，维护医师合法权益，协助卫生健康主管部门和其他有关部门开展相关工作。

二、侵权责任法

（一）出台背景

健康管理的执行者及被管理对象在健康管理过程中都享有自己应有的权利，《中华人民共和国侵权责任法》于2009年12月26日在第十一届全国人民代表大会常务委员会第十二次会议上表决通过，对保护公民民事权益做了全方位、多层次、立体化的规定，内容涉及百姓生活的诸多方面，与公众利益息息相关。是保障公民、法人的生命健康、人身自由、名誉权、隐私权、物权、知识产权等民事权益，维护经济秩序，构建和谐社会的基本规范。其作用主要为保护被侵权人，减少侵权行为。该法突出了对人的生命健康的法律关怀，对保护健康管理对象及执行者合法权益、预防并制裁侵权行为、促进社会的和谐稳定具有重要的意义。2020年5月28日，十三届全国人大三次会议表决通过了《中华人民共和国民法典》，自2021年1月1日起施行。《中华人民共和国侵权责任法》同时废止。

（二）相关概念

1. 合法权益符合法律规定的权利和利益。在我国，公民的合法利益包括宪法和法律所规定的政治权利、民主权利、人身权利、经济权利、教育权利等。

2. 侵权责任是指民事主体因实施侵权行为而应承担的民事法律后果。侵权责任是任何人都对他人承担这样一种义务，即不因为自己的错误行为而侵害了他人的合法权益，否则即构成侵权行为，并对受害方承担责任。侵权行为基本上都是违法行为。

（三）主要内容

《中华人民共和国民法典》涉及侵权责任共6章64条，从我国的国情和实际出发，明确了承担侵权责任的基本原则和责任方式、不承担责任和减轻责任的情形，列举了 11 种授权行为类型和侵权行为类型，对广大群众普遍关注的产品缺陷、交通事故、医疗损害、环境污染、网络侵权等问题作了具体规定。

1. 适用范围涉及产品缺陷、交通事故、医疗损害、环境污染、网络侵权、动物致人损害等百姓生活的公民民事权益。

2. 主要亮点。

（1）第一次明确规定了精神损害赔偿，首次规定无上限的惩罚赔偿原则。

（2）确立了“同命同价”赔偿原则，体现了权利平等。

（3）关注患者权利，对解决长期存在的医患纠纷有积极意义。具体体现在以下几方面：

①医务人员在诊疗活动中，不得实施不必要的检查，应承担说明告知义务、诊疗义务、保护患者隐私权的义务、填写妥善保管和病历资料义务、合理用药及诊治义务；同时，医务人员的合法权益受法律保护，干扰正常医疗秩序，妨害医务人员工作、生活的应当依法承担法律责任。

②医疗损害侵权行为中，适用过错推定的特殊情形。

③明确了医疗机构在如下情况可以免责：

其一，患者或其近亲属不配合时，医疗机构及其人员无过错的不承担赔偿责任，有过错的按过错承担相应责任，此规定体现了公平原则。

其二，在抢救生命垂危患者过程中，由于医疗行为以外的不可控制的因素造成患者损害的，医务人员因尽到了诊疗义务而无过错，此事应属于意外事件。

其三，限于当时的医疗水平难以诊治。此项中的“当时医疗水平”应综合考虑各种因素来确定。

④明确提出医疗机构及医务人员如泄露患者隐私，应承担侵权责任。

现实生活中，医疗机构及医务人员侵犯患者隐私权主要有以下两种情况：一是泄露患者隐私，如外散患者有艾滋病的事实；未经患者允许，将患者的身体暴露给与诊疗活动无关的人员或组织学生观摩等。二是未经患者同意公开其病历资料。

三、消费者权益保护法

（一）出台背景

保护消费者的合法权益，不仅直接关系到健康管理对象的切身利益，而且对规范健康管理市场秩序也有十分重要的意义，虽然健康管理主要涉及医疗行为，而对医疗服务的消费从某种意义上来说是否适用于《中华人民共和国消费者权益保护法》，一些法律专家对此持不同意见。但是从实际情况来看，就医疗服务而言，还是基本适用的。如消费者对医疗机构对健康管理者所提供的服务内容、服务形式、服务规范、服务费用等均有充分了解的权利。

1993 年，我国相继制定了《中华人民共和国食品安全法》《中华人民共和国药品管理法》，各省份也制定了相应的地方性法规，从不同的方面规定了消费者权益和对消费者权益造成损害所应承担的民事责任。1993 年 10 月，全国人大常委会审议通过《中华人民共和国消费者权益保护法》，并于 1994 年 1 月正式实施。《中华人民共和国食品安全法实施条例》已经 2019 年 3 月 26 日国务院第 42 次常务会议修订通过，自 2019 年 12 月 1 日起施行，2023 年发布《中华人民共和国消费者权益保护法（2023 年修订版）》。

（二）相关概念

1. 消费者从法律意义上讲，是指为个人生活消费需要而购买、使用或者接受服务的自然人，作为消费者，其消费活动的内容不仅包括为个人和家庭生活需要而购买和使用产品，而且包括为个人和家庭生活需要而接受他人提供的服务。但无论是购买和使用商品还是接受服务，其目的是满足个人和家庭的需要，而不是生产和经营的需要。

2. 权益指公民受法律保护的权利和利益。

3. 服务指与生活消费有关的、有偿提供的、可供消费者利用的任何种类服务。

（三）主要内容

《消费者权益保护法》共分 8 章，63 条，对以下内容作了规定。

1. 适用范围。凡是个人为生活消费需要而购买、使用或者接受的服务。

2. 消费者的权利。即消费者的利益在法律上的体现，共 9 项权利，如安全保障权、消费者的知悉权、获取赔偿权等。

3. 经营者的义务。消费者享有的权利一般就是经营者应当承担的义务，共 16 项义务，如接受监督义务、保证消费者安全义务、真实信息告知义务等。

4. 争议的解决。共 5 种，即当事人协商解决、通过消费者协会调解解决、向仲裁机构申请仲裁、向人民法院起诉、向有关部门申诉。

5. 国家对消费者合法权益的保护、关于消费者协会、相关法律责任等。

（四）需具备的条件

1. 消费者应当是公民为生活目的而进行的消费，如果消费的目的是用于生产，则不属于消费者范畴。

2. 消费者应当是商品或服务的受用者。

3. 消费的客体既包括商品，也包括服务。

4. 消费者主要是指个人消费。但是也有例外，单位或集体，只要是用于生活消费的，都属于消费者范畴。

四、医疗机构管理条例

（一）出台背景

《医疗机构管理条例》的前身是 1951 年政务院批准发布的《医院诊所管理暂行条例》，该暂行条例的对象是公私立医院及诊所。随着医疗体系的完善和进步，从事疾病诊断、治疗活动的除了医院、诊所以外，门诊部、卫生所（室）以及急救站等机构逐渐出现，为进一步规范管理医疗机构，本管理条例应运而生。

（二）相关概念

1. 医疗机构是指依法定程序设立的从事疾病诊断、治疗活动的卫生机构的总称，这一概念包含以下含义：第一，医疗机构是依法成立的卫生机构；第二，医疗机构是从事疾病诊断、治疗活动的卫生机构；第三，医疗机构是从事疾病诊断、治疗活动的卫生机构的总称。我国的医疗机构是由一系列开展疾病诊断、治疗活动的卫生机构构成的。医院、卫生院是我国医疗机构的主要形式。此外，疗养院、门诊部、诊所、卫生所（室）以及急救站等共同构成了我国的医疗机构。

2. 管理是在社会组织中，为了实现预期的目标，以人为中心进行的协调活动。它包括四个含义：第一，管理是为了实现组织未来目标的活动；第二，管理的工作本质是协调；第三，管理工作存在于组织中；第四，管理工作的重点是对人进行管理。管理就是制订、执行、检查和改进。制订就是制订计划（或制订规定、规范、标准、法规等）；执行就是按照计划去做，即实施；检查就是将执行的过程或结果与计划进行对比，总结出经验，找出差距；改进首先是推广通过检查总结出的经验，将经验转变为长效机制或新的规定，其次是针对检查发现的问题进行纠正，制订纠正、预防措施。

（三）主要内容

1. 目的。加强对医疗机构的管理，促进医疗卫生事业的发展，保障公民健康。

2. 对象。从事疾病诊断、治疗活动的医院、卫生院、疗养院、门诊部、诊所、卫生所（室）以及急救站等医疗机构。

3. 方式。监督管理，执行部门为国务院、地方政府卫生行政部门及中国人民解放军卫生主管部门。

五、医疗事故处理条例

（一）出台背景

为了正确处理医疗事故，保障患者和医务人员的合法权益，维护医疗单位的工作秩序，《医疗事故处理条例》从医疗事故认定、赔偿处罚等不同方面对医疗事故处理进行规范。

（二）相关概念

1. 医疗事故。《医疗事故处理条例》将医疗事故定义为医疗机构及其医务人员在医疗活动中，违反医疗卫生管理法律、行政法规、部门规章和诊疗护理规范、常规，过失造成患者人身损害的事故。

2. 医疗纠纷。医联纠纷是指发生在医疗卫生、预防保健、医学美容等具有合法资质的医疗企事业法人或机构中，一方（或多方）当事人认为另一方（或多方）当事人在提供医疗服务时未履行法定义务和约定义务时存在过失，造成实际损害后果，应当承担违约责任或侵权责任，但双方（或多方）当事人对所争议事实认识不同、相互争执、各执己见的情形。

（三）主要内容

1. 目的。正确处理医疗事故，保护患者和医疗机构及其医务人员的合法权益，维护医疗秩序，保障医疗安全，促进医学科学的发展。

2. 原则。公开、公平、公正、及时、便民的原则。

3. 对象。医疗机构及其医务人员在医疗活动中违反医疗卫生管理法律、行政法规、部门规章和诊疗护理规范、常规，过失造成患者人身损害的事故。

4. 医疗事故分级。根据对患者人身造成的损害程度，医疗事故分为四级。

一级医疗事故：造成患者死亡、重度残疾的。

二级医疗事故：造成患者中度残疾、器官组织损伤，导致严重功能障碍的。

三级医疗事故：造成患者轻度残疾、器官组织损伤，导致一般功能障碍的。

四级医疗事故：造成患者明显人身损害的其他后果的。

5. 方式。由社会学术团体（医学会）担任医疗事故的认定。卫生行政部门应当依照本条例和有关规定，对发生医疗事故的医疗机构和医务人员作出行政处理。

六、合同法

（一）出台背景

在健康管理过程中，健康管理对象及执行者之间同样存在这种契约关系，

《中华人民共和国民法典》合同编为维护该法律关系的正常运行起到了非同寻常的作用。

我国合同制度的立法，经历了长期的历史发展过程。但是，特别应当指出的是，自改革开放以来，为适应以经济建设为中心的需要，我国陆续颁布、实施了《中华人民共和国经济合同法》《中华人民共和国涉外经济合同法》《中华人民共和国技术合同法》，此外，《中华人民共和国民法通则》也对合同制度作了大量的规定，对促进经济发展发挥了重要作用。我国于1999年颁布和施行了《中华人民共和国合同法》。2020年5月28日，十三届全国人大三次会议表决通过了《中华人民共和国民法典》，自2021年1月1日起施行。《中华人民共和国合同法》同时废止。

（二）相关概念

合同是当事人或当事双方之间设立、变更、终止民事关系的协议。依法成立的合同受法律保护。广义合同指所有法律部门中确定权利、义务关系的协议。狭义合同指一切民事合同。狭义合同仅指民事合同中的债权合同。

（三）主要内容

《中华人民共和国民法典》合同编由通则、典型合同、准合同三部分组成，共29章526条，对以下内容作了规定。

1. 调整范围。

（1）合同的主体是平等的自然人、法人、其他组织，包括外国的自然人、法人、其他组织在内。

（2）合同是有关民事权利义务关系，主要是民事财产关系的协议。因此，企业、单位内部的管理关系，婚姻、收养、监护等身份关系的协议都不属于《合同法》的调整范围。

2. 基本原则。当事人应当依照一定的原则订立和履行合同，合同编规定的原则如图2－1所示。

3. 合同的订立是合同履行的前提。当事人的权利义务要通过订立合同予以确定，在订立合同时考虑周密，有利于维护当事人的合法权益，可减少纠纷

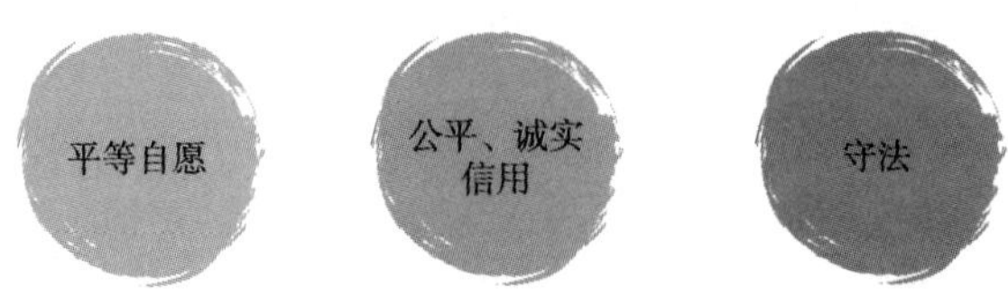

图 2-1 《中华人民共和国民法典》合同编规定的原则

的发生。合同编对当事人订立合同的主体资格、形式、示范文本，要约和承诺等订立合同的主要规则作了规定。但如当事人在订立合同过程中假借订立合同，恶意进行磋商，故意隐瞒与订立合同有关的重要事实或提供虚假情况，给对方造成损失的应当承担赔偿责任。

4. 合同的履行。当事人应当按照合同的约定全面履行自己的义务，不得擅自变更或终止履行。当事人在履行合同时应当遵循诚实信用原则，根据合同的性质、目的和交易习惯履行通知、协助、保密等义务。此外，合同法还对当事人变更后债权债务的承担、履行抗辩权、不安抗辩权、代位权、撤销权等制度作了规定，为保护当事人的合法权益，维护社会经济秩序，防范合同欺诈等起到了关键的作用。

5. 违约责任。为促进当事人履行合同，维护市场交易秩序，补偿因违约给对方造成的损失，保护当事人的合法权益，合同编进一步完善了违约责任的规定，这是保证当事人履行合同义务的重要制度。合同编对违约金、全部赔偿原则、定金、实际履行原则、预期违约制度等违约责任的基本内容作了规定。

6. 合同编分则。对原有三部合同法规定的购销、供用电、借款、租赁、运输、技术等合同予以保留，并予以补充。并根据经济贸易和审判实践中出现的新情况，增加了融资租赁、赠与、委托、居间等合同。

七、医疗纠纷处理条例

（一）出台背景

近年来，医疗纠纷中，患者及其家属通过雇佣“医闹”向医院方面施加压力，借机闹事的现象成为舆论热点话题。这类活动经常采取毁坏财物、扰乱正常医疗秩序、殴打医务人员或在医疗场所滞留等方式向医院索取高额赔偿。有些人看中其中“商机”，使“医闹”成为一类特殊的“职业”。在聚众扰乱社会秩序的行为中，“医闹”是较原先条款新增的领域，这也意味着“医闹”通过此次修正案正式入刑。分析认为，将“医闹”行为明确纳入聚众扰乱社会秩序罪，会对不法分子起到威慑作用。

（二）相关概念

医闹行为指患者、患者亲属及受雇于患者方的群体或个人，以医疗纠纷等为借口，采取威胁、伤害医护人员人身安全、侮辱医护人员人格或现场滋事、扩大事态、制造负面影响等形式严重妨碍医疗秩序的行为。

（三）主要内容

2015 年 11 月 1 日起，《中华人民共和国刑法修正案（九）》“医闹入刑”正式施行。聚众扰乱社会秩序，情节严重，致使工作、生产、营业和教学、科研、医疗无法进行，造成严重损失的，对首要分子，处三年以上七年以下有期徒刑；对其他积极参加的，处三年以下有期徒刑、拘役、管制或者剥夺政治权利。

1. 目的。

（1）坚决打击危害医疗秩序行为。

（2）明确法律底线，畅通维权渠道。

2. 对象。带头“医闹”的患者家属以及“医闹”团伙中人，都可能被追究刑事责任，最高刑期可达到七年。

3. 方式。

（1）要畅通患者维权渠道，在患者遭遇医疗事故、医师医德存在问题时能够及时、有效地保障自身合法权利。

（2）要健全相应的赔偿和解决机制，应该改革各地处理医患纠纷的第三方机制，提高公信力和权威性，能够真正公平公正地解决问题，而不是片面偏袒某一方。

（3）建立完善的医疗保险制度，保护医患双方的合法权利。

八、健康管理相关的公共卫生法律制度

公共卫生是指综合应用法律、行政、预防医学技术、宣传教育等手段，调动社会共同参与，消除和控制威胁人类生存环境质量和生命质量的危害因素，改变卫生状况，提高全民健康水平的社会卫生活动。而公共卫生法（public health legal system）是国家制定或认可的，并由国家强制力保证实施的，调整人们在公共卫生活动中形成的各种社会关系的行为规范的法律规范的总称。近年来，我国相继制定和颁布了《中华人民共和国红十字会法》《中华人民共和国突发事件应对法》等多部公共卫生法律；国务院制定并颁布了《公共场所卫生管理条例》《国内交通卫生检疫条例》《突发公共卫生事件应急条例》等行政法规；原卫生部和国家卫生计生委颁布了有关食品、灾害医疗救援、食物中毒、职业危害事故的预防等数个部门规章。目前，我国公共卫生领域基本做到了有法可依，初步形成了我国公共卫生法律体系。

公共卫生法律制度中与健康管理相关的主要包括突发性公共卫生事件处理法律制度、公共卫生监督法律制度和环境保护法律制度。

（一）突发性公共卫生事件处理法律制度

突发公共卫生事件是指突然发生，造成或者可能造成社会公众健康严重损害的重大传染病疫情、群体性不明原因疾病、重大食物和职业中毒以及其他严重影响公众健康的事件。SARS 危机前，突发公共卫生事件的概念及危害并没有引起政府和有关部门的高度警觉，其对国家经济及政治的深远影响还未被充分认识到。在同 SARS 斗争的关键时刻，我国制定并颁布了《突发公共卫生事件应急条例》《传染性非典型肺炎防治管理办法》和《突发公共卫生事件与传染病疫情监测信息报告管理办法》等，这些条例和办法在控制 SARS 危机方面发挥了重要的作用。《突发公共卫生事件应急条例》是依照《中华人民共和国传染病防治法》的规定，特别是针对 2003 年 SARS 防治工作中暴露出的突出问题制定的，为抗击非典型肺炎提供了有力的法律武器。《突发公共卫生事件应急条例》着重解决突发公共卫生事件应急处理工作中存在的信息渠道不畅、

信息统计不准、应急反应不快、应急准备不足等问题，旨在建立统一、高效、权威的突发公共卫生事件应急处理机制。《突发公共卫生事件应急条例》的颁布实施是中国公共卫生事业发展史上的一个里程碑，标志着中国将突发公共卫生事件应急处理纳入了法治轨道。

1. 突发公共卫生事件应急机构。突发事件发生后，国务院设立全国突发事件应急处理指挥部，负责对突发事件应急处理的统一领导、统一指挥；省级政府成立地方突发事件应急处理指挥部，负责领导、指挥本行政区域内突发应急处理工作。

2. 突发公共卫生事件的监测和预警。要求国家建立统一的突发公共卫生事件监测和预警。各级医疗、疾病预防控制、卫生监督和出入境检疫机构负责开展突发公共卫生事件的日常监测工作。省级人民政府卫生行政部门组织开展重点传染病和突发公共卫生事件的主动监测。各级人民政府卫生行政部门根据医疗机构、疾病预防控制机构、卫生监督机构提供的监测信息，及时作出响应级别的预警，依次用红色、橙色、黄色和蓝色表示特别严重、严重、较重和一般四个预警级别。

3. 突发公共卫生事件应急报告制度。任何单位和个人都有权向国务院卫生行政部门和地方各级人民政府及其有关部门报告突发公共卫生事件及其隐患，也有权向上级政府部门举报不履行或者不按照规定履行突发公共卫生事件应急处理职责的部门、单位及个人。突发公共卫生事件监测机构、各级各类医疗卫生机构、卫生行政部门、县级以上地方人民政府和检验检疫机构、食品药品监督管理机构、环境保护监测机构、教育机构等有关单位为突发公共卫生事件的责任报告单位。突发公共卫生事件责任报告单位要按照有关规定，及时、准确地报告突发公共卫生事件及其处置情况。

4. 突发公共卫生事件的医疗救治。医疗卫生机构应当对因突发事件致病的人员提供医疗救护和现场救援。医疗卫生机构内应当采取卫生防护措施，防止交叉感染和污染。医疗卫生机构应当对传染病患者密切接触者采取医学观察措施，传染病患者、密切接触者应当予以配合。

（二）公共卫生监督法律制度

为创造良好的公共场所卫生条件、预防疾病、保障人体健康，国务院于

1987 年发布了《公共场所卫生管理条例》。《旅店业卫生标准》等 11 项公共场所国家卫生标准相继发布。2011 年，原卫生部审议通过《公共场所卫生管理条例实施细则》。这些卫生法规、标准和文件是目前实施公共场所卫生监督的主要法律，各级人民政府卫生部门是公共场所卫生监督的法定机构，依法实施公共场所的卫生监督职能；卫生部门所属卫生防疫机构，负责管辖范围内公共场所卫生监督工作。国境口岸及出入境交通工具的卫生监督按国家卫生防疫法及实施细则执行。

（三）环境保护法律制度

近年来，频发的雾霾天气将环境与健康这一问题呈现在公众视野内，雾霾天气折射出我国经济发展中环境与健康之间的突出矛盾。因此，在发展经济、提高人民生活水平的同时，应着力解决危害人民群众健康的环境问题。

《中华人民共和国宪法》第二十六条第一款明确规定，国家保护和改善生活环境和生态环境，防治污染和其他公害。20 世纪 80 年代，有关水污染防治、大气污染防治、海洋环保等法律相继问世。截至 2012 年底，我国环境保护法律制度框架已经基本形成。全国人大常委会制定了环境保护相关法律，国务院颁布环保相关行政法规，地方人大和政府制定了地方性环保法规和规章数百件。我国还制定了千余项环境标准。《中华人民共和国刑法》专门规定了破坏环境资源保护罪，最高人民法院和最高人民检察院分别制定了有关惩治环境犯罪的司法解释。环境法律制度按其性质，可以分为事前预防、行为管制和事后救济三大类（见图 2 - 2）。一是事前预防类，主要是指为避免经济发展产生环境危害而设置的制度，是预防原则在环境立法中的具体体现和适用，主要有环境规划制度、环境标准制度、环境影响评价制度、“三同时”制度等；二是行为管制类，主要是指监督排污单位和个人环境行为的制度，其目的在于为环境监管提供可操作的执法手段和依据，包括排污申报登记制度、排污收费制度、排污许可制度、总量控制制度等；三是事后救济类，主要是指对污染行为及其后果进行处理处置的制度，其目的是防止损害扩大、分清责任和迅速救济被害方，包括限期治理制度、污染事故应急制度、违法企业挂牌督办制度、法律救济制度，同时，在生态保护方面还建立了生态功能区划制度，自然保护区评审与监管制度，自然资源有偿使用制度，自然资源许可制度等。

图2－2 环境法律制度的分类

九、健康管理相关的疾病预防与控制法律制度

（一）传染病防治法律制度

传染病防治法是指由国家制定或其主管部门颁布的，由国家强制力保证实施的，调整预防、控制和消除传染病的发生与流行、保障人体健康活动中所产生的各种社会关系的法律规范的总称。广义的传染病防治法包括《中华人民共和国传染病防治法》《中华人民共和国水污染防治法》《中华人民共和国食品安全法》《中华人民共和国传染病防治法实施办法》《艾滋病监测管理的若干规定》《预防接种工作实施办法》《中华人民共和国献血法》《中华人民共和国母婴保健法》《血液制品管理条例》等。传染病防治的主要法律制度包括：

（1）传染病预防。“预防为主”是传染病防治的方针。我国采取的传染病预防制度主要包括预防接种制度、传染病监测制度、传染病预警制度。县级以上地方各级人民政府还应当制定传染病预防与控制预案。

（2）传染病疫情的报告、通报和公布。《中华人民共和国传染病防治法》规定的传染病疫情或者发现其他传染病暴发、流行以及突发原因不明的传染病时，相关人员应当遵循疫情报告属地管理原则，按照国务院规定的或者国务院卫生行政部门规定的内容、程序、方式和时限报告。《中华人民共和国传染病防治法》规定，相关部门应当及时互相通报本地区的传染病疫情以及监测、预警的相关信息。及时、如实公布疫情是防治传染病的一项积极的措施，这有利于动员社会各部门协同防治传染病，有利于广大人民群众参与传染病防治工作，也有利于国际上的疫情信息交流，防止传染病疫情的蔓延。国务院卫生行政部门定期公布全国传染病疫情信息。省、自治区、直辖市人民政府卫生行政部门定期公布本行政区域的传染病疫情信息。传染病暴发、流行时，由国务院卫生行政部门负责向社会公布传染病疫情信息，并可以授权省、自治区、直辖市人民政府卫生行政部门向社会公布本行政区域的传染病疫情信息。

（3）传染病的控制。当传染病发生或暴发、流行时，为了阻止传染病的扩散和蔓延而采取的措施，根据传染病发病水平不同，可分为一般性控制措施、紧急措施和疫区封锁。一般性控制措施是指医疗机构发现传染病患者、病原携带者、疑似患者的密切接触者时应依法采取控制措施，并必须对本单位实施消毒和无害化处置的规定。所谓紧急措施，是指当地人民政府在传染病暴发、流行时可采取的临时控制措施，是人民政府依照法律的授权，为保护人民的生命和健康，在特定条件下采取的措施。在甲、乙类传染病暴发、流行并有发展趋势时，在疾病预防控制机构对疫区调查的基础上，由县级以上地方人民政府提出，经上一级人民政府决定后，由提出报告的机关宣布疫区。在甲类传染病暴发、流行的疫区，根据疫情控制的需要，可以宣布疫区封锁措施。实行封锁的疫区，可由当地政府组织公安等有关部门，在通往疫区的出入口设立检查点，阻止疫区内外人员和交通的流动，以便切断传染病的传播途径。

（二）职业病防治法律制度

职业病是用人单位的劳动者在职业活动中，因接触粉尘、放射性物质和其他有毒、有害因素而引起的疾病。职业病防治法则是调整预防、控制和消除职业危害，防治职业病，保护劳动者健康，促进经济发展活动中所产生的各种社会关系的法律规范的总称。现行《中华人民共和国职业病防治法》于2001年颁布，于2011年修订。2002年，卫生部、劳动和社会保障部印发了《职业病分类和目录》，将法定职业病调整为10大类115种；2013年，国家卫生计生委、安全监管总局、人力资源和社会保障部和全国总工会对《职业病分类和目录》进行了调整，调整后包括130种职业病。职业病防治法律制度主要包括：

（1）控制职业危害前期预防的制度。《中华人民共和国职业病防治法》规定了工作场所的职业卫生要求，从事职业病目录所列有职业危害的生产活动实行申报制度，对从事放射、高等特殊职业危害实行特殊的专门管理制度。

（2）劳动过程中职业防护与管理的制度。《中华人民共和国职业病防治法》规定了有职业危害的用人单位除了必须有健全的管理制度，并对特殊职业危害工作场所实行有别于一般工作场所的管理外，还要求符合诸如为劳动者提供职业病防护用品，鼓励采用有利于本地区劳动者健康的新技术、新工艺、新材料等职业卫生管理规范。

（3）职业健康监护制度。为了及时发现劳动者的职业损害情况，需要根据劳动者的职业接触史，对劳动者进行定期的健康检查，记录其健康变化的情况，评价其健康变化与职业危害之间的关系。《中华人民共和国职业病防治法》规定的职业健康监护制度可以使职业病被早期发现、早期预防、早期诊断、及时治疗并妥善安置患者，从而减少劳动者的健康损害和经济损失。

（4）职业病的管理规范。《中华人民共和国职业病防治法》规定，职业病诊断应由省级以上政府卫生行政部门批准的医疗卫生机构承担，还规定了职业病诊断的行为规范。对于职业病鉴定的组织与鉴定行为，用人单位在职业病诊断与鉴定期间的法律义务，《中华人民共和国职业病防治法》也给予了规范。

（5）行政部门监督执法行为的规范。《中华人民共和国职业病防治法》明确了国家实行职业卫生监督制度，规定了执法主体是县级以上人民政府卫生行政部门，规定了监督执法主体的职权，包括有权进入被检查单位和职业病危害现场，了解情况，调查取证；查阅或者复制与违反职业病防治法律法规的行为有关的资料和采集样品；责令违反职业病防治法律法规的单位和个人停止违法行为等。

十、健康管理相关的健康相关产品法律制度

（一）食品安全法律制度

与食源性疾病密切相关的不安全食品，对人类健康造成重大威胁。2009年，《中华人民共和国食品安全法》的出台，标志着我国食品安全法律监管体系进入了新纪元，在全程监管、风险评估监测、食品安全标准的制定以及食品召回制度等方面都汲取了西方发达国家的成功立法经验。

1. 食品安全的监管体制。国务院卫生行政部门承担食品安全综合协调职

责，国务院质量监督、工商行政管理和国家食品药品监督管理部门依照本法和国务院规定的职责，分别对食品生产、食品流通、餐饮服务活动实施监督管理。《中华人民共和国食品安全法》还着重加强了对食品添加剂的监管。食品添加剂只有经过风险评估，证明安全可靠，且技术上是确有必要的，方可列入允许使用的范围，如果没必要则不能添加。

2. 风险监测制度与风险评估制度。食品的风险监测制度是一项对食品问题事前保障的重要制度，《中华人民共和国食品安全法》规定了国家建立食品安全风险监测和评估制度，要求对食源性疾病、食品污染以及食品中的有害因素进行监测；对食品和食品添加剂中的生物性和化学性危害进行风险评估。《中华人民共和国食品安全法》引入食品安全风险评估体系，建立食品安全风险监测和风险评估制度，作为制定食品安全标准和食品安全监督管理的依据。食品安全风险监测与评估是一个长期的、动态的机制，除了监管机构外，广大消费者也有权及时举报食品安全事故和食品安全隐患，进而启动食品安全风险监测与评估程序。

3. 生产经营许可制度。《中华人民共和国食品安全法》规定，从事食品生产、食品流通、餐饮服务，应当依法取得食品生产许可、食品流通许可、餐饮服务许可。

4. 企业食品安全管理制度。为建立食品安全责任的追溯制度，《中华人民共和国食品安全法》规定了索票索证制度，主要包括食品原料、食品添加剂、食品相关产品进货查验记录制度，食品出厂检验记录制度、食品进货查验记录制度、食品进口和销售记录制度。通过行业准入及日常操作流程中的制度规范，保障食品安全。

5. 明确建立食品召回制度

《中华人民共和国食品安全法》规定，国家建立食品召回制度，食品生产者发现其生产的食品不符合食品安全标准，应当立即停止生产，召回已经上市销售的食品，通知相关生产经营者和消费者，并记录召回和通知情况。

（二）药品管理法律制度

所谓“药品”，是指用于预防、治疗、诊断人的疾病，有目的地调节人的生理机能，并规定有适应症或者功能主治、用法、用量的物质，包括中药材、中成药、中药饮片、化学原料药及其制剂、抗生素、生化药品、放射性药品、血清、疫苗、血液制品和诊断药品等。药品与一般商品不同，其特殊性表现在：药品可以防病治病、康复保健，但同时又有不同程度的毒副作用；药品质量的重要性；药品鉴定的专业性和药品的专用性。正是因为药品的特殊性，为了保证药品优质、安全和有效，非常有必要对药品采取比其他商品更为严格的监督管理措施。药品管理法是调整药品监督管理，确保药品质量，增进药品疗效，保障用药安全，维持人体健康活动中产生的各种社会关系的法律规范的总和，是国家管理药品事业的依据和行为准则。药品管理法律制度主要包括：

（1）药品生产与经营管理法律制度。具体包括药品生产许可证制度、药品生产质量管理规范认证制度、药品经营许可证制度和药品经营质量管理规范认证制度。

（2）医疗单位制剂管理的法律制度。具体包括制剂许可证制度和配制制剂质量管理规范认证制度。

（3）药品包装、商标和广告管理的法律制度。

（4）药品价格管理的法律制度。

（5）药品标准法律规定。

（6）新药管理的法律规定。

（7）药品审评、不良反应监测和淘汰的法律制度。

（8）进出口药品管理法律制度。包括进口药品注册审批制度和出口药品许可制度。

（9）特殊药品管理的法律制度。包括针对麻醉药品、精神药品、毒性药品、放射性药品分别实行的特殊管理制度。

（10）处方药与非处方药管理的法律制度。

（11）国家基本药物管理制度。

（12）中央、地方医药储备的法律制度。

（13）中药管理的法律制度。

（14）药品监督管理法律制度。

第三节　基本医疗保障制度

一、医疗保障制度基本理论

（一）医疗保障制度的概念

医疗保障制度是指劳动者或公民因其他疾病和其他自然事件及突发事件造成身体损害时，国家和社会团体对其提供医疗服务或对其发生的医疗费用损失给予经济补偿而实施的各种制度的总和。

（二）医疗保障体系的构成

由于社会经济的发展水平不同，不同地区的财政收入状况也不同，同时，不同社会成员的年龄、身体条件、收入状况都存在差异，导致不同的地区、不同的社会群体有着不同的社会需求，因此，医疗保障制度有多种形式。综合世界各国的医疗保障制度，医疗保障体系包括社会医疗保险制度、补充医疗保险制度和医疗救助制度。

1. 社会医疗保险制度。它是指由国家立法强制全部或部分居民参与，国家、单位和个人（或者国家和个人）共同筹资的，当人们因疾病、受伤或生育需要治疗时，由国家或社会专门机构向其提供必需的医疗服务或经济补偿的一种保险形式。具体含义为：

第一，社会医疗保险是所有居民享有的基本权利，由国家强制力作为保障。第二，社会医疗保险不以营利为目的，致力于减少人们看病就医的经济阻碍。第三，社会医疗保险的医疗费用由个人、单位、政府三方负担（或者国家和个人两方负担），具有互助共济的性质，通过基金统筹，保证居民在健康受到损害时得到基本的费用补偿。社会医疗保险涉及政府、参保人员、医疗服务提供方和医疗保险管理机构等多方面的利益。在保障居民的健康、促进经济发展、维护社会安定方面发挥着积极的作用，各国政府对其都十分重视。

2. 补充医疗保险制度。广义的补充医疗保险是相对于基本医疗保险而言的，是指国家和社会建立的基本医疗保险之外的各种医疗保险形式的总称。具体包括：职工个人在参加基本医疗保险之后，再交费参加商业性的医疗保险；企业行业在参加基本医疗保险之外又为本单位职工的其他医疗保险形式；由工会组织承办、职工群众自愿参加的职工医疗互助保险。狭义的补充保险，是指在国家相关法规、规范指导下，以用人单位为直接责任主体而建立的一种政策性、团体福利性的社会保障制度形式之一。

本节介绍的补充医疗保险指的是广义的补充医疗保险。补充医疗保险是医疗保险体系中不可或缺的重要组成部分，它满足了人们对不同层次医疗服务的需求，因此，它能够享受到国家财政、税收等方面的优惠，并直接接受国家宏观社会政策的规范，从而在一定程度上属于政策性保险范畴。社会基本医疗保险着重于卫生服务的公平性，而补充医疗保险则着重于卫生服务的效率。

3. 医疗救助制度。医疗救助是国家和社会向低收入人群或因患重病而无力支付医疗费用陷入困境的人群提供费用资助的经济行为。这是一种低层次的以减免医疗费用为主要形式的医疗保障，它既是医疗保障体系中的一个重要组成部分，又是一种特殊的社会救助行为。医疗救助的资金筹集来源于两方面：一是各级财政通过民政部门主办的救助体系，对城市的“三无”人员和农村的“五保户”人群患病时给予的资助；二是通过具有慈善性质的筹集机构进行募集和捐赠资金。

（三）医疗保险筹资与支付方式

1. 医疗保险筹资定义。资金是社会医疗保险制度正常运转的首要环节和基本物质保证。狭义上的医疗保险筹资包括医疗保险资金的来源渠道、水平和筹资方式等内容；广义上的医疗保险筹资不仅包括资金的筹集，还包括资金的分配、使用和保值增值，是整个医疗保障系统运行的主线和核心内容。医疗保险资金筹资方式主要包括现收现付制、完全积累制、部分积累制。

2. 医疗保险支付方式。医疗保险费用支付方式在医疗保险制度中具有重要作用，直接影响卫生服务提供者的行为，并对费用的控制、资源配置、卫生服务的质量起着导向和制约的作用。更重要的是，支付制度的合理性直接决定了医疗保险制度的可持续性和执行效果。因此，本部分内容将对医疗保险支付方式进行介绍。

（1）医疗保险支付方式的概念。医疗保险的费用支付是指医疗保险机构在被保险人接受医疗服务后对其花费的医疗费用进行全部或部分补偿，也可以理解为对医疗机构所消耗的成本进行补偿，包括支付的主体、对象、水平和方式。广义的医疗保险费用支付方式指医疗保险机构对医疗费用进行补偿的方式，包括对需方（病人）和供方（医院）的补偿方式。这里介绍的是狭义的支付方式，即医疗保险机构对供方的支付方式。

（2）医疗保险支付方式分类。按项目付费、总额预算付费、按人头付费、按服务单元付费、按病种付费、按床日付费、按疾病诊断相关分组为基础的付费、按绩效付费、分项预算等。

（四）医疗保险支付方式的发展趋势

从国内外的发展动态来看，医疗保险支付方式的发展趋势为由后付制向预付制发展，由单一支付方式向混合支付方式发展。如美国的医疗保险组织在1983年以前采用按项目付费方式，导致医疗费用增长过快，现在已被各种各样的预付制所代替。此外，健康保险公司对卫生服务提供者的支付也由传统的事后赔偿方式调整为按人头付费方式。20世纪90年代，德国国家健康保险协会开始采用总额预算下按服务项目付费、特殊服务项目定额付费和按人头付费三种方式的混合支付办法。

在我国市场经济体制不断完善的情况下，国家不断加大医疗保险支付方式改革力度，目前，医疗保险费用支付方式的改革趋势主要包括如下两方面：第一，由后付制向着预付制方向发展。采用预付制来进行费用支付，可以转变服务供方制定的激励机制，对于降低医疗服务供方的风险系数有着极大作用，对于有效控制医疗费用的增长速度也有着重要影响，是推动医疗保险支付方式现代化、多样化发展的重要动力。第二，从单一支付方式向着混合型支付方式转变。在人们生活水平不断提高和健康意识不断增强的情况下，单一的支付方式已经无法满足医疗费用支付的发展需求。同时，信息技术、高新技术等的不断应用，给医疗保险费用支付方式的灵活性提出了更高要求。医疗保险费用支付方式从单一支付方式向着混合型支付方式转变，对于提高医疗费用结算的工作效率、实用性等有着重要影响。例如，在进行身体检查时，可以采用按项目进行费用支付的方式；在进行社区卫生、预防保健等时，可以采用总额预付制来支付费用；在专科医疗机构进行重病治疗时，可以采用特定方式支付费用，可以大大提高医疗保险费用支付的实际效用，最终减少支付方式不适用带来的各种不良影响。

二、医疗保障制度的基本模式

（一）国家医疗保险模式

1. 国家医疗保险模式又称国家卫生服务制度、英国模式或政府医疗保险，是一种福利型的医疗保障模式。在这种模式下，医疗保险由政府直接举办，老百姓只需纳税，政府收税后拨款给有关部门或直接拨款给公立医院，由医院直接向居民提供免费（或低价收费）的医疗预防保健服务，其覆盖面一般是本国全体公民，医疗资源实行计划配置。采用这种模式的代表国家有英国、瑞典、丹麦、芬兰、爱尔兰、西班牙等北欧国家和加拿大、澳大利亚、新西兰等英联邦国家，苏联、东欧国家以及我国20世纪50～90年代末实行的公费医疗制度也属于这种模式。

2. 国家医疗保险的特点。

（1）全民性。覆盖全体公民，覆盖面广，有较好的普遍性和公平性，有利于保障全体社会公民的身体健康。

（2）公平性和福利性。医疗机构主要为国家所有，向全体国民提供免费或者低消费的综合医疗服务。

（3）政府责任重大。医疗保险基金绝大部分来源于国家财政预算，政府需要根据资金的投入来对医疗费用总量进行控制。

（4）卫生资源的配置具有较强的计划性。医疗保险由政府直接举办，医疗机构主要为国家所有，属于非营利性的服务机构，医疗资源由国家统一进行计划性配置。

（二）社会医疗保险模式

1. 社会医疗保险模式是由国家通过法律手段强制实施的一种保险制度，

医疗保险基金实行社会统筹、互助共济，主要由雇主和雇员按照一定的比例缴纳，政府酌情补贴。它是对市场机制失灵的一种补救方式，同时也是社会为促进卫生保健的公平性以及保护弱势人群利益的体现。

社会医疗保险模式的服务项目一般包括全科医生的基本医疗服务、大多数病种的住院治疗和必要的药品。多数国家还包括专科医疗服务、外科手术、孕产保健、某些牙科保健服务以及某些医疗装置。筹资与偿付水平较高的国家，还包括病人就医交通、住院伙食与家庭护理服务等。世界上建立社会医疗保险与医疗保障制度的国家或地区，大多数采用的是社会医疗保险模式，其中，代表国家主要有德国、法国、日本、意大利、巴西、阿根廷、韩国、荷兰、西班牙、比利时等。

2. 社会医疗保险模式的特点。

（1）强制性社会医疗保险由国家通过立法强制实施，医疗保险基金的筹集得到法律的保障。

（2）互助共济性医疗保险基金来源于政府、单位和个人三方，由医疗保险机构统一筹集、管理和使用，实行社会统筹、互助共济。

（3）现收现付社会医疗保险基金按“以支定收、以收定付、收支平衡”的原则进行管理，力求当年的收支平衡，基金一般不会有积累。

（4）医疗质量监督保险机构同医疗单位建立合同关系，促进医院提供高质量的医疗服务。

（三）商业医疗保险模式

1. 商业医疗保险模式也称自愿医疗保险，指由商业保险公司承办、按市场规律经营、通过自愿的方式来筹集卫生服务费用的医疗保险模式。采用这种模式的代表国家主要有美国。

2. 商业医疗保险模式的特点（见图2－3）。

（1）非强制性。自愿投保，公民自己决定是否购买保险以及购买保险的种类。

（2）市场化运作。医疗保险被当成一种特殊的商品，不同的险种由市场的不同需求产生。

（3）契约管理。保险人和被保险人签订合同，两者之间是契约关系，各自履行自己的权利和义务。

（4）营利性。除一些非营利的保险组织外，大多数保险机构以营利为目的，将医疗保险作为商品按市场规律运营。

（5）注重效率而非公平。投得越多，保得越多；投得越少，保得越少。

图2－3 商业医疗保险模式的特点

3. 商业医疗保险模式存在的主要问题。

（1）商业医疗保险模式存在的最突出的问题是社会公平性差，不同收入群体享有的保障程度差别较大，而且往往拒绝接受健康条件差的投保者。

（2）由于保险公司以盈利为目的，按市场规律运营，大量资源投入高水平的医疗服务中，满足医疗的高消费导致医疗费用快速增长。

（四）储蓄医疗模式

储蓄医疗保险模式是个人积累性医疗保险模式，由政府强制雇主和雇员双方缴费，建立一个以家庭或个人为单位的储蓄账户，用以支付家庭成员的医疗费用，是一种把个人消费的一部分通过储蓄转化为保健基金的医疗保险模式。此模式的代表国家是新加坡。

1. 储蓄医疗模式的特点（见图2－4）。

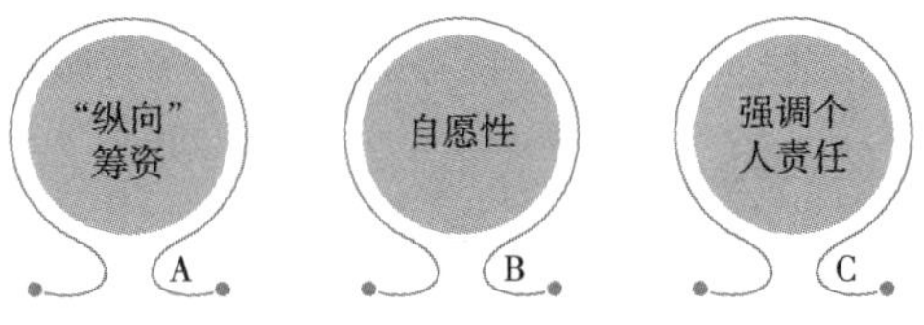

图2－4 储蓄医疗模式的特点

（1）“纵向”筹资。与其他医疗保险模式不同，此模式是一种强制性的定期储蓄模式，且筹资方式是以个人或家庭为单位进行纵向筹资，强调个人的积累，较好地解决了医疗费用负担的代际转移问题。

（2）自愿性。个人或家庭根据自身条件选择险种和保障层次，该模式能够满足不同层次的需求。

（3）强调个人责任。病人必须支付部分医疗费用，而且享受的医疗服务水平越高，个人支付的费用越高，可以避免医疗服务的过度使用。

2. 储蓄医疗保险模式存在的主要问题。

（1）以强调个人责任为基础，社会公平性较差，社会互助共济、共同分担风险的实现程度较低。

（2）有些疾病，如慢性病需要支付高额医疗费用，完全依靠个人账户的积累，常常难以满足实际需要。

三、中国医疗保障制度

（一）中国城镇职工基本医疗保险制度

1. 城镇职工基本医疗保险制度的发展。

劳保医疗制度正式建立后，其保障对象主要为企业职工，一般由企业自行管理。1952 年 6 月 27 日，政务院发布《关于国家各级人民政府、党派、团体及所属事业单位的国家工作人员实行公费医疗预防的指示》，公费医疗制度正式建立。公费医疗经费由国家财政拨付，实行专款专用、单位统一使用原则。

中华人民共和国成立初期，为了适应计划经济体制的要求而建立的公费医疗和劳保医疗制度具有很高的福利特征，在保障职工的身体健康、促进经济发展、维护社会安定和团结方面发挥了重要的作用。这一时期的关注重点是公平。随着社会经济的发展，人民医疗服务需求的提高，政府和企业已经难以独自承担巨大医疗费用的压力。

（1）城镇职工基本医疗保险制度的建立和发展阶段。20 世纪 80 年代以来，随着计划经济逐渐被社会主义市场经济所取代，公费医疗覆盖面窄、社会化程度低、互助共济能力差的弊端逐渐显露出来，因此，开始探索“统账结合”的社会医疗保险模式。1994 年，国家在江苏省镇江市和江西省九江市开展“两江试点”、在海南和深圳开展“海深试点”。1998 年，《国务院关于建立城镇职工基本医疗保险制度的决定》的出台，标志着中国城镇职工基本医疗保险制度在全国展开，并推向一个新的阶段。2009 年 4 月，中共中央和国务院出台了《中共中央　国务院关于深化医药卫生体制改革的意见》，将完善基本医疗保障制度作为医改的重点之一，要求城镇职工医疗基本保险继续扩大覆盖面。

（2）城镇职工基本医疗保险制度的深化改革阶段。2013 年，《中华人民共和国城镇职工基本医疗保险条例》颁布，党的十八届五中全会明确提出，深化医药卫生体制改革，实行医疗、医保、医药联动，要求充分发挥医保在医改中的基础性作用，加快推进医保统筹，深化医保支付方式改革，加大医保管理机制创新，建立健全市场化的医疗服务购买机制。2020 年，中共中央、国务院发布《关于深化医疗保障制度改革的意见》，作为医疗保障领域首个中央层级的整体改革文件，意见全面总结近 20 多年来，特别是党的十八大以来医保制度改革发展的成效、经验，为全面建立中国特色医疗保障制度描绘了“路线图”。

2. 城镇职工基本医疗保险制度的基本框架。

（1）保障对象和范围。城镇职工基本医疗保险的覆盖人群为城镇所有用人单位的职工，包括企业（国有企业、集体企业、外商投资企业、私营企业等）、机关、事业单位、中介机构、社会团体、民办非企业单位的职工、部队所属用人单位及其无军籍的从业人员。

（2）筹资机制和标准。城镇职工基本医疗保险基金由用人单位和职工共同筹集，其中，企业按职工工资总额的 5% ~7% 缴纳，职工个人按不低于本人工资收入的 2% 缴纳，分别计入社会统筹基金和个人账户基金，用人单位缴纳基本医疗保险费的 25% ~35% 用于建立退休人员和从业人员的个人账户，其余纳入社会统筹基金。

（3）支付机制统筹。基金和个人账户基金划定各自的支付范围，统筹基金主要支付住院和特殊病种的门诊费用，个人账户主要支付小额的门诊医疗费用以及住院费用中的个人自付部分。统筹基金设置起付标准和最高支付限额，起付标准原则上控制在当地职工年平均工资的 10% 左右，最高支付限额原则上控制在当地职工年平均工资的 4 倍左右。起付标准以下的医疗费用，从个人账户中支付或由个人自付。起付标准以上、最高支付限额以下的医疗费用，主要从统筹基金中支付，个人也要负担一定比例。

3. 中国城镇职工基本医疗保险存在的问题。

（1）基本医疗保险制度未能充分发挥控费作用。医疗费用持续增加，但医保基金收入却很难提高。一方面，年轻人口比例下降趋势和老龄化程度加深，导致医保基金缴纳者变少、制度抚养比降低；另一方面，目前医保覆盖面已达95%以上①，进一步扩大覆盖面的空间有限，经济增速放缓，且中国劳动者个人和企业的负担已然较重，提高缴费标准难度较大。随着基金支出压力的增大，改革医保支付方式尤为迫切。

（2）统筹层次低，互助共济作用未得到充分发挥。虽然建立了具有互助共济性质的统筹基金，但由于统筹层次较低，不同区域、不同行业、不同企业之间职工的医疗保障待遇差距较大，互助共济作用并没有完全体现出来。

（二）中国城乡居民基本医疗保险制度

1. 城乡居民基本医疗保险制度的发展。

（1）传统合作医疗制度的建立与解体。1955 年，农业合作化高潮时期，在一些农村出现了由农业生产合作社举办的保健站，这是中国最早出现的合作医疗保健制度。20 世纪 60 年代中期，合作医疗成为中国农民医疗保障的基本形式。国家开始重视农村卫生工作，并将医疗卫生工作的重点转移到了农村。

1978 年，中国农村开始实行家庭联产承包责任制，打破了农业合作化和人民公社化发展起来的集体经济形式，农村合作医疗受到重创，很多地区的合作医疗开始出现解体、停止。

（2）新型农村合作医疗的建立和发展。2002 年 10 月，中共中央、国务院发布《关于进一步加强农村卫生工作的决定》，提出要建立一种由政府组织、引导、支持，农民自愿参加，个人、集体和政府多方筹资，以大病统筹为主的农民互助共济制度——新型农村合作医疗。2003 年，原卫生部、财政部、农业部共同出台了《关于建立新型农村合作医疗制度的意见》，明确提出把“建

① 国家医保局《2020 年医疗保障事业发展统计快报》。

立新型农村合作医疗制度作为首要工作目标”，在全国部分县（市）正式开始试点。

（3）城镇居民基本医疗保险制度的建立和发展。2007 年 7 月，国务院印发《关于开展城镇居民基本医疗保险试点的指导意见》，开始建立城镇居民基本医疗保险制度，开始在 79 个城市进行试点。2010 年，城镇居民基本医疗保险覆盖面继续扩大，参保率提高到 80.9%。2010 年，国家开展城镇居民医疗保险门诊统筹，减轻群众门诊医疗费用负担，重点保障群众负担较重的多发病、慢性病。筹资机制稳定可持续发展，2015 年，城镇居民医保参保人数达到 3.77 亿人，参合率超过 95%。

（4）城乡居民基本医疗保险制度的建立与发展。2016 年，国务院发布《关于整合城乡居民基本医疗保险制度的意见》，提出整合城镇居民基本医疗保险和新型农村合作医疗两项制度，建立新的城乡居民基本医疗保险制度，实现“六统一”，即统一覆盖范围、统一筹资政策、统一保障、统一医保目录、统一定点管理、统一基金管理。

2. 城乡居民基本医疗保险制度的基本框架。

（1）保障对象和范围。城乡居民医保制度覆盖范围包括城镇居民医保和新农合所有应参保（合）人员，即覆盖除职工基本医疗保险应参保人员以外的其他所有城乡居民。农民工和灵活就业人员依法参加职工基本医疗保险，有困难的可按照当地规定参加城乡居民医保。城乡居民基本医疗保险主要保障符合医疗保险规定范围内的住院医疗费用和门诊医疗费用。

（2）筹资机制和标准。城乡居民基本医疗保险将逐步建立个人缴费标准与城乡居民人均可支配收入相衔接的机制，逐步建立与经济社会发展水平、各方承受能力相适应的稳定筹资机制。合理划分政府与个人的筹资责任，在提高政府补助标准的同时，适当提高个人缴费比重。2015 年，城镇居民基本医疗保险和新型农村合作医疗各级财政的补助标准达到人均 380 元，个人缴费全国平均标准达到人均不低于 120 元。

（3）支付机制。城乡居民基本医疗保险一般不设个人账户，实行统筹管理。统筹基金设置起付标准和最高支付限额，起付线以上、最高支付限额以下的医疗费用，由参保居民和统筹基金按照一定比例进行分担；起付线以下、最高支付限额以上部分的医疗费用个人自行负担。统筹基金的起付标准、最高支付限额以及医疗费用中个人的负担比例由各统筹地区按“以收定支、收支平衡、略有结余”的原则合理确定。政策范围内住院费用支付比例保持在75%左右。

3. 中国城镇居民基本医疗保险和新农合存在的问题。

（1）缺乏长效稳定的财政补偿机制。主要筹资来源为个人缴费和财政补助，但财政补贴标准的确定与调整缺乏长效机制和科学合理的测算机制，各级政府责任分摊不合理，未对省级及以下各级政府规定责任分摊比例，上下级政府间责任边界不明确，没有建立与下级财政支持能力相适应的稳定筹资制度。

（2）城乡医疗保健资源配置失衡，医保待遇享受公平性差。医疗资源配置长期失衡，优质医疗资源主要集中在城市公立医院，农村处于缺医少药状态，由此造成城乡居民医疗服务不公平以及医保待遇享受公平性差的问题。尽管基本医疗保险制度为基层医疗机构设置较低的起付线和较高的报销比例，试图引导居民在基层解决“小病”，但病人仍涌向城市公立医院。

（三）中国大病保险制度

1. 中国大病保险制度发展。

（1）大额医疗保险制度。参加城镇职工基本医疗保险的职工和退休人员的补充医保由用人单位职工及退休人员按一定比例共同缴纳，资金不足时财政可以给予一定的补贴。大额医疗保险通常实行以市（地）为单位统筹、集中管理的方式，主要用于支付门诊大额医疗费用、统筹基金最高支付限额以上的部分医疗费用。

（2）城乡居民大病保险制度。大病保险是对城乡居民因患大病发生的高额医疗费用给予报销，目的是解决群众反映强烈的“因病致贫、因病返贫”问题，使绝大部分人不会再因为疾病陷入经济困境。2012年，国家发展和改革委员会等六部委发布《关于开展城乡居民大病保险工作的指导意见》，正式开展城乡居民大病保险制度试点，到2015年底，大病保险覆盖所有城镇居民基本医疗保险、新型农村合作医疗参保人群。形成了如“太仓模式”“湛江模式”“襄阳模式”等地方模式。

2. 城乡居民大病保险制度基本框架。

（1）筹资来源。从城镇居民医保基金、新农合基金中划出一定比例或额度作为大病保险资金。城镇居民医保和新农合基金有结余的地区，利用结余筹集大病保险资金；结余不足或没有结余的地区，在城镇居民医保、新农合年度提高筹资时统筹解决资金来源，逐步完善城镇居民医保、新农合多渠道筹资机制。

（2）保障对象及范围。大病保险保障对象为城镇居民医保、新农合的参保（合）人员。大病保险的保障范围要与城镇居民医保、新农合相衔接。大病保险主要在参保（合）人员患大病而发生高额医疗费用的情况下，对城镇居民医保、新农合补偿后需个人负担的合规医疗费用给予保障。

（3）保障水平。大病保险补偿实际支付比例不低于 50%；按照医疗费用高低分段制定大病保险支付比例，医疗费用越高，则支付比例越高，采用向困难群体适当倾斜的具体办法，努力提高大病保险制度保障的精准性，做好基本医疗保险、大病保险与重特大疾病医疗救助的衔接，切实避免因病致贫、因病返贫问题。

（4）承办方式。采取向商业保险机构购买大病保险的方式。地方政府部门制定大病保险的筹资、报销范围、最低补偿比例，以及就医、结算管理等基本政策要求，并通过政府招标选定承办大病保险的商业保险机构。符合基本准入条件的商业保险机构自愿参加投标，招标人应与中标商业保险机构签订保险合同，明确双方的责任、权利和义务，合作期限原则上不低于 3 年。严格商业保险机构基本准入条件，不断提升大病保险管理服务的能力和水平。

3. 大病保险制度存在问题。

（1）缺乏稳定合理的筹资机制。无论是从各地基本医疗保险基金的结余中划拨大病医疗保险或者在基本医疗保险筹资时，提高缴费水平筹集大病医疗保险基金，都未形成个人和政府责任划分机制，缺乏普遍性和可持续性。

（2）大病保障未形成整合保障体系。重特大疾病多层次医疗保障制度尚未实现制度间和部门间有效的联动衔接，分属不同部门管理的基本医疗保险、大病保险、医疗救助、重特大疾病救助、亚保险和慈善救助医疗救援等不同制度，未形成多层次整合的医疗保障体系。导致重复过度保障或保障缺失，以及应保未保的现象时有发生，未达到解决“因病致贫、因病返贫”的政策目标。

（四）中国社会医疗救助制度和社会慈善

1. 城乡医疗救助制度发展历程。

（1）农村医疗救助制度。针对城乡困难群众无力承担高额的医药费，无法获得所需的医疗服务这一问题，2003 年，民政部发布《关于实施农村医疗救助的意见》，首次提出了建立农村医疗救助制度的具体实施意见，成为第一个为解决农民医疗救助问题而出台的行政规章，在救助对象、救助方法、救助服务、资金筹集、管理上进一步做了规定。

中国农村医疗救助制度的资金来源主要是政府投入和社会捐助，救助对象主要为农村“五保户”、经济困难家庭和符合救助条件的特殊经济困难人群，救助方式有两种：一是资助救助对象参加新开放的农村合作医疗；二是在救助对象患大病时给予一定的医疗费用补助。

（2）城市医疗救助制度。2005 年，《关于建立城市医疗救助制度试点工作意见》和《关于加强城市医疗救助基金管理的意见》两份文件的出台标志着城市医疗救助制度开始实施。

城市医疗救助制度的救助对象主要为城市居民最低生活保障对象中未参加城镇职工基本医疗保险、已参加城镇职工基本医疗保险但个人负担仍然较重的人员和其他特殊困难群众，救助的重点是妇女、儿童和老年人。保障待遇主要是现金救助与提供服务相结合的方式。

（3）城乡医疗救助制度。城市和农村医疗救助制度逐步建立，城乡医疗救助制度在全国开始建立。截至 2006 年底，中国所有涉农县（市、区）全面建立了农村医疗救助制度。截至 2008 年底，所有地市全部建立了城市医疗救助制度。

2009 年，民政部联合财政部、卫生部、人力资源和社会保障部发布《关于进一步完善城乡医疗救助制度的意见》，提出完善城乡医疗救助制度，加强医疗救助与基本医疗保险、大病保险制度的衔接。

2. 城乡医疗救助制度基本框架。

（1）救助范围。在包括城乡低保家庭成员和“五保户”的基础上，逐步将其他经济困难家庭纳入医疗救助范围。其他经济困难家庭人员主要包括低收入家庭重症病人以及当地政府规定的其他特殊困难人员。

（2）救助方式。对城乡低保家庭成员、“五保户”和其他经济困难家庭人员，资助其参加城镇基本医疗保险或新型农村合作医疗，并对其难以负担的基本医疗自付费用给予补助。根据救助对象的不同医疗需求开展医疗救助服务，以住院救助为主，同时兼顾门诊救助。住院主要用于帮助解决因病住院救助对象个人负担的医疗费用；门诊救助主要帮助解决符合条件的对象因患有常见病、慢性病、需要长期药物维持治疗以及急诊、急救的而由个人负担的医疗费用。

（3）补助方案。各地要根据当年医疗救助基金总量，制订医疗救助补助方案。逐步降低医疗救助的起付线，合理设置封顶线，进一步提高救助对象经相关基本医疗保障制度补偿后需自付的基本医疗费用的救助比例。

（五）中国医疗救助制度存在的问题

1. 医疗救助制度尚未做到精准扶贫。低收入家庭更容易陷入“健康—贫困陷阱”，重大疾病病人因长期治疗而丧失劳动能力，需要人照料而失去家庭主要经济来源，住院治疗和门诊长期服药需求同时存在，因高额的医药费开支造成贫困，不同层次的医疗保障制度仅针对各自政策内合规医疗费用进行报销，还受到起付线、封顶线、报销比例和报销目录的多重限制，低收入人群医疗费用的自付比例和自付费用与个人或家庭实际生活收入支出状况相比，仍然会存在灾难性卫生支出，并未因此切实解决“因病致贫、因病返贫”问题。

2. 医疗救助资金出现闲置与困难群众得不到救助问题突出。一方面，大量城乡医疗救助资金在财政、民政部门沉淀，形成闲置资金；另一方面，部分有需要的困难群众未得到民政部门救助。主要缘由是救助渠道不通畅以及民政部门医疗救助政策宣传不足，而困难群众不了解党和政府的救助政策。此外，贫困家庭认定条件过高，需要救助的城乡贫困家庭难以达到认定条件。医疗救助政策是坚持以住院救助为主，同时兼顾门诊救助。各地政府在实践中主要救助大病、重病，对门诊救助的重视不足，使困难群体无法在常见病、多发病方面得到及时救助。

（六）社会慈善与医疗保障

社会慈善是建立在社会捐献基础之上的民营社会性救助事业，它以社会成员的善爱之心为道德基础，以贫富差别的存在为社会基础，以社会捐献为经济基础，以民营机构为组织基础，以捐献者的意愿为实施基础，以社会成员的普遍参与为发展基础。慈善事业作为一种补充保障形式，是社会保障体系的重要组成部分，在其中发挥着重要的作用。

慈善事业兼具社会救助和社会福利的功能，是社会保障的重要组成部分，其援助对象的受益范围较小，仅包括社会弱者和不幸者，可以有针对性地帮助弱势群体，以及更多人获得最低限度的医疗需求。加强医疗救助与慈善事业的有序衔接，形成协同合作、资源统筹、相互补充、各有侧重的机制，是促进医疗救助和慈善事业发展的重要方面，也是保障和改善基本民生的迫切需要。

（七）中国补充医疗保险制度

医疗保险是指国家和社会建立的基本医疗保险之外的各种医疗保险形式的总称。目前中国补充医疗保险的形式主要有以下几种。

(1) 公务员医疗补助。国家公务员医疗补助是在城镇职工基本医疗保险基础上建立的针对国家公务员的补充医疗保险。其目的是在推行基本医疗保险后，使国家公务员的医疗保障水平不下降，保持国家公务员队伍稳定、廉洁，保证政府高效运行。

公务员医疗补助的范围包括：国家行政机关工作人员和退休人员；经人事部门或省、自治区、直辖市政府批准列入依照国家公务员制度管理的事业单位的工作人员和退休人员；列入参照国家公务员制度管理的党群机关人大、政协机关，各民主党派和工商联机关，以及列入参照国家公务员管理的其他机关工作和退休人员；审判机关、检察机关的工作人员和退休人员。公务员医疗补助经费由同级财政列入当年财政预算，专款专用、单独建账、单独管理，与基本医疗保险基金分开核算。医疗补助经费主要用于三个方面：一是基本医疗保险统筹基金最高支付限额以上，符合基本医疗保险用药、诊疗范围和医疗服务设施标准的医疗费用补助；二是在基本医疗保险支付范围内，个人自付超过一定数额的医疗费用补助；三是中央和省级人民政府规定享受医疗照顾的人员，在就诊、住院时按规定补助的医疗费用。

（2）企业补充医疗保险。企业补充医疗保险是企业在参加城镇职工基本医疗保险的基础上，国家给予政策支持，由企业自主举办或参加的一种补充医疗保险。根据经办机构的不同，企业补充医疗保险主要有三种形式：商业医疗保险机构举办、社会医疗保险机构经办、大集团和大企业自办。

2002 年 5 月 21 日，财政部、劳动保障部发布的《关于企业补充医疗保险有关问题的通知》提出：按规定参加各项社会保险并按时足额缴纳社会保险费的企业，可自主决定是否建立补充医疗保险；企业补充医疗保险费在工资总额 4% 以内的部分，企业可直接从成本中列支，不再经同级财政部门审批；企业补充医疗保险资金由企业或行业集中使用和管理，单独建账，单独管理，用于本企业个人负担较重职工和退休人员的医药费补助，不得划入基本医疗保险个人账户，也不得另行建立个人账户或变相用于职工其他方面的开支。

（八）中国商业医疗保险

商业医疗保险是被保险人在投保后，在保险期内因疾病、生育或身体受到伤害时，由保险人负责给付保险金的一种保险。在商业性医疗保险中，个人与保险公司之间是直接关系，一方为保险人，另一方为被保险人。保险人与被保险人之间根据保险合同确定双方的关系，两者之间是一种契约关系。商业医疗保险是将分担疾病引起的经济风险作为商品的一种企业行为，如同任何一家企业一样，企业利润是商业医疗保险追求的目标，也是商业医疗保险发展的动力。与社会医疗保险必须过法律的手段强制社会劳动者参加相比，商业医疗保险的投保人是自愿参加的，并且为了获得商业利润还会对投保人进行风险选择。保险给付标准与投保人所纳的保险金呈正相关，投保金额越高，获得补偿越高。商业医疗保险主要是根据市场的保险需求设计并推出医疗保险的品种，并且这种需求量还要达到一定的规模。商业医疗保险一般包括普通医疗保险、特种保险和特定人群保险三种类型。

四、发达国家和地区医疗保障制度

在一个国家内，往往不只存在一种医疗保健制度，而是多种医疗保健制度并存的互为补充的“复合体”。因此，很有必要从整体的角度分析卫生保健制度的构成以及相互关系。现将英国、德国、美国、日本等代表性国家卫生保障制度的基本情况进行简要介绍。

（一）英国国家卫生服务制度

英国与其他西方国家在卫生保健制度上的最大区别是国家推行福利政策，实行国家卫生服务制度（national health services，NHS）。英国早在1911年就通过了《国民保险法》，对健康保险及失业作了法律规定，并正式建立了全科医师制度。1948年正式颁布的《国家卫生服务法》规定，凡英国居民均享受免费医疗服务，其卫生服务经费全部或大部分从国家税收中支出。

英国国家卫生服务制度的主要特点体现在三个方面：第一，国家卫生服务的资金绝大部分来自公共基金，包括中央和地方的卫生经费（约占全部资金的87%）、营利与非营利的自愿保险，以及一些基金会、财团、宗教组织等捐赠的慈善经费，也有少量来自卫生服务的直接收费，即由病人在接受卫生服务时支付的服务费用，如挂号费、超标准的自费病床费等。第二，卫生服务的提供。全科医生是卫生保健服务的“守门人”，按规定，病人可以选择自己的全科医生，但选择专科服务或医院的余地很小，因为专科服务需经全科医生同意和推荐才能获得，非急救服务需要预约。第三，居民保险覆盖范围。全英国有近5700万人选择国家卫生服务，服务利用以免费为主，政府主办的医疗机构是服务的主要提供者。大约12%的人口拥有其他特殊专科服务的私人保险。

英国国家卫生服务制度主要存在的问题是：第一，医务人员工作积极性不高，医疗服务效率较低，其主要原因是医院由政府举办，医务人员领取的是国家固定工资，报酬与付出劳动的数量和质量无关；第二，医疗服务供需矛盾较大，医院服务严重不足，医院服务不及时的问题严重，如非急诊手术经常要等待半年以上；第三，私人医疗机构和私立医疗保险事业的发展对国家卫生服务制度的冲击越来越大，一方面是公立医院的服务效率低下，另一方面是居民的卫生保健需求的提高，导致私人医疗机构和私立医疗保险事业的发展。2001年11月，英国政府不得不同意利用民营医院的资源为国家卫生系统的病人服务，病人的福利待遇不变。

（二）德国医疗保健制度

德国是现代社会保障制度的起源地，是世界上第一个建立医疗保险制度的国家。1883年，德国首次通过了《疾病保险法》，随后又制定了工业事故保险、老年人和长期残疾保险、失业保险等，建立了比较完善的社会医疗保险模式。

德国的社会健康保险按经营方式可分为国营和私营两种，保险金由投保者、雇主和国家三方承担；按保险的对象分类，其形式包括疾病保险、工伤事故保险、养老金保险、失业和失业救济保险、儿童津贴保险、农民养老金保险等；按强制性程度分类，可分为法定强制性医疗保险和自愿医疗保险两种，前者主要是社会疾病保险（social sickness insurance）、工伤事故和养老保险（accident and pension insurance），后者主要是私人疾病保险（private sickness insurance）。

1. 社会疾病保险。社会疾病保险分普通疾病保险和农民疾病保险。法律规定，凡年收入未超过法定界限的就业者、失业者、领取养老金的退休人员、大学生和就业前的实习生等，都必须参加普通疾病保险。但年收入高于法定界限的就业者、公务员、自由职业者、律师、军人等，可以选择社会医疗保险或私人医疗保险。凡农民、农民家属、退休农民等都必须参加农民疾病保险。从参加者人数来看，85%属于强制性参加，15%属于自愿参加。

社会疾病保险的范围非常广泛，包括：疾病的预防和疾病的早期诊断；门诊治疗和住院治疗，以及各种康复治疗；疾病确诊费用；怀孕与分娩时的经济与医疗资助；资助合法的受孕、绝育和流产；资助既有子女需要医疗和继续农业劳动的家庭的经济收入；受保人和共同受保人的经济利益。

2. 工伤事故和养老保险。工伤事故和养老保险是社会医疗服务费用保险的另一种类型。工伤事故保险必须在事故发生后向受害者或家属、赡养者赔偿损失。这种赔偿不仅要适当恢复受害者工作和补偿事故经济损失，而且还应该向其家属或赡养者赔偿。根据现行法律规定，各种职业的雇员必须加入工伤事故保险，一旦发生事故，保险机构向受害者或者家属、赡养者赔偿损失。

工伤事故受害者有关健康维持和改善，以及恢复适当工作能力的费用也属于工伤事故和养老金保险范畴，其保险费用根据改善受害者健康和工伤事故养老保险允许的标准而定。这些费用不仅支付给受保人自己，而且还部分支付给其家属。所有企业雇员和受训者都必须加入养老金保险。

3. 私人疾病保险。私人疾病保险包括疾病费保险、住院费保险、住院治疗补偿费保险、选科服务费用保险等。全国约 12.8% 的人投保疾病费用保险，9.7% 的人投保住院费保险，7.0% 的投保住院治疗补偿费保险。德国医疗保健制度存在的主要问题是：第一，对预防保健重视不够；第二，由于采用第三方付费方式，缺乏费用制约措施，医疗费用上涨较快；第三，政府不负责对医疗质量进行监督检查。近几年来，德国已采取一些改革措施，包括实行限定药价(固定费用制)，差额部分由病人自负；定期抽查处方；实行新的财务激励办法，如实行保费退还制度，对全年未使用保险费的参保者退还一定比例的保费；对不注意节约医疗费用的服务提供者解除保险合同等措施。

（三）美国医疗保险制度

美国的医疗保险制度是在高度自由的市场经济体制下建立的、以自由医疗保险为主的多元医疗保险制度。美国的医疗保险公司大多是私营的，医疗保险内容多，居民自愿参加，政府不干预，也不补贴。政府仅负担特殊人群（退伍军人、老年人、残疾人、低收入者等）的医疗保险费用，没有全面的国家医疗保险制度。而发达国家的政府支出占比一般都在 65% ~85% 。美国医疗保险制度以市场机制为法则，大多以营利为经营目的，存在明显的贫富差距。那些健康条件差、收入较低的居民，既无能力参加医疗保险，也得不到政府的医疗补贴，医疗保险制度的公平性较差。美国的医疗保险具有如下特性：第一，医疗保险组织多，有公立非经营性的，更多的是私立经营性的；第二，医疗保险内容多，有单项保险，也有多项保险和全面的综合保险；第三，医疗保险支付方式多，有预先支付后扣除险、合作保险，也有限额保险和最高额保险等。

1. 社会医疗保障。美国的社会医疗保障主要有三种形式：一是老人医疗保险（medicare），它是为65岁以上的老年人以及因残疾、慢性肾炎等而接受社会福利部门救济者提供的医疗保险，由国家卫生和人类服务部直属的社会保险总署直接管理，经费由联邦财政支出，个人负担较少；二是医疗救助（medicaid），它是向低收入人群、失业人群、残疾人群直接提供各种程度不等的部分免费医疗服务，贫困线标准根据各州经济情况确定：三是少数民族免费医疗，仅对印第安人和阿拉斯加州的少数民族提供。

2. 私人医疗保险。美国的私人医疗保险主要有两种形式：一是非营利性的健康保险公司，主要有成立于1930年的蓝盾（blue shield）保险计划和蓝十字（blue cross）保险计划，覆盖了美国人口的46.52%。其中，蓝盾提供门诊服务保险，由医生发起；蓝十字提供住院服务，由医院协会发起。二是营利性商业保险公司，主要提供住院保险，内容范围与蓝十字保险计划相同，以费用分担方式降低保险金的策略与蓝十字竞争，但只提供费用较低的住院服务，对费用昂贵的服务项目则设立了单项保险，参保人数达5000万人。

（四）日本医疗保健制度

日本的医疗保险制度始建于20世纪20年代初，随着1922年《健康保险法》的颁布，日本首先建立了以受雇者为对象的医疗保险制度，其后又于1938年颁布了《国民健康保险法》，建立了以自营业者、农民、森林工人等为对象的国民健康保险制度。1961年全面修订了《国民健康保险法》，提出所有国民都有义务加入国民健康保险，从而在日本实现了全民保险。日本的医疗保险种类繁多，构成复杂。从医疗保险制度本身来看，分为国家健康保险和受雇者保险两大类。国家健康保险又称为地区保险，是依照《国民健康保险法》而建立的，之所以被称为地区保险，是由于它适用于日本所有的行政区和特区。该制度的组织管理机构是全国3249个市、县、村（特区）和166个国民健康保险组织，保险的对象包括两大部分：一部分是普通国民，如农民、自营业者、个体劳动者、无职业者、极小企业（5人以下）的职工等；另一部分是一般受雇者保险的退休人员。国民健康保险的被保险者人数占整个社会医疗保险人数的40%左右。与国家健康保险相比，受雇者保险的被保对象的经济收入和条件相对较好，根据被保对象的职业，受雇者保险可分为四种：一是健康保险，被保对象是受雇于5人以上企业的劳动者及其家属；二是船员保险，被保对象是船员及其家属；三是国家公务员和地方公务员互助组织，被保对象是公务员本人及其家属：四是私立学校教职员互助组织，被保对象是私立学校的教职员及其家属。

日本医疗保险的运行机制：

（1）在筹资方式上，主要来自两部分，一是个人缴纳保险费（按工资比例的8.5%，个人和单位各负担50%），二是国家和地方政府财政税收的补贴。

（2）在卫生服务的提供上，凡参加健康保险的人员有权凭证任意选择就诊医院或门诊，但并非均可到开业医生处就诊。

（3）在卫生费用的支付上，除了国民健康保险只负担一般国民医疗费的70%、退休人员住院费的80%、门诊费的70%外，其他制度都规定只要在社会保障指定医院看病，其诊疗费本人只负担20%，医疗保险负担80%；受雇者医疗保险参保的家属均可享受住院费的80%、门诊费的70%由医疗保险负担的待遇，这样一来，国民健康保险的参保者则不存在家属医疗的问题。

此外，对无工作能力、无收入来源、无法缴纳保险者，经核实可纳入生活保障范围，免交保险费，享受免费医疗服务，低收入农民和自营业者可享受免交一半保险费的待遇。日本医疗保险制度存在的主要问题是：

（1）医疗费用增长趋势明显，其中，增长幅度最大的是老年医疗费，国民医疗费每年增长2%~3%，而老年医疗费增长6.2%。

（2）医疗保险的公平性差，特别是以农民和低收入者为主的国家健康保险，其基础比较薄弱。

（3）医疗保险体制难以满足病人的多种需求，即日本的医生收入和医药费是政府定价、全国统一，每个公民接受的是同样的医疗服务，在这种体制下，即使愿意多付钱也很难享受到额外服务。

目前，日本医疗保险制度改革的主要思路是通过多种途径控制医疗费用的增长速度，提高卫生服务的公平性。例如，进行老年医疗费的改革，增加个人负担医疗费用的比例；根据医院的技术水平实行医疗报酬打分制，对医院的医疗行为实行定额承包制；限定国民医药费中的药费比例，同时对药品价格决定机制进行改革，强化国家对药品价格的监督管理；整顿全国具有医疗保险资格的医院、诊所，减少床位数，对医院和诊所进行分工调整等。

五、中国医疗保障制度发展与完善

（一）计划经济时期中国医疗保障制度改革

计划经济时期由于保障对象身份的不同，城乡居民医疗保障水平存在差异。这一时期医保制度的特点表现为以下几点：第一，在政府的严格管控下，公费医疗和劳保医疗制度是政府的一种福利安排。“体制内”的对象无须自付费用而享受免费医疗，政府直接补助医疗机构。第二，公费医疗由卫生部门管理，医疗则按照行业不同，归属不同行业管理部门。劳保医疗和公费医疗就医体系内部遵从严格的结论制度，体系之间相互独立、不能互转。同时，公费医疗和劳保医疗存在药品供给不足与浪费的现象。第三，医疗、医保、医药统一归卫生行政部门管理，卫生系统内部不存在“三医”之间的协调问题。

（二）市场经济时期中国医疗保障制度改革

自 1998 年城镇职工基本医保制度建立以来，医疗、医保、医药“三医”不再由卫生行政部门一家管理，而是分属不同行政部门管理。医保制度分属不同管理部门，城镇居民医疗保险制度和城镇职工医疗保险制度归入人力资源和社会保障部门管理，新农合归卫生部门管理，医疗服务归卫生部门管理，医药归国家发展和改革委员会、国家食品药品监督管理总局管理。多部门之间行政关系隶属平行，按现行行政隶属关系，三者不可能联动、协同性较差。因此，医疗、医保和医药“三医”联动的思路被明确为今后中国医改的总体思路。所谓“三医”联动，就是指医疗卫生体制（医疗）、医疗保障制度（医保）、药品生产流通体制（医药）三者在相互的利益博弈过程中的联动改革。

（三）新医改时期中国医疗保障制度改革

新医改以来，医疗卫生事业改革稳步推进，主要实施了以下举措：在医疗方面，加大对医疗卫生的财政投入，减轻个人医疗负担；公立医院管办分开，鼓励社会力量办医；健全基层卫生服务体系，保证医疗保险的公平性。在医保方面，改革和完善各项医疗保险制度，实现全覆盖；完善城镇职工基本医疗保险制度，整合城乡居民医疗保险制度，建立了城乡居民大病医疗保险制度；探索医疗保险支付方式改革，即结合基金收支预算管理，加强总额控制，探索总额预算，结合门诊统筹的开展探索按人头付费，结合住院门诊大病的保障探索按病种付费。在医药方面，建立基本药物制度，增强医保用药的科学合理性，改革药品定价机制，促进医疗保障满足居民医疗需求。医疗保险制度的改革和完善在新医改中发挥了基础性的作用，取得了积极成效，对减轻城乡居医疗负担、保障人民群众的身体健康发挥了重要作用，但仍存在以下问题：基层医疗机构服务能力不足；医疗保险碎片化不利于医疗保险基金的管理，不利于医疗保险制度的公平发展与可持续发展；补偿机制不完善，基本药品和服务目录的补偿范围较为狭窄，补偿水平依然较低："三医"不联动的问题依然存在。

（四）新时期中国医疗保障制度改革与发展

2016 年 8 月 26 日，中共中央政治局审议通过《"健康中国 2030"规划纲要》，将健康中国概念从国家卫生计生委层面上升至国家战略层面，将健康的理念贯穿到政府的施政理念中，并使其成为中国梦的一部分。随着 2016 年全国卫生与健康大会的召开及《"健康中国 2030"规划纲要》的审议通过，新医改拉开了攻坚序幕。建设健康中国，应以"三医"联动改革为助力，在医疗、医保、医药"三医"之间形成关联匹配的有机衔接，创新体制机制，优化顶层设计。只有不断健全医保、创新医疗、规范医药，在实现"三医"联动上下功夫，才能更好地满足人民群众的医疗卫生需求，让人民群众共享医改红利。

第三章

健康服务与管理的医学理论基础

第一节　基础医学与临床医学

一、基础医学与临床医学的概念

基础医学是指研究人体生命和疾病现象本质及其规律的自然科学。基础医学和临床医学均是现代医学的主要组成部分。基础医学通过研究机体形态结构组成、功能代谢、疾病发生原因和病变、药物作用机制等，了解掌握生命诸多正常及异常的现象。基础医学课程大致可分为形态学和功能学两大类，如人体解剖学、组织学、胚胎学、病理解剖学、微生物学、寄生虫学等可划归为形态学课程；生理学、生物化学、药理学、病理生理学等可划归为功能学课程。若在人体正常和疾病状态下探讨其研究内容，基础医学涵盖了人体解剖学、组织学与胚胎学、生理学、生物化学与分子生物学、医学遗传学、病原生物学、免疫学、病理学、药理学等学科，是现代医学的基础。

临床医学是研究疾病的病因、诊断、治疗和预后，提高临床治疗水平，促进人体健康的科学；是直接面对疾病、患者，对患者直接实施治疗的科学。它根据患者的临床表现，从整体出发，结合疾病的病因、发病机制和病理过程，进而诊断，通过预防和治疗，最大限度地减弱疾病、减轻患者痛苦、恢复患者健康、保护劳动力。

二、基础医学与临床医学的关系

基础医学和临床医学是医学的重要组成部分，基础医学是维护人体生命健康的基本医学内容，是临床医学的理论基础。

临床医学通过临床实践验证了基础医学领域的成就，使基础医学在疾病认识和诊治方面得到应用和发展。同时，大量的临床实践、验证方法和现代科学技术的引进，也为基础医学提出了新方向、新思路和新课题。现代科学的进步、医学基础理论的发展推动了临床诊疗技术的发展，从《古今医统大全》中“望、闻、问、切”四字，到现代医学“视、触、叩、听”的临床基本技术，结合现代临床普遍应用的实验室检查、心电图、X 射线、B 超、CT、核磁共振、内窥镜以及基因检测诊断等，对疾病的认识经历了由表及里、由形态到功能、由宏观到微观甚至分子水平的变化。

综上所述，基础医学与临床医学的相互促进、相互发展是医学发展的必然趋势。

三、人体基础形态与功能概述

（一）人体是局部与整体、形态与功能的统一

人体是一个完整的机体。虽然人体由许多各自执行不同功能的器官系统所构成，并可分为若干个局部，但是任何器官系统都是有机体不可分割的组成部分，不可能离开整体而独立存在。

人体的各个器官都有固有的功能活动特点，如“眼司视、耳司听”等。形态结构是一个器官功能活动的物质基础；反之，功能的变化又能影响该器官形态结构的发展。因此，形态与功能是相互依存又互相影响的。认识和理解形态与功能相互制约的规律，人们可以在生理限度范围内，有意识地改变功能条件或增强功能活动（例如，加强锻炼可使肌肉发达等），从而促进组织和器官的发展，达到增强体质、促进健康的目的。

（二）人体的组织、器官、系统与分部

人体是由无数微小的细胞有机组合构成的。因此，细胞是构成人体形态结构和执行各种功能的基本单位，是一切生物进行新陈代谢、生长发育和繁殖分化的形态基础。形态相似和功能相关的细胞借助细胞间质结合起来构成的结构称为组织。构成人体的组织有四种：上皮组织、结缔组织、肌组织和神经组织。几种组织结合起来，共同执行某一特定功能，并具有一定的形态特点，即构成器官，如心、肺、肝、肾等。若干个功能相关的器官联合起来，共同完成某一特定的连续性生理功能，即形成系统。如口腔、咽、食管、胃、小肠、大肠和消化腺等构成消化系统。食物经口裂进入人体，最终经肛门排出粪便；食物经受了物理性和化学性的消化过程，消化后的营养物质被吸收，食物残渣被排出，这就是消化系统所执行的功能。人体共由九大系统所组成，即运动系统、消化系统、呼吸系统、泌尿系统、生殖系统、内分泌系统、免疫系统、神经系统和循环系统。

虽然人体是由许多器官系统构成的，然而它们却共同组成一个完整统一的整体。这些器官系统在神经体液的调节下既有分工，又有合作，共同完成统一的生命活动。人体按部位可分为头部（又分为颅、面部）、颈部、胸部、腹部、盆部、会阴（后四部分称为躯干部）、上肢和下肢（上肢和下肢合称为四肢）。

（三）人体各系统概述

1. 运动系统。人体的运动系统由骨骼、关节、骨骼肌构成。全身共有 206 块骨头，借关节连接而成骨骼，全身骨骼肌共有 639 块，在神经系统支配下完成各种运动，并对身体起着重要的支持和保护作用。

2. 内脏。具体包括消化、呼吸、泌尿和生殖四个系统。它们主要位于胸腔、腹腔和盆腔内，消化、呼吸两系统的部分器官则位于头、颈部，泌尿、生殖和消化系统的部分器官位于会阴部。在胚胎发育中，呼吸与消化两系统关系密切，呼吸系统是在消化系统的基础上发生的。泌尿与生殖系统在形态和发生上的关系更为密切，常合称为泌尿生殖系统。

消化和呼吸系统分别自外界摄取营养物质和氧，供细胞进行物质代谢。代

谢的最终产物由泌尿系统、呼吸系统和皮肤排出体外，食物残渣以粪便形式排出。消化系统的胰腺还有内分泌功能。生殖系统的睾丸和卵巢产生生殖细胞，并能产生性激素，故内脏系统的功能是进行物质代谢与繁衍后代。由于内脏自外界摄取物质或将某些物质排出体外，因此各系统都有孔道与外界相通。

3. 免疫系统。是机体执行免疫应答及免疫功能的重要系统。由免疫器官、免疫细胞和免疫分子组成。免疫系统具有识别和排除抗原性异物、与机体其他系统相互协调，共同维持机体内环境稳定和生理平衡的功能。是防卫病原体入侵最有效的武器，它能发现并清除异物、外来病原微生物等引起内环境波动的因素。但其功能的亢进会对自身器官或组织产生伤害。

4. 神经系统。由脑、脊髓以及与它们相连并遍布全身各处的周围神经所组成，在人体各器官、系统中占有重要的地位。人体各系统的不同细胞、组织和器官都在进行着不同的功能活动，但是这些活动又不是孤立不相关的，而是在时间和空间上严密地组合在一起、互相配合的，这样人体才能完成统一的生理功能。人体中把不同细胞、组织和器官的活动统一协调起来的一整套调节机构就是神经系统。正是靠这种协调，人体才能适应或驾驭不断变化着的内部环境和外部环境，维持自身和种系的生存与发展。因此，可以说，神经系统是人体内起主导作用的系统。

5. 内分泌系统。内分泌系统是机体的重要调节系统，其功能是分泌各种激素，对机体的新陈代谢、生长发育和生殖活动进行体液调节。内分泌系统与神经系统的功能活动相辅相成，共同调节和维持机体内环境的稳定。内分泌系统是由内分泌腺（如垂体、甲状腺、甲状旁腺、肾上腺等）和分布到其他器官的内分泌细胞（如胰岛细胞、睾丸间质细胞、卵巢内的黄体细胞等）组成。

四、健康与疾病

（一）健康与健康观

传统的消极健康观将健康定义为“健康就是没有疾病”。此定义既没有揭示出健康的本质与特性，也没有表达出人体生命过程的不同状态及变化规律，因此对认识、评价与管理健康没有实际意义。

世界卫生组织关于健康的定义不断完善。1978 年，国际卫生保健大会上通过的《阿拉木图宣言》中重申了健康概念的内涵，指出“健康不仅仅是没有疾病和痛苦，而是包括身体、心理和社会功能各方面的完好状态”。《渥太华宪章》提出“良好的健康是社会、经济和个人发展的重要资源”。1984 年，《保健大宪章》中进一步将健康概念表述为“健康不仅仅是没有疾病和虚弱，而是包括身体、心理和社会适应能力的完好状态”。1990 年，世界卫生组织又进一步完善了健康概念，指出健康应是“生理、心理、社会适应和道德方面的良好状态”。

（二）亚健康

基于健康和疾病（狭义）的认识，人们发现有相当一部分人既不属于健康范围，也不满足疾病的诊断标准，而是处于两者之间，因此称为“亚健康”或“亚健康状态”。基于中国学者对亚健康概念与内涵的理解和认识，中华中医药学会在 2007 年发布的《亚健康中医临床指南》中将亚健康定义为：亚健康是指人体处于健康和疾病之间的一种状态，又称第三状态或灰色状态。处于亚健康状态者，不能达到健康的标准，表现为一定时间内的活力降低、功能和适应能力减退的症状，但不符合现代医学有关疾病的临床或亚临床诊断标准。处于亚健康状态者，如不及时加以干预，有可能进一步发展为疾病，当然也可通过积极的治疗使机体恢复到健康状态。

（三）疾病

所谓疾病，是指“一定的原因造成的生命存在的一种状态，在这种状态下，人体的形态和（或）功能发生一定的变化，正常的生命活动受到限制或破坏，或早或迟地表现出可觉察的症状，这种状态的结局可以是康复（恢复正常）或长期残存，甚至导致死亡。随着医学科学的不断发展，人们查明一些症状常由一定的原因引起，该原因在人体内造成特定的病理改变，症状只是这些病理改变基础上出现的形态或功能的变化，该过程有一定的转归（痊愈、死亡、致残、致畸等），于是人们称这一过程为“疾病”，对尚未查明原因者则称为“综合征”。根据国际疾病分类手册（International Classification of Disease，ICD－10），疾病的名称有上万个，而且因为新的疾病还在不断发现中，其名称会越来越多。

第二节　预防医学

一、预防医学的概念

预防医学是医学的一门应用学科，它以个体和确定的群体为对象，目的是保护、促进和维护健康，预防疾病、失能和早逝。它以“健康生态学模型”作为其工作模式，强调环境与人群的相互依赖、相互作用和协调发展，并以健康为目的。

作为医学的一个重要组成部分，它要求所有医生，除了掌握基础医学和临床医学的常用知识和技能外，还应树立预防为主的思想，掌握医学统计学、流行病学、环境卫生科学、社会和行为科学以及卫生管理学的理论和方法，在了解疾病发生发展规律的基础上，学会如何分析健康和疾病问题在人群的分布情况，探讨物质社会环境和人的行为及生物遗传因素对人群健康和疾病作用的规律，找出影响人群健康的主要致病因素，以制定防治对策，并通过临床预防服务和社区预防服务，达到促进个体和群体健康、预防疾病、防止伤残和早逝的目的。预防医学不同于临床医学的特点如下所列：

（1）预防医学的工作对象包括个体及确定的群体，主要着眼于健康和无症状患者。

（2）研究方法上注重微观和宏观相结合，重点为影响健康的因素与人群健康的关系。

（3）采取的对策更具积极的预防作用，具有较临床医学更大的人群健康效益。

二、预防医学的主要特征

（一）预防医学的学科体系

从大的门类分，预防医学体系可分为流行病学、医学统计学、环境卫生科学、社会与行为科学以及卫生管理学五大学科。在理论体系上，流行病学和医学统计学为预防医学学科的基础方法学，用于了解和分析不同疾病的分布规律，找出决定健康的因素，评价干预方法效果。环境卫生科学（主要包括环境卫生、职业卫生、食品卫生、卫生毒理学、卫生微生物学、卫生化学）主要研究人们周围环境尤其是物质环境对人群健康影响的发生发展规律，并通过识别、评价、利用或控制与人群健康有关的各种物质环境因素，达到保护和促进人群健康的目的。社会和行为科学（包括社会医学、健康教育与健康促进）则研究社会因素和行为。

研究人群健康的影响因素，从而采取有针对性的社会卫生和行为干预措施来促进人们的健康。卫生管理学（卫生法、卫生政策、卫生经济、医院管理）则是从管理学的角度，研究卫生体系内部有关的政策、经济效益以及管理制度和机制，从而保证卫生服务质量、效率、效果和效用。另外，还有妇幼卫生、儿少卫生等学科，主要是针对不同特定人群的特点而设立的。

（二）健康决定因素

要保护健康和预防疾病，首先要知道决定健康的因素是什么。预防医学把决定个体和人群健康状态的因素称为健康决定因素，即我们常说的影响健康的因素。随着医学模式的转变，我们对决定健康的因素了解越来越深入，其主要包括社会经济环境、物质环境、个人因素、卫生服务几个方面。

（三）健康生态学模型

健康决定因素是如何作用于人体来影响健康的？有许多学说对此进行解释，但目前普遍公认的是健康生态学模型。健康生态学模型强调个体和人群健康是个体因素、卫生服务以及物质和社会环境因素相互依赖和相互作用的结果，且这些因素间也是相互依赖和相互制约的，在多层面上交互作用来影响着个体和群体的健康。作为一种思维方式，它是总结和指导预防医学和公共卫生实践的重要理论模型。该模型的结构可分为五层，如图 3 -1 所示，核心层是先天的个体特质，如年龄、性别、种族和其他的生物学因素以及一些疾病的易感基因等；第二层是个体的行为特征；第三层是个人、家庭和社区的人际网络；第四层是生活和工作的条件，包括心理社会因素、是否有工作以及职业的因素、社会经济地位（收入、教育、职业）、自然和人造环境（后者如交通、供水和卫生设施、住房以及城市规划的其他方面）、公共卫生服务、医疗保健服务等；第五层（即宏观层面）是全球水平、国家水平乃至当地的社会（包括引起对种族、性别和其他差别的歧视和偏见的有关经济公平性、城市化、人口流动、文化价值观、观念和政策等）、经济、文化、卫生和环境条件，以及有关的政策等。

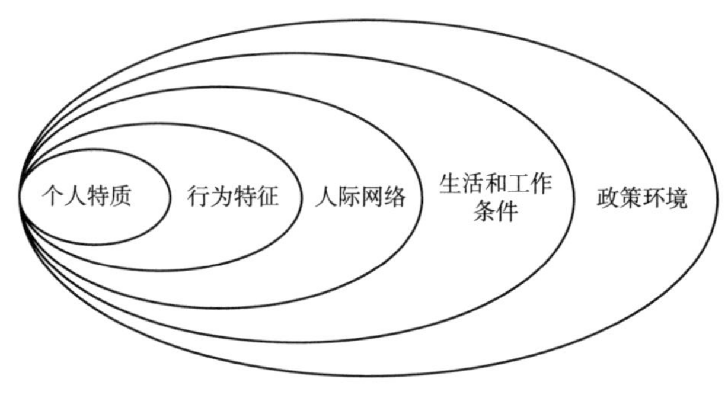

图 3－1　健康生态学模型

三、三级预防的策略

各种健康决定因素中，有些可导致急性、短期的健康问题，如传染病、急性中毒，损害人的健康和功能；而对许多因素来说，是由于长期累积以及接触作用后，才导致疾病和功能的损害。

我们将疾病从发生到结局（死亡或痊愈等）的全过程称为疾病自然史，其中有几个明确的阶段：健康期、病理发生期、临床前期、临床期、结局，疾病可以发展至缓解、痊愈、伤残或死亡。早期诊断、干预和治疗可以改变疾病的自然史。某些疾病可能有一定的先兆，即早于病理改变阶段，会表现出对某病的易患倾向，如胆固醇升高可能是冠心病的先兆。一个人从健康→疾病→健康（或死亡）可以认为是一个连续的过程，我们称其为健康疾病连续带。对于个体来说是这样，对于群体来说，一个群体从健康高分布（健康问题低分布）→健康低分布（健康问题高分布）→健康高分布（健康问题低分布），也是一个连续的过程，如传染病在某人群中的流行过程就是我们常说的疾病分布或健康问题分布的连续性。根据疾病发生发展过程以及健康决定因素的特点，把预防策略按等级分类，称为三级预防策略（见图3－2）。

第一级预防
病因学
消除危险因素
第二级预防
早发现、早诊断、
早治疗
第三级预防
康复管理

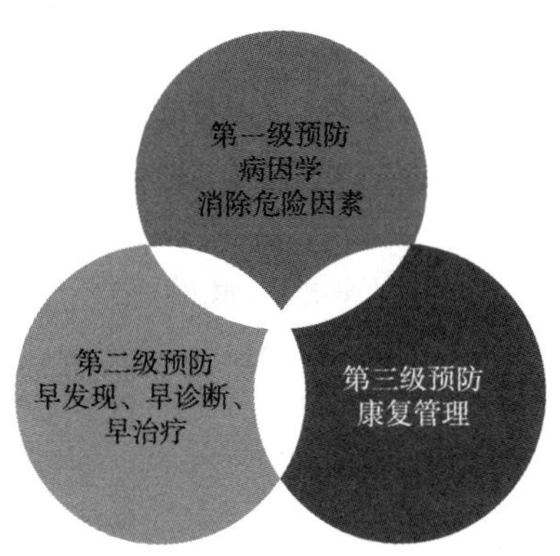

图3－2 疾病的三级预防策略

（一）第一级预防

第一级预防又称病因预防，是通过采取措施消除致病因素对机体危害的影响或提高机体的抵抗力来预防疾病的发生。在第一级预防中，如果在疾病的因子还没有进入环境之前就采取预防性措施，则称为根本性预防。如为了保障人民健康，从国家角度以法令或规程的形式颁发了一系列法规或条例，预防有害健康的因素进入国民的生活环境。

第一级预防包括针对健康个体的措施和针对整个公众的社会措施。针对健康个体的措施具体包括：第一，个人的健康教育，注意合理营养和体格锻炼，培养良好的行为与生活方式；第二，有组织地进行预防接种以提高人群免疫水平，预防疾病；第三，做好婚前检查和禁止近亲结婚，预防遗传性疾病；第四，做好妊娠和儿童期的卫生保健；第五，某些疾病的高危个体通过服用药物来预防疾病的发生，即化学预防。

保障人群健康的社会和环境措施，是从全球性预防战略和各国政府策略及政策角度考虑所采取的公共卫生措施，如制定和执行各种与健康有关的法律及规章制度，有益于健康的公共政策，利用各种媒体开展的公共健康教育防止致病因素危害公众的健康，提高公众健康意识和自控能力。

（二）第二级预防

在疾病的临床前期做好早期发现、早期诊断、早期治疗的“三早”预防工作，以控制疾病的发展和恶化。早期发现疾病可通过普查、筛检、定期健康检查、高危人群重点项目检查及设立专科门诊等方式。达到“三早”的根本办法是宣传，提高医务人员诊断水平和建立社会性高灵敏而可靠的疾病监测系统。对于某些有可能逆转、停止或延缓发展的疾病，则早期检测和预防性体格检查更为重要。对于传染病，除了“三早”，尚需要做到疫情早报告及患者早隔离，即“五早”。

（三）第三级预防

对已患某些疾病的人，采取及时、有效的治疗措施，防止病情恶化，预防并发症和伤残；对已丧失劳动力或残疾者，主要促使功能恢复、心理康复，进行家庭护理指导，使患者尽量恢复生活和劳动能力，能参加社会活动并延长寿命。

不同类型的疾病有不同的三级预防策略。但任何疾病，无论其致病因子是否明确，都应强调第一级预防。又如肿瘤更需要第一级和第二级预防。有些疾病的病因明确而且是人为的，如职业因素所致疾病、医源性疾病等，采取第一级预防较易见效。有些疾病的病因是多因素的，则要按其特点，通过筛检、及早诊断和治疗会使预后较好，如心脑血管疾病、代谢性疾病，除针对危险因素，致力于第一级预防外，对那些病因和危险因素都不明确又难以觉察预料的疾病，只有施行第三级预防这一途径，同时还应兼顾第二级和第三级预防。

四、流行病学基础

（一）流行病学基本概念

我国近年来的著作给出了一些意义相近的流行病学定义。应用比较广泛的是下述定义："流行病学是研究人群中疾病与健康状况的分布及其影响因素，并研究防治疾病及促进健康的策略和措施的科学。"这个定义内容极其丰富，概括起来有以下四层意思。

（1）流行病学的研究对象是人群。

（2）流行病学关注的事件包括疾病与健康状况。

（3）流行病学主要研究内容和流行病学研究的三个阶段：某（些）事件在人群中是怎样分布的——揭示现象；什么因素导致某（些）事件在人群中呈现如此分布——找出原因；用什么策略和措施可以改变这种分布——提供疾病预防控制的策略和措施。

（4）流行病学研究和实践的目的是防治疾病、促进健康。

（二）流行病学的基本研究方法

1. 观察法。观察法就是不对研究对象施加任何干预或实验措施，观察人群在自然状态下疾病、健康状况及有关因素的分布情况。根据选择的研究对象及研究内容的不同，观察法分为描述流行病学与分析流行病学。

（1）描述流行病学。主要是揭示人群中疾病或健康状况的分布现象，也用于描述人群中疾病流行影响因素的分布现象，目的是描述分布、产生病因假设，如现况研究、生态学研究、个案调查、暴发调查等均属于描述流行病学。

（2）分析流行病学。主要在描述分布现象的基础上，通过对比研究，找出影响分布的决定因素或病因，即检验病因假设，包括病例对照研究和队列研究。

2. 实验法。实验是指对研究对象有所介入或干预，并前瞻性地观察介入手段或措施的效应。

实验法也叫实验流行病学，可以人为地控制实验条件，直接验证危险因素或可疑病因与疾病之间是否有关联以及是否为因果关联，也用于评价疾病防治和健康促进中的预防干预措施及其效果。

3. 数理法。数理法也叫数学模型法或理论流行病学，是通过对疾病或健康状况的分布与影响因素之间内在关系的深入研究，建立数学模型以描述疾病流行规律、预测疾病流行趋势、检验疾病防治效果。

（三）流行病学的应用

1. 流行病学的用途。

（1）描述疾病及健康状况的分布。在医疗卫生工作中，我们常常需要知道疾病在人群中的危害程度（如发病情况、患病状况）等，需要知道人群健康状况；在病因探讨中，我们同样需要知道哪些人群发病高、哪些地区发病高、哪个时间（期）发病高等。所有这些都需要进行流行病学研究，即疾病的“三间”分布研究：疾病的人间分布、时间分布、空间（地区）分布。通过疾病/健康状况的“三间”分布研究，我们可以了解疾病在人群中的发生发展规律，可以发现高危人群，从而为我们探索疾病病因、合理配置卫生资源、有效地采取预防控制措施提供依据。

（2）探讨疾病的病因。在防治疾病、促进健康的工作中，很重要的一点是知道病因或了解发病危险因素，只有透彻地了解疾病发生的原因，才能更有针对性地开展疾病的防控。但疾病的发生和流行是很复杂的，到目前为止，很多疾病的病因或危险因素我们并不完全清楚，尤其是慢性非传染性疾病中的恶性肿瘤、高血压、心血管病等。即使一些病原体明确的传染病，它们发病或流行的影响因素也在变化之中，比如结核、细菌性痢疾的菌株耐药性变化。而流行病学通过描述流行病学提出病因假设，运用分析流行病学检验病因假设，实验流行病学则用于证实假设。

（3）研究疾病自然史。提高诊断治疗水平和预后评估疾病从发生发展直到结局的自然过程，我们称为疾病自然史，其主要有易感期、临床前期、临床期、结局四个阶段，如传染病的潜伏期、前驱期、发病期、恢复期等，慢性非传染病的亚临床期、症状早期、症状明显期、症状缓解期、恢复期等。而疾病的发生发展在每个人身上可能都是不相同的，要全面了解疾病的自然史就必须应用流行病学方法对患者群体进行深入研究，只有这样才能提高疾病的临床诊断、治疗和预后水平，也才可以全面揭示疾病的“冰山现象”。

（4）疾病的预防控制及其效果评价。流行病学的根本任务之一就是预防疾病。可以根据疾病自然史的不同阶段，采取不同的措施来阻止疾病的发生、发展或恶化，即疾病的三级预防。预防控制疾病时要考虑策略和措施，策略是指导全局的方针，措施是开展工作的具体技术手段。

（5）为医学研究提供科学方法。近几十年来，流行病学群体研究方法发展迅速并逐步被医学界认可。流行病学应用广泛，涉及社会科学、自然科学和医学科学的各主要学科。广大医学工作者借用流行病学的研究思路和方法探讨各方面的科学问题，形成了诸多学科分支。例如，在临床研究和医疗的实践中，创造性地将流行病学及卫生统计学的原理和方法有机地与临床医学相结合，形成了临床流行病学；运用到传染病的防控中，则形成了传染病流行病学，此外，还有几十种不同的分支。虽然流行病学有如此多的分支，但其基本理论和方法是一致的。因此，掌握了流行病学的基本理论和方法，就可以融会贯通地应用。

2. 流行病学研究资料的来源。

（1）常规的工作记录，例如医院门诊病历、住院病案资料、健康检查记录、病理检查、各种物理学检查及医学检验记录、有关科室的工作记录、户籍与人口资料、医疗保险资料等。

（2）各种统计报表，如人口出生报告，居民的疾病、损伤、传染病的月、季度与年报资料，非传染病报告卡（如恶性肿瘤发病报告卡、地方病报告卡、职业病报告卡等），死亡报告等。

（3）专题科学研究工作所获得的现场调查资料或实验研究资料。现场调查研究是对特定对象群体进行调查，影响被调查者的因素是客观存在的，研究者只能被动地观察和如实记录；实验研究是以动物或标本为研究对象，在研究过程中，研究者可以主动地加以干预，如疾病的病因学研究、干预措施的效果评价、临床疗效分析、儿童生长发育调查等。

五、临床预防服务

由于健康观念的转变，医学科学的目标已经从减轻患者痛苦与恢复健康，扩展到维护健康，进而发展到促进健康。随着医学模式的转变、社会经济的发展、人民生活水平的不断提高，居民对卫生服务，尤其是预防保健的需求日益增加，这就需要医疗工作必须与预防保健相结合。

（一）临床预防服务的概念

临床预防服务是指在临床场所（包括社区卫生服务工作者在家庭和社区场所）对健康者和无症状"患者"的健康危险因素进行评价，然后通过实施个体的预防干预措施来预防疾病和促进健康。干预的措施通常包括健康教育、早期筛查、免疫接种、化学预防、预防性治疗。通常临床医学的服务对象是患者，采用的方法是诊断和治疗疾病；预防医学的服务对象是健康人群，采用的方法主要是针对群体实施预防措施；而临床预防服务是提倡在临床条件下实施预防措施（对患者的常规性治疗和护理不包含在临床预防范畴内），是医疗与预防之间相结合的一种卫生服务方式。

（二）临床预防服务的内容

临床预防服务的内容如图 3－3 所示，包括对求医者的健康咨询、筛检、免疫接种、化学预防和预防性治疗等。

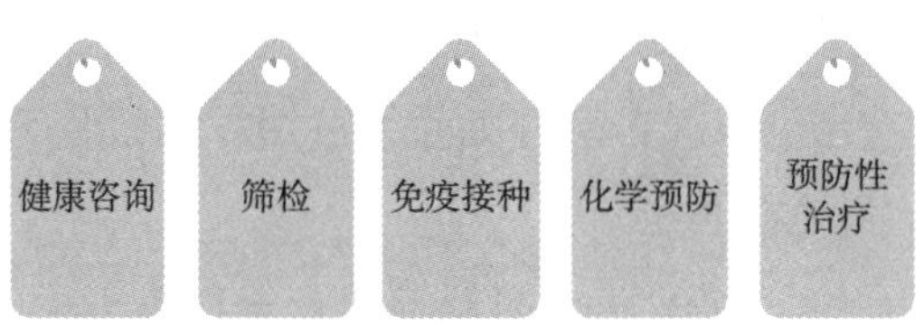

图 3－3　临床预防服务的主要内容

1. 对求医者的健康咨询。通过收集求医者的健康危险因素，对个体进行有针对性的健康教育，提高求医者的自我保健意识，并与求医者共同制订改变不良健康行为的计划，督促求医者执行干预计划等，促使他们自觉地采纳有益于健康的行为，消除或减轻影响健康的危险因素。

2. 筛检。指运用快速简便的测试、体格或实验室检查等方法，在健康人群中发现未被识别的可疑患者、健康缺陷者及高危个体的一项预防措施。筛检的主要目的是将处于早期或亚临床阶段的患者、缺陷者及高危个体从人群中挑选出来。筛检不是一种诊断性试验，仅是一种初步检查，筛检试验阳性提示为某病的可疑患者，需要进一步确诊。

3. 免疫接种。是指将抗原或抗体注入机体，使人体获得对某些疾病的特异性抵抗力，从而保护易感人群，预防传染病发生。我国目前实行的是计划免疫，它是指根据疫情监测和人群免疫状况进行分析，按照规定的免疫程序，有计划地进行预防接种，以提高人群免疫水平，达到控制乃至最终消灭相应传染病的目的。

4. 化学预防。指对无症状者使用药物、营养素（包括矿物质）、生物制剂或其他天然物质作为第一级预防措施，提高人群抵抗疾病的能力，防止某些疾病的发生。化学预防不仅是使用药物，还包括使用激素、维生素、无机盐、脂肪酸、氨基酸等营养素，生物制剂和天然动植物的提取物。

5. 预防性治疗。指通过应用一些治疗手段，预防某一疾病从一个阶段进展到更为严重的阶段，或预防从某一较轻疾病发展为另一较为严重疾病的方法。

（三）个体健康危险因素评价与健康维护计划

健康危险因素评价是指在临床工作中从采集病史、体格检查和实验室检查等过程中收集有关个体的危险因素信息，为下一步对危险因素的个体化干预提供依据。危险因素评价不应是一种独立于常规的患者诊疗过程的工作，而应该是通过适当的训练后，医生将危险因素评价作为采集病史、体格检查和实验室检查中不可缺失的一部分。

健康维护计划的一个重要内容是根据危险因素的评估以及患者的性别、年龄信息，确定干预的措施，包括健康咨询、健康筛检、免疫接种和化学预防。由于危险因素与健康之间是多因多果的关系，采取的干预措施也应该是综合的。针对性的健康教育取决于患者本身有什么不良的生活行为方式。健康筛检主要是根据不同的性别和年龄，制订相应的干预计划。

（四）社区公共卫生服务

社区是个人及其家庭日常生活、社会活动和维护自身健康的重要场所和可用资源，也是影响个人及其家庭健康的重要因素。提供以社区为范围的医疗保健服务是医生的基本职责，这种服务把社区医学的观念、流行病学的方法与为个人及其家庭提供连续性、综合性和协调性服务的日常活动相结合，从个人服务扩大到家庭服务，又从家庭服务扩大到社区服务，通过动员社区参与和实施社区卫生服务计划，主动服务于社区人群，从而维护社区的健康，促进社区卫生事业的发展。

1. 社区与公共卫生服务。

（1）公共卫生、公共卫生服务。1986 年，世界健康促进大会提出了新公共卫生概念，即“在政府领导下，在社会的水平上，保护人民远离疾病和促进人民健康的所有活动”，其强调了政府的核心地位和社会科学促进健康的作用。

公共卫生服务：为保障社会公众健康，以政府为主导的有关机构、团体和个人有组织地向社会提供疾病预防与控制、妇幼保健、健康教育与健康促进、卫生监督等公共服务的行为和措施。

公共卫生功能包括预防疾病的发生和传播；保护环境免受破坏；预防意外伤害；促进和鼓励健康行为；对灾难作出应急反应，并帮助社会从灾难中恢复；保证卫生服务的有效性和可及性。公共卫生的使命就是通过全社会的努力，为公众提供适合本国本地实际情况的良好条件，来保护和促进全人群的健康。

（2）公共卫生体系及职能。公共卫生体系为实现公共卫生使命所组成的政府机构和社会组织，主要包括各级政府的公共卫生机构、医疗保健服务提供系统、社区、企事业单位、大众媒体和学术研究机构等。

为保证公共卫生发挥其有效的功能，政府部门的公共卫生机构应在以下几方面履行职责。

评估：定期并系统地收集、整理、分析辖区内的健康信息，包括反映健康状况的统计学资料、社区健康需求以及有关健康问题的流行病学和其他研究的资料；政策研制：要发挥其为公众利益服务的职责，根据公共卫生的科学知识，研制综合的公共卫生政策，以保障公众的健康；保障：通过鼓励和协调本机构以外的其他部门或本部门提供有效的服务，落实和实施促进人群健康和预防疾病的措施，以保障公众健康。

（3）社区卫生服务与社区公共卫生服务。

社区。世界卫生组织定义为：“社区是由共同地域、价值或利益体系所决定的社会群体。其成员之间互相认识、相互沟通及影响，在一定的社会结构及范围内产生及表现其社会规范、社会利益、价值观念及社会体系，并完成其功能。”

社区卫生服务是社区建设的重要组成部分，是在政府领导、社区参与、上级卫生机构指导下，以基层卫生机构为主体，全科医生为骨干，合理使用社区资源和适宜技术，以人的健康为中心，以家庭为单位，社区为范围，需求为导向，以老年人、妇女、儿童、慢性病患者、残疾人、低收入居民为重点，以解决社区主要问题、满足基本卫生服务需求为目的，融预防、医疗、保健、康复、健康教育、计划生育技术指导为一体的（“六位一体”），有效的，经济的，方便的，综合的，连续的基本卫生服务。

社区公共卫生服务是公共卫生服务在基层社区的具体实践，是以社区卫生服务机构为主体，在上级公共卫生服务机构的指导下，以社区为范围，以社区居民公共卫生服务需要为导向，动员社区居民参与，以预防、医疗、保健、康复、健康教育、计划生育技术服务为载体，实现预防疾病、促进人民身体健康的目的。

社区公共卫生服务是社区卫生服务与公共卫生服务在基层卫生服务中的有效融合。

社区卫生服务体系主要包括以下三点内容：一是主要是在城镇居民中设立社区卫生服务中心，再根据社区覆盖面积及人口在中心下设若干社区卫生服务站，以利于附近居民就诊和接受健康教育等；二是社区卫生服务的提供者包括全科医师、社区专科医师、社区助理医师、社区中医师、社区公共卫生人员与防保人员、社区护理人员、药剂师、检验师、康复治疗师、管理人员等；三是社区卫生服务的服务对象包括健康人群、亚健康人群、高危人群（高危家庭的成员或具有明显危险因素的人群）、重点保健人群、患者。

2. 国家基本公共卫生服务。

国家基本公共卫生服务是由政府根据特定时期危害国家和公民的主要健康问题的优先次序以及当时国家可供给能力（筹资和服务能力）综合选择确定的，并组织提供的非营利的卫生服务。

国家基本公共卫生服务项目明确了基本公共卫生服务包括：城乡居民健康

档案管理、健康教育、预防接种、0～6岁儿童健康管理、孕产妇健康管理、老年人健康管理、慢性病患者健康管理（高血压、糖尿病）、严重精神障碍患者管理、结核病患者健康管理、传染病及突发公共卫生事件报告和处理服务、中医药健康管理、卫生计生监督协管服务、免费提供避孕药具、健康素养促进行动14项内容。

3. 社区公共卫生服务的基本原则。

（1）坚持公益性质，注重卫生服务的公平、效率和可及性。社区公共卫生服务是社会公益事业，应坚持为人民服务的宗旨，以社会效益为主。

（2）坚持政府主导、鼓励社会参与、多渠道发展社区卫生服务。发展社区卫生服务是地方政府履行社会管理和公共服务职能的一项重要内容，地方政府应将其纳入国民经济和社会发展规划及区域卫生规划。应鼓励社会力量参与。群众参与是我国卫生工作的方针之一，保障健康是群众关心的切身利益，对于卫生服务工作中能够由群众自行解决或互助解决的问题，动员群众参与，会有更佳的社会效益和经济效益。

（3）坚持实行区域卫生规划，立足调整和利用现有卫生资源，辅以改扩建和新建，健全社区卫生服务网络。发展卫生服务的核心准则是公平、效率和效果，为避免和改善卫生资源布局和结构不合理的状况，应坚持实行区域卫生服务规划为先，充分利用社区现有资源，避免重复建设或缺位，合理配置和调整资源，逐步健全社区卫生服务网络。

（4）坚持预防为主，公共卫生和基本医疗并重，防治结合作为基层卫生保健的重要场所，在实施卫生服务中应强化预防保健的职能，坚持公共卫生和基本医疗并重，使两者协调发展、相互促进。

（5）坚持以地方为主，因地制宜地开展社区公共卫生服务，具体的开展过程既要符合国家基本公共卫生服务规范，又要结合当地的具体情况，有所侧重，应坚持地方政府负责、因地制宜发展、探索符合本地实际情况的社区卫生服务发展模式。

4. 社区公共卫生服务的特征。

（1）以健康为中心的保健服务。社区卫生服务以家庭、社区和社区全体居民为服务对象，以人群健康需求为导向，以实现人人享有卫生保健为己任，在重视疾病治疗的同时，关注环境改变，不良行为生活方式以及社会、家庭等对健康的影响，帮助全体居民建立健康的生活方式和良好的行为习惯，消除影响健康的各种有害因素，维护和增进健康。

（2）以家庭为单位的服务。家庭是社区的基本功能单位，社区卫生人员可通过家庭访视、家庭干预、家庭病床等方式，让家庭成员参与或者协助预防、保健、治疗、康复过程，实现家庭资源的有效利用。

（3）以社区为范围的服务。通过开展社区诊断收集社区居民的主要健康问题以及主要影响因素，对重点人群进行健康评估和干预，开展有针对性的健康教育，营造健康社区，提高社区整体健康水平。

（4）以社区居民需求为导向的持续性服务。社区卫生服务工作的实施应在充分了解居民健康需求的前提下，从专业的角度分析出应干预的主要健康问题，并在综合考虑当地的政治、经济、文化等背景资源的条件下，提供针对性、连续性的卫生服务。

（5）提供综合性服务。社区生活体现着人类生活的全部复杂性和人类健康需求的多样性，只有进行综合和全面的思考，才能统筹兼顾，有效地解决社区的卫生服务问题。

（6）提供协调性服务。充分利用社区内外一切可以利用的资源，包括卫生和非卫生资源，为个人及其家庭提供全面而有效的卫生服务。

（7）提供第一线的可及性服务。具体包括地理上的可及、使用上的方便、经济上的可及、服务上的可及、结果上的有效，还包括卫生服务供求双方心理上的亲密程度。

（8）团队式的服务。倡导社区全体成员积极参与社区健康促进活动，如健康教育、免疫接种、慢性病管理等，通过社区活动，提高居民的卫生保健意识和技能。

5. 社区公共卫生的服务内容。

（1）卫生信息的管理。加强卫生信息管理，根据国家规定收集、报告辖区有关卫生信息，开展社区卫生诊断，建立和管理居民健康档案，向辖区街道办事处及有关单位和部门提出改进社区公共卫生状况的建议。

（2）健康教育普及。实施重点人群及重点场所健康教育，帮助居民逐步形成有利于维护和增进健康的行为方式。

(3) 传染病、地方病、寄生虫病预防控制。负责疫情报告和监测，协助开展结核病、性病、艾滋病、其他常见传染病以及地方病、寄生虫病的预防控制，实施预防接种，配合开展爱国卫生工作。

(4) 慢性病预防控制。开展高危人群和重点慢性病筛查，实施高危人群和重点慢性病病例管理。

(5) 精神卫生服务。实施精神病社区管理，为社区居民提供心理健康指导。

(6) 妇女保健。提供婚前保健、孕前保健、孕产期保健、更年期保健，开展妇女常见病预防和筛查。

(7) 儿童保健。开展新生儿保健、婴幼儿及学龄前儿童保健。协助对辖区内的托幼机构进行卫生保健指导。

(8) 老年保健。指导老年人进行疾病预防和自我保健，进行家庭访视，提供针对性的健康指导。

(9) 残疾人康复指导和康复训练。以康复机构为指导、社区为基础、家庭为依托，有组织、有计划地开展康复训练，以恢复或补偿其功能，增强生活能力和参与社会活动的能力。

第三节 循证医学

循证医学是遵循现代最佳医学研究的证据，将其应用于临床，对患者进行科学诊治的一门学问。其目的在于不断提高临床医疗质量和医学人才的素质，并促进临床医学的发展，从而更有效地为患者服务并保障人民的健康。

一、循证医学的基本概念

循证医学是指临床医生面对具体患者时，在收集病史、体检及必要的试验和有关检查资料的基础上，应用理论知识与临床技能，分析找出患者的主要临床问题（包括病因、诊断、治疗、预后及康复等），并进一步检索、评价当前最新的相关研究成果，取其最佳证据，结合患者的实际临床问题与临床医疗的具体环境作出科学的、适用的诊治决策，在患者的配合下付诸实施，最后分析与评价效果。循证医学对患者的诊治决策是建立在当前最新、最佳证据基础之上，以追求最佳诊治效果，故称为循证医学。

二、循证医学的诞生及其产生背景

循证医学的开创性研究一般被认为是英国著名流行病学家、内科医生阿尔希·考科蓝（Archie Cochran）作出的。早在 1972 年，在其出版的《疗效与效益：健康服务中的随机反映》专著中，就明确提出“由于资源终将有限，因此应该使用已被恰当证明有明显效果的医疗保健措施”，并强调“应用随机对照试验证据之所以重要，因为它比其他任何证据来源更为可靠”。医疗保健有关人员应收集所有随机对照试验结果进行评价，为临床治疗提供当前最好的证据。循证医学真正诞生是在 1992 年，由加拿大麦克马斯特大学的戈登盖·亚特所领导的循证医学工作组在 JAMA 发表了名为“循证医学，一种新的医学实践教学方法”的文章，第一次提出了“循证医学”这一确切的概念，并就如何将这一观念引入临床教学以及在证据基础上实践循证医学进行了探讨。

循证医学的产生和发展是与人类社会疾病谱变化、科技发展、信息网络技术革命以及临床流行病学的发展分不开的：第一，疾病谱的改变。人类疾病谱已经发生了明显变化，健康问题已经从传染性疾病和营养缺乏转变为肿瘤、心脑血管疾病和糖尿病等多因素疾病。相应地，病因的多样化使得疾病发病机制、疾病表现和临床预后各不相同。人类疾病谱发生了变化，从单因性疾病向多因性疾病改变，相应的治疗也就变成了综合性治疗。第二，信息技术的发展为临床证据信息的传播提供了现代化手段，使临床医生快捷地查找、获取和评价临床证据成为可能。第三，临床流行病学。流行病学研究方法的迅速进展与日益成熟，不仅为预防医学提供了开展人群研究的技术，也被临床各学科所青睐。临床流行病学成为循证医学的基础，也为开展循证医学保证了高质量证据的来源。

三、循证医学与传统医学的区别

循证医学和传统医学在下述方面存在显著的区别。

（一）证据的来源不同

传统模式以实验为主要研究手段，其证据来源于教科书和零散的临床研究。而循证医学的证据则完全来源于临床研究，且多为前瞻性研究。

（二）对临床医生的要求不同

传统模式主要是以医生的知识、技能和临床经验积累为临床实践基础。循证医学除此以外，还强调掌握临床科研方法，强调利用现代信息技术手段，不断学习和掌握医学证据，利用科学方法正确评价和使用证据。

（三）决策依据不同

传统模式重视专业知识和个人临床经验，循证医学模式既重视临床经验，又特别强调利用最好的临床研究证据，认为“有权威的医学”是专业知识、临床经验和最佳证据的结合。

（四）医疗模式不同

传统模式以疾病和医生为中心，患者不参与治疗方案的选择。循证医学模式强调以患者为中心，考虑患者自己的愿望和选择。

（五）卫生资源配置和利用不同

传统模式很少考虑成本—效益问题，循证医学则将“成本—效益分析”作为临床决策的一个重要证据。

四、实施循证医学的步骤

循证临床实践的方法，实际上是针对某一具体问题所进行的个体化决策。

实践过程包括五步骤，即提问（提出问题）、检证（检索证据）、评证（评价证据）、用证（应用证据）、再评（后效评价）（见表3-1）。

表3-1　　　循证临床实践“五步曲”

步骤	内容
第一步	确定临床实践中的问题：准确提出临床存在而需解决的疑难问题
第二步	循证检索证据：从相关资料中寻找证据，分析评价
第三步	评价证据：应用循证医学质量评价标准，针对证据的真实性、可靠性、适用性和临床价值作出具体评价
第四步	应用最佳证据：指导临床决策，进行临床实践
第五步	后效评价：总结经验，提高医疗质量和临床学术水平

循证医学一般过程包括提出问题、收集证据、评价证据、应用最佳证据指导临床决策以及在实践中不断提高临床决策水平和医疗质量等五个步骤。

第一步，提出问题。对一个患者实施循证医学的第一步就是找出患者出现的临床问题，构建一个需要回答的问题。找出临床问题的重要性在于：首先，找出问题是循证医学临床实践的起点，找不准问题必将影响循证医学后面步骤的实施；其次，找出问题也是医学发展的需要，对临床问题认识的不断升华才能使之逐渐接近真实；最后，循证医学实践以解决患者所患疾病存在的重要临床问题为中心，找出问题是循证医学所赋予的任务。

构建临床循证问题可采用国际上统一的PICO格式，其中：P指特定的患病人群（population/participants），I指干预（intervention/exposure），C指对照组或另一种可用于比较的干预措施（commemorator/control），O为结局（outcome）。每个临床问题均应由PICO四部分组成。

第二步，收集证据。通过期刊检索系统和电子检索系统等方式来获得有关证据，也就是收集有关问题的资料。收集研究证据是循证医学实践中一个不可缺少的重要组成部分，其目的是通过系统检索，最全面地得到证据，为循证医学实践获取最佳证据奠定坚实的基础。

海恩斯（Haynes）等研究人员于2001年提出了循证医学资源的“4s”模型，即将信息资源分为四类：第一类，系统证据（system），即计算机决策支持系统，是指针对某个临床问题，概括总结所有相关和重要的研究证据，并通过电子病历系统与特定患者特征自动联系起来，为医生提供决策信息；第二类，证据摘要（synopses），即循证杂志摘要，为帮助临床医生快速、有效地查询文献，方法学家和临床专家通过制定评价标准，对主要医学期刊上发表的原始研究和二次研究证据从方法学和临床重要性两方面进行评价，筛选出高质量的论著，并以结构式摘要的形式再次出版，并附有专家意见；第三类，系统评价（syntheses），是针对某一具体临床问题系统、全面地收集全世界所有已发表或未发表的临床研究，筛选出符合质量标准的文献，通过定性或定量合成，得出可靠的综合结论；第四类，原始研究（studies），发表在杂志和综合文献数据库、未经专家评估的文献资料，临床医生在检索和应用此类文献时，需评估其真实性、临床重要性和适用性，否则可能误导医生的判断。

选择证据资源应遵循下述标准：一是循证方法的严谨性；二是内容的全面性和特异性；三是易用性；四是可及性。

第三步，评价证据。证据评价能让临床医生从来源众多的证据中查阅到所需要的信息，改进临床医疗决策，提高医疗质量，还可以为卫生行政部门决策者制定政策提供真实、可靠的证据，为患者选择医疗方案提供科学依据。目前在循证医学教学和循证临床实践中公认的证据分类标准是 1998 年鲍勃·菲利普斯、克里斯·鲍尔、大卫·萨克特等临床流行病学和循证医学专家共同制定的，于 2001 年发表在英国牛津循证医学中心网站。该标准将研究证据使用的推荐程度分为 5 级，即Ⅰ级、Ⅱ级、Ⅲ级、Ⅳ级和Ⅴ级。此外还有 grade 证据分级标准。

meta 分析，也称为荟萃分析、汇总分析，是一种统计分析方法，被广泛用于医学文献的系统评价。meta 分析是将两个或多个相似结果进行定量综合分析的方法。一个系统评价可以选用单个结局指标进行一个 meta 分析，也可选用多个结局指标实施多个 meta 分析。有关系统评价及 meta 分析已经在临床研究和临床实践中得到普及与推广，特别是被广泛应用于效应量较小或存在争议的治疗性研究、预后研究、病因学研究等，并逐步推广到剂量反应关系研究以及诊断试验的综合分析。meta 分析过程涉及数据提取及汇总、合并效应量估计及假设检验、异质性检验等基本内容。

第四步，应用最佳证据指导临床决策。应用最佳证据指导临床决策，也就是在临床上实施这些有用的结果。对所获得真实可靠、具有临床应用价值的最佳证据，结合临床经验及患者具体病情，能解决所提出的临床问题，则应开展高质量临床研究，为临床实践提供依据。将从经过严格评价的文献中获得的真实可靠并有临床应用价值的最佳证据用于指导临床决策，服务于临床；反之，对于经严格评价为无效甚至有害的治疗措施则否定。对于尚难定论并有希望的治疗措施，则可为进一步研究提供信息。

第五步，在实践中不断提高临床决策水平和医疗质量。如果评价结果为最好证据，则可结合临床经验与患者个体情况进行应用，作出临床治疗决策，并对应用效果进行评估。如评价结果不理想，则应进行再检索。通过实践，提高临床学术水平和医疗质量。

五、实践循证医学的基本条件和方法

（一）实践循证医学的基本条件

1. 政府的需要、支持和宏观指导是实践循证医学的前提。纵观全球，凡是循证医学搞得好、用得好的国家和地区，无一不是得到了政府主管部门的直接参与、宏观指导、经费支持和信息支持，无一不是政府提出急需解决的关键问题和给予经费、政策支持；借用循证医学组织的人才、信息和研究基础，开展基于问题的研究，得出结论直接用于指导高层决策和实践；获得成功后，再制定政策、指导全局。

2. 高质量的证据、高素质的医生和患者的参与是实践循证医学的关键。高质量的临床证据是实践循证医学的物质基础，而临床医生是实践循证医学的主体。新的医学模式要求临床医生具备较高的理论水平及专业知识和技能；一定的临床流行病学、统计学和卫生经济学基础；较强的协作和交流能力；专业技术的继续发展和提高。

3. 必要的硬件设备是实践循证医学的条件。广泛有实效的培训和宣传、方便快捷的信息查询处理和强大的专业数据库及严格的质量控制是实践循证医学的技术保障。

4. 明确目的、准确定位、学以致用、持之以恒是实践循证医学的原动力。

全世界范围已有实践经验表明，接受循证医学培训、愿意实践循证医学的人员中，95%是证据的使用者，能胜任生产证据工作的人员尚不到5%。对于证据的使用者，能够针对自己日常工作中遇到的问题提出问题、快速查找出证据、正确评价证据、得出结论用于指导解决问题并能有效评价其实践效果、去伪存真、用于指导新的实践就是很好的实践者。大多数中专学历以上的医护人员经过培训均可实现。

对于证据的生产者，一般需要有中级以上的专业职称或3年以上的专业训练，很好的英语和计算机基础，系统接受临床流行病学、临床科研设计、卫生统计学、卫生经济学、系统评价和卫生技术评估等专业基础和专业课训练；亲自参加临床试验、系统评价和卫生技术评估的研究实践；提供证据、指导实践、后效评价其优劣；总结经验、找出不足，不断探索与实践，才能最终生产出好的证据。

（二）循证医学实践的基本方法

1. 提出明确的临床问题。在临床实践中，每日都会面临许多临床问题，要想解决所有的问题是不可能的，应勤于思考，善于在临床实践中认真观察、发现问题和提出问题，选择急需解决的问题。

2. 系统检索相关文献。全面收集证据，寻找可以回答上述问题的最好研究证据。首先要有足够的信息资源，具体包括：一是教科书、专著、专业杂志。教科书必须具备经常修订、有大量的参考文献（读者可据此获取原文）、所引用的证据经得起临床流行病学评价原则的检验等。二是电子出版物或数据库；三是检索方法和策略对信息的收集至关重要。应采用多渠道查询，避免遗漏重要信息，包括上网、计算机检索、手工检索，尽可能全面地检出相关文献资料，进行分析评价。正确确定和应用拟检索的“关键词”。

3. 严格评价，对于查找到的文献资料找出最佳证据。临床医生应根据临床流行病学和循证医学评价文献的原则，从证据的真实性、可靠性、临床价值及适用性严格评价收集到的证据，不能盲目相信。不同研究类型的文献资料有不同的评价方法。

4. 应用最佳证据指导临床实践，将经过严格评价的文献，从中获得的真实、可靠并有临床应用价值的最佳证据用于指导临床决策，服务于临床。因为研究证据并不能取代临床判断，文献所获得的结果是所有研究对象的“平均效应”。医务人员必须结合临床专业知识、患者的具体情况进行综合考虑，做相应的调整。

5. 后效评价循证实践和结果通过上述四个步骤，后效评价应用当前最佳证据指导解决具体问题的效果如何，若成功可用于指导进一步实践；反之，应具体分析原因，找出问题，再针对问题进行新的循证研究和实践，以不断去伪存真，止于尽善。

总之，实践循证医学的关键，就是不断基于具体的临床问题，将医生的临床经验、当前最好的证据和患者需求相结合，寻求最佳解决方案和最佳解决效果的过程，需要医生的不断探索、实践和学习。

第四章

健康服务与管理理论基础

第一节　健康管理理论基础

一、健康管理的医学理论知识

（一）中国传统医学理论在健康服务与管理中的理论运用

健康服务与管理在中国传统医学中侧重于运用中医整体观来指导健康体检、中医健康教育、体质辨识、生活方式干预、危险因素控制及效果评价等，将中医“治未病”的理论和方法与现代健康管理学相结合，是一种有效、安全、经济的方法，将疾病控制模式从以治疗为主转为以预防为主，防治结合。

1. 中医的基本观念。

（1）中医的养生思想。“养生”最早见于《庄子·内篇》，所谓“生”，即生命、生存、生长之意；所谓“养”，即保养、调养、补养、护养之意。“养生”的内涵，一是指如何延长生命的时限，二是指如何提高生活的质量。中医养生学说是研究以怎样的方法增强体质，预防疾病，从而达到延年益寿的理论和方法。

（2）中医“治未病”的理论。《素问·四气调神大论》曰：“是故圣人不治已病治未病，不治已乱治未乱，此之谓也。夫病已成而后药之，乱已成而后治之，譬犹渴而穿井，斗而铸锥，不亦晚乎？”“治”，即有管理之意。元代医家朱震亨在《丹溪心法》中将“不治已病治未病”专为一节，明确提出“摄生”以治“未病”，认为“与其救疗于有疾之后，不若摄养于无疾之先”。中医“治未病”的观念，有着深厚的思想内涵。其核心理念落实到一个“防”字上，充分体现了“预防为主”的思想，以“治未病”理念推进自我健康管理。

2. 中医在健康服务与管理中的运用。

（1）中医体质辨识。中医学重视人的体质与发病的关系。体质是指人体生命过程中，在先天禀赋和后天获得的基础上所形成的形态结构、生理功能和心理状态方面综合的且相对稳定的固有物质。中医认为人的体质偏颇是疾病的根源，若能及时调理偏颇体质，可预防体质相关疾病的产生，使机体处于“阴平阳秘”的健康状态，提高健康水平和生存状态。

（2）饮食干预。早在《黄帝内经》中就有完全膳食的记载，如《素问·藏气法时论》曰：“毒药攻邪，五谷为养，五果为助，五畜为益，五菜为充。气味合而服之，以补精益气。此五者，有辛酸甘苦咸，各有所利，或散或收，或缓或急，或坚或软，四时五脏，病随五味所宜也。”其观点与营养学会推荐的“平衡膳食宝塔”相一致。

（3）运动干预。《吕氏春秋》曰：“流水不腐，户枢不蠹，动也。”指流动的水不会腐臭，时常滚动的门轴不会腐烂，强调生命在于运动。中国有许多传统的体育项目，如武术、太极拳、五禽戏、八段锦等通过形体运动配合调息调神，能达到形神共养、动静互涵的强身健体的目的。

（4）情志干预。《素问·上古天真论》说：“恬淡虚无，真气从之，精神内守，病安从来。是以志闲而少欲，心安而不惧，形劳而不倦，气从以顺，各从其欲，皆得所愿。故美其食，任其服，乐其俗，高下不相慕，其民故曰朴。是以嗜欲不能劳其目，淫邪不能惑其心，愚智贤不肖，不惧于物，故合于道。所以能年皆度百岁而动作不衰者，以其德全不危也。”可见古代医家早已发现情志不和会引发各种疾病。

（5）药物干预。中医有数千年的用药经验，在防病、治病等方面都有其特色和优势，尤其是对一些慢性病的调理，有较好的疗效。李时珍在《本草纲目》中提出耐老、增年、轻身、益寿等概念，指出某些中药对延年益寿有着独特的功效。

（6）中医保健。中医有针灸、按摩、药浴、刮痧、拔罐等传统的理疗手段，以其简便、效廉而被人们接受，在养生防病中发挥着重要作用。传统医学在健康管理过程中更强调注重保养身体，培养正气，提高机体抵御病邪的能力，达到在未生病前预防疾病的发生，生病之后防止病情进一步恶化，疾病痊愈以后防止复发的目的。

（二）现代医学理论在健康服务与管理中的运用

现代医学正向疾病预测、预警和个性化健康干预的方向转变，这与健康管理的内涵及目标一致。特别是现代生物医学领域的三大核心技术——分子影像技术、功能影像技术、生物影像技术的转化与应用，不但对临床医学的进步产生了积极影响，而且对现代健康医学及健康管理产业的快速发展起到了推动作用。

1. 健康体检。体检是保持健康、预防疾病的重要措施之一。健康体检是健康管理的前提，是实施健康管理的重要一环。健康体检的主要内容包括血压的定期测量、胆固醇的测定、子宫颈癌的筛查、乳腺癌的筛查、结肠和直肠癌的筛查等。

2. 健康教育。健康教育是一种有目标、有计划、有组织、有系统、有评价的教育活动，是通过信息传播和行为干预，帮助个人和群体掌握卫生保健知识，树立健康观念，合理利用资源，采纳有利于健康行为和生活方式的教育活动与过程。随着社会的进步与科技的发展，人们对疾病和健康有了新的认识，健康教育作为传播卫生知识、培养卫生行为、提高自我保健能力、提高生命质量的有效手段，是健康服务与管理的重要组成部分。

二、健康服务与管理的管理学理论知识

（一）管理学原理

随着健康服务与管理产业的发展，人们逐渐将管理学相关的理论知识运用于规范行业发展、提升服务质量和服务效率中。

1. 人本原理。人本原理是指以人为中心，以人为本，把人看作最重要的资源。这里有两层含义：一是指接受服务的对象——顾客，一切须从满足顾客的需求感受出发，从顾客的健康需要出发；二是指从事健康服务的人员，即员工，建立以人为本的指导思想，制定全面开发人力资源战略，发挥人的积极性

和创造性，增强企业活力。

2. 系统原理。系统原理是将组织看成一个系统，用系统的观点和方法解决管理中遇到的各种问题，把企业视为社会技术经济系统，运用系统观点和系统方法建立组织与环境、组织内部各部分之间的协调关系，实现企业系统的高效能、高效率。

3. 循环原理。循环原理是在一定的管理回路上进行管理，通过几个大小回路螺旋式上升，从而适应环境，不断进化。系统与循环相辅相成，互为补充。

4. 择优原理。择优原理是通过不断择优来实现组织利益最大化。在健康服务与管理中，既存在常规既定程序的流程，还包含多个咨询建议与方案的提出，需结合服务对象的个体差异和需求择优选择。

5. 反馈原理。反馈原理是指任何管理都要有一个反馈过程。通过不断接受和交换内外信息，依据一定的标准，监督检查计划的执行情况，如发现偏差，则采取有效措施，调整生产经营活动，以达到预期目标。

6. 权变原理。权变原理是根据外部条件的变化，采用不同的方法来解决问题。外部条件包含市场需求与变化、政策制定与调整、行业发展动态、生态环境、人民生活观念和方式等因素。

7. 目标责任原理。目标责任原理主要包括明确每个人的职责、合理设计职位和分授权限、奖惩要分明公正而及时等观点。在健康服务与管理机构中，科学的流程设计与管理、个人岗位和职责明确、合理的委授权限和奖惩的制定，有利于提供高质量的健康管理与服务，提升企业的竞争实力。

8. 效益原理。效益原理是指任何组织的管理都是为获得某种效益，效益的高低直接影响着组织的生存和发展。管理者应树立正确的效益观，把经济效益与社会效益有机结合起来，尽可能客观公正地评价效益等。

9. 伦理原理。伦理原理是指一个组织要想维持足够长的生命力，不仅需要遵守法律，还需要遵守伦理规范，讲究伦理。健康服务与管理在实践中必然与医学、法学、心理学有着紧密联系，法律与伦理之间也必然有着历史、心理、文化方面的紧密联系。

（二）管理学在健康服务与管理中的运用

近年来，随着我国经济的快速发展，居民健康需求的不断增加，现代医学的服务模式正不断地转变，健康管理这一服务模式逐渐成为医学界关注的焦点。管理学认为，健康管理是对个人及群体的健康危险因素进行全面管理的过程，通常在对个人健康状况进行评价的基础上，提供有针对性的健康管理计划，鼓励和促使人们采取行动来改善和维护自己的健康。

健康服务与管理按照以下八个步骤开展服务。这八个步骤分别为：签署客户服务合约→采集健康信息→建立完整的健康档案→开展健康风险评估→制订健康干预计划和方案→实施健康干预→健康动态跟踪→健康管理效果评价。

第二节　卫生事业管理

一、卫生事业的基本概念

（一）卫生事业的概念

卫生事业是一个中国化的术语，泛指为增进人民健康所采取的组织体系、系统活动和社会措施的总和，这些组织和活动以追求社会效益为目的，由政府领导并提供必要的经费补助。

（二）卫生事业的性质

1997 年颁布的《中共中央、国务院关于卫生改革与发展的决定》明确指出，“我国卫生事业是政府实行一定福利政策的社会公益事业”。这句话概括了我国卫生事业的根本性质：第一，卫生事业是社会公益事业，我国卫生事业是使全体社会成员共同受益的事业，不能以营利为目的。同时，医疗服务需要获得合理的经济补偿才能生存和发展。第二，政府对卫生事业实行福利政策。在市场经济环境中，政府有责任保障社会全体成员机会均等地获得公共卫生服务和基本医疗服务。因此，卫生事业发展必须与我国国民经济和社会发展相协调，人民健康保障水平必须与经济发展水平相适应。

（三）卫生事业的特点

1. 卫生事业以维护和增进人民健康、提高民族素质为目的。卫生事业从广泛的健康影响因素入手，以普及健康生活、优化健康服务、完善健康保障，建设健康环境、发展健康产业为重点，把健康融入所有政策，全方位、全周期地保障人民健康。

2. 政府在卫生事业中发挥主导作用。健康是人们生产生活的基本条件，是人最重要的基本权利，同时，人们单凭自己和家庭的力量常常不足以保障健康，因此，政府有责任在卫生事业中发挥主导作用。政府在卫生事业中发挥作用最重要的两点：一是设计卫生制度和政策，并监管制度的运行和政策的实施评估；二是规划与调节卫生资源的配置，并为卫生事业的运行和发展提供公益性的卫生资源。

3. 卫生事业服务全体人民。卫生事业服务的对象不只是病人，也包括健康和亚健康的人群，它的任务不仅是治疗，还包括预防、保健和康复等多方面的工作。

4. 卫生事业具有系统性和复杂性。卫生事业是个大系统，由许多子系统组成，如图 4-1 所示，包括卫生管理体系、卫生服务体系、医疗保障体系、卫生执法体系等，其中任何一个子系统又可以分为许多下一级的系统，卫生改革常常遇到牵一发而动全身的局面。卫生事业具有高度复杂性的特点。我国正处在社会主义初级阶段，生产力发展水平不高，人民生活还不够富裕，政府掌握的财政收入还不多，卫生事业发展面临的首要问题是人民群众的巨大需要和资源有限性之间的矛盾，它决定了卫生事业在制度设计、目标实现和现实运行中常常面临十分复杂的局面。

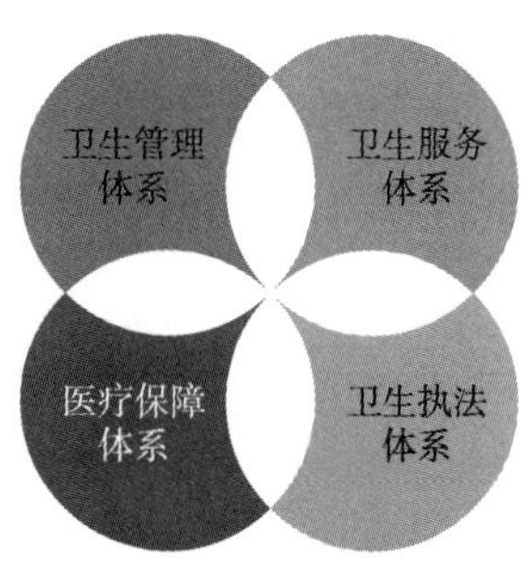

图 4-1 卫生事业系统的组成

二、卫生事业管理的基本概念

（一）卫生事业管理的概念

卫生事业管理是政府根据卫生事业的规律和特点，以保障和增进人民健康为目的，通过合理配置卫生资源，将最佳卫生服务提供给全体居民，对卫生组织体系、系统活动和社会措施进行计划、组织和控制的过程。

（二）卫生事业管理的过程

卫生事业管理的基本过程可简单表示为图4－2。

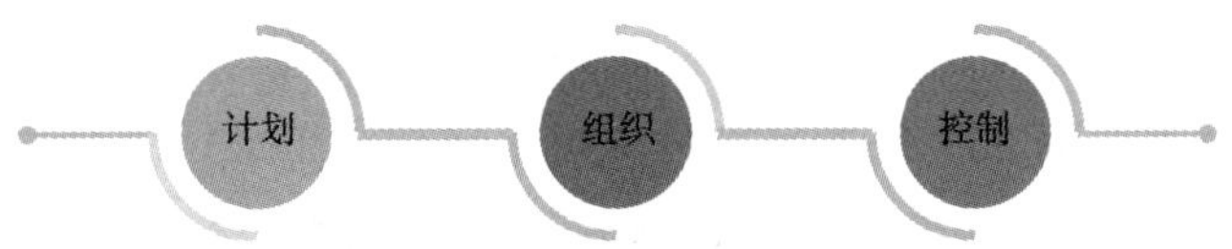

图4－2　卫生事业管理的过程

1. 计划。计划是卫生事业管理的首要职能，卫生事业管理通过适宜的卫生规划明确发展目标，选择适当的行为规范和措施，规定合理的卫生资源投入，保证卫生工作沿着正确的轨道前进。

2. 组织。卫生组织是指以促进、恢复和维护人群健康为基本目的的所有机构和团体，是一个国家医疗卫生体制运行的载体，包括卫生行政组织、卫生服务组织和与卫生直接相关的第三方组织。

3. 控制。控制是组织在动态变化的环境中进行检查、监督、纠偏等管理活动，贯穿卫生事业管理的全过程，没有控制，最终目标便无法保证。

三、卫生事业管理的主要内容与方式

（一）卫生事业管理的主要内容

卫生事业的运行和发展需要运用大量的卫生资源，这些资源包括人、财、物、技术、信息等，卫生服务的提供需要以各类卫生资源为基础，合理配置卫生资源、提高卫生资源的配置效率与使用效率是卫生事业管理的主要内容。卫生资源的组成如图 4－3 所示，主要指卫生人力资源、卫生财力资源、卫生信息资源、药品、医疗机构与卫生设施中医药资源，以及相关的医学教育与科技管理。

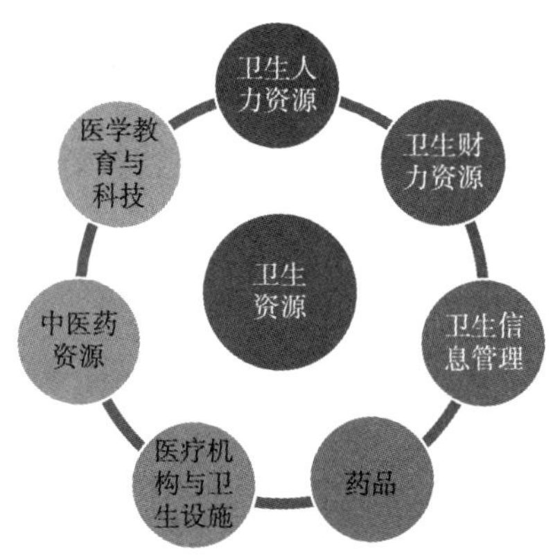

图 4－3　卫生事业管理的主要内容

（二）卫生事业管理的方式

卫生事业管理的方式主要有计划方式、法律方式、经济方式、行政方式和项目方式。

1. 计划方式。计划具有方向性、指令性和指导性，卫生事业管理的计划方式的主要表现为经济社会发展的中长期规划中对卫生事业的规划、卫生事业发展的中长期规划、区域卫生规划、卫生事业的财政预算、医疗机构设置规划等。

2. 法律方式。指政府通过法律法规来调整各社会主体之间的关系。法律手段具有约束性、强制性和稳定性，卫生事业管理法律方式的表现为全国人民代表大会及其常委会制定管理卫生事业的法律，国务院和各省、自治区、直辖市人民代表大会制定管理卫生事业的法规，如全国人大常委会制定的《中华人民共和国医师法》、国务院制定的《医疗机构管理条例》《护士条例》等。各种法律法规为卫生事业沿着法治化的轨道稳定运行提供保障。

3. 经济方式。指政府通过经济手段对卫生机构的运行进行调节和控制的方式。经济方式具有间接性、灵活性、灵敏性和自觉性的特点，经济方式包括财政手段、价格手段、税收和收费手段等。

4. 行政方式。政府运用行政方式管理卫生事业的主要表现是政策和行政命令。政府通过行政方式规范各社会主体的行为以及卫生机构的行为。

5. 项目方式。项目方式是一种政府管理卫生事业的方式，即将一项重要的卫生事业，事先明确目标、资源投入、项目主体和负责人，按照计划实施、评估等环节进行管理的方式。

四、卫生事业管理相关理论

（一）系统理论与卫生事业管理

用系统理论的观点与方法分析和解决卫生事业管理中的问题，促进卫生事业管理科学的发展。

卫生事业管理作为一个社会系统，它具备了社会系统所有的一切特性。这里主要介绍其目的性、层次性和整体性。

1. 目的性是指卫生事业管理作为一个目的系统，具有自己明确的目的。通过现代科学管理发展卫生事业能更好地保护和增进人民的健康。

2. 层次性是指卫生事业管理系统是一个复杂的社会系统，它与其他社会系统一样，具有一定的层次性，而且每个层次都有各自的任务、职责和功能。卫生事业管理系统可以分为宏观管理、中宏观和微观管理三个系列层次。宏观管理主要是指国家或各个地方卫生委员会，对整个社会或某地区的卫生事业进行管理。微观管理主要是指卫生系统中的部门管理，这个层次的管理具有中介性、两重性和相对独立性。

3. 整体性是指卫生系统是由各种医疗卫生机构、医学教育机构、医学研究机构和卫生管理机构组成的有机整体，它们相互联系、相互依存、相互制约而构成卫生系统的组织结构。

（二）绩效理论与卫生事业管理

绩效是一个组织或个人在一定时期内的投入—产出情况，投入指的是人力、物力、时间等物质资源，产出指的是工作任务在数量、质量及效率方面的完成情况。

绩效管理是指各级管理者和员工为了达到组织目标共同参与的绩效计划制订、绩效辅导沟通、绩效考核评价、绩效结果应用、绩效目标提升的持续循环过程。

绩效评价就是运用一定的评价方法、量化指标及评价标准，对政府部门为实现其职能所确定的绩效目标的实现程度以及为实现这一目标所安排预算的执行结果进行的综合性评价。

卫生系统绩效评价运用数理统计和运筹学方法，采用特定的指标体系，对照统一的标准，按照一定的程序，通过定量定性对比，对一定时期内卫生系统的业绩作出客观、公正和准确的综合评判。

（三）激励理论与卫生事业管理

激励理论的核心观点是从人的需要出发，通过运用一系列激励手段达到满足不同人群不同的需要的目的。激励理论先被广泛运用于现代企业的生产经营管理，随着社会的发展，其在卫生事业管理领域的实际运用也日益增多。

许多卫生机构运用激励理论，从目标设置、工资改革、领导水平等多方面建立起符合自身发展的激励机制。激励理论的基本观点就是人的需要产生动机，动机是产生行为的直接原因，可通过对不同需要的满足，达到调动员工积极性的目的。

根据马斯洛的需求层次理论，人的需要分为生理需要、安全需要、社交需要、尊重需要和自我实现需要五个层次（见图4－4）。一个激励的过程，实际上是人的需要得到满足的过程，这种需要从未能得到满足开始，以得到满足结束。激励理论在实践中的运用主要表现为物质激励与精神激励两方面。

物质激励是指通过物质刺激的手段，鼓励职工工作，分为正向激励和负向激励。发放工资、奖金、津贴福利等属于正向激励，罚款等属于负向激励。精神激励则是指通过培训、晋升表彰等模式增强人们的荣誉感与归属感，满足其自我价值的实现。目前在卫生事业管理领域应用较多的激励理论有双因素理论、需要层次理论、学习理论和公平理论等。

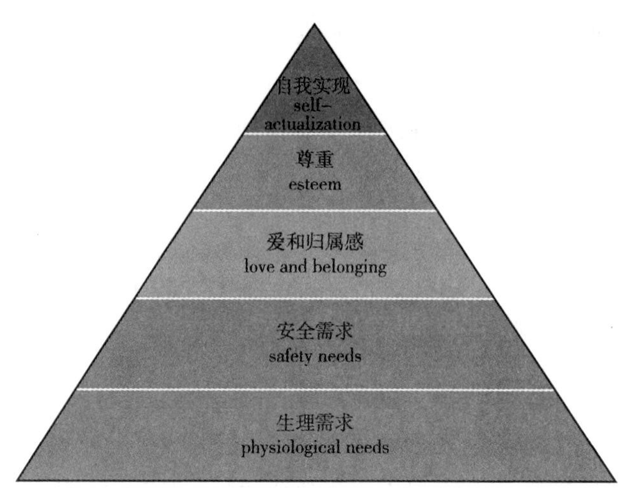

图 4－4　马斯洛需求层次理论

（四）公平理论与卫生事业管理

公平理论又称社会比较理论，由美国心理学家约翰·斯塔希·亚当斯于1965年提出。该理论是研究人的动机和知觉关系的一种激励理论，侧重于研究工资报酬分配的合理性、公平性及其对员工产生积极性的影响。

作为卫生事业管理者，应区别对待公平为主、兼顾效率还是效率为主、兼顾公平。例如，当在卫生改革与发展过程中，出现城乡差别较大和东西部差距较大时，应优先考虑公平问题。

第三节　医院管理

一、医院管理的基本概念

（一）医院的概念

医院是以疾病护理为主要目的的医疗机构，使用医学科学理论和技术，对患者、特定人群或健康人群提供医疗、预防、保健和康复等服务的场所，备有一定数量的病床、医务人员和必要的设备，通过医务人员的共同协作对住院或门诊患者实施诊疗、护理与预防工作，以达到保障人群健康的目的。

（二）构成医院的条件

构成一所医院应具备以下基本条件：

（1）正式的病房和一定数量的病床设施，有能力为患者提供科学的诊疗、护理和基本的生活服务。

（2）住院、门诊等多种服务功能，以实施住院诊疗为主，一般设有相应的门诊部。

（3）基本的医疗设备和设施，符合医学要求和满足患者医疗保健需要的基本条件。

（4）一定的诊疗组织形式，包括临床科室、医技科室、辅助科室等。

（5）相应的、系统的人员配备，包括医、药、护等技术人员及行政和后勤人员，各类人员分工协作，共同完成整体组织功能。

（6）相应的工作制度与规章制度，包括组织制度、人事制度、医疗质量管理制度等。

（三）医院的性质

医院作为卫生服务体系的一个重要组成部分，体现了公益性、保障性、生产性和经营性等特点。

二、医院的功能

随着医学科学的发展、医学模式的转变及人们对医疗保健需求的深化，医院的功能已经逐渐从单纯的诊疗护理向疾病的预防和康复发展，从单纯的生物医学模式向生物—心理—社会医学模式转变。医院的主要功能包括医疗、预防保健、康复服务，并承担相应的临床教学和科研等任务（见图4－5）。

医疗服务 ⟹ 预防保健服务 ⟹ 康复服务 ⟹ 教育培训 ⟹ 科学研究

图4－5　医院的主要功能

以上所述的五项功能不是各自孤立的，而是相互联系、相辅相成的。其中，以医疗服务为中心，其他四项功能围绕医疗工作统筹安排，并与医疗服务相结合，全面构成医院各项任务。

三、医院管理

（一）医院管理的概念

医院管理是按照医院工作的客观规律，应用管理理论和方法，对人、财、物、信息、时间等资源进行计划，协调控制，充分发挥整体运行功能，以取得最佳综合效益的管理活动内容。

（二）医院管理职能

1. 计划。医院的计划工作是指医院管理目标的确定及实现目标的途径和方法，是医院管理的首要职能。这里的目标既有整个医院的目标，也有个别部门的目标，计划内容既有对整个医院都具有指导意义的计划，也有各个科室或职能部门的工作计划。

2. 组织。医院组织工作的一般程序为确定医院目标，设置组织结构，合理化有效资源，授予相应责、权、利，协调沟通各方关系。

3. 决策。在医院经营管理活动中贯穿一系列的决策活动，如对办院方针、工作规划、质量控制、人事安排、干部培训等作出合理的决定，即决策。

4. 协调。医院工作是多部门、多学科专业化协作的工作，必须加强协调管理，只有这样才能保证各部门步调一致、密切配合。

5. 控制。医院必须在有控制的条件下运行。控制是一种有目的的主动行为。医院的各级管理人员都有实施控制的职责，不仅对自己的工作负责，而且必须对医院整体计划和目标的实现负责。

四、医院管理的分类及管理内容

（一）医院战略管理

1. 医院战略管理的概念。医院战略管理是医院为了长期的生存和发展，在充分分析医院外部环境和内部环境的基础上确定和选择医院战略目标。并针对目标的落实和实现进行谋划，进而依靠医院内部能力将这种谋划和决策付诸实施。

2. 医院战略管理的特点。战略管理主要涉及医院的方向性问题，如医疗服务领域的选择、医院规模的扩大等，是有关医院未来发展的全局性谋划和决策；战略管理追求医院的长期生存、发展和战略竞争力的提高；战略管理以复杂多变的经营环境为前提，注重监测医院外部环境的变化，制订有效的战略计划，利用有限的资源，保证医院在变动的环境中生存和发展。

3. 医院实施战略管理的意义。战略管理有利于提高医院管理的前瞻性和效能，有利于解决看病难、看病贵的问题。战略管理能促使医院管理者更长远、全面地思考医院发展与社会承受能力的关系，降低医疗成本，优化医疗服务，提高管理职能。

战略管理能保持医院的可持续发展。战略管理能指导管理者结合环境的机遇与自身条件作出正确评判，制定符合社会需要和医院自身条件的发展目标，保持医院的稳定经营。

战略管理可以促进医院的资源重组。从战略的高度审视医院间的优势、劣势，选择合适的重组方案，合理配置医疗资源，形成结构合理、优势互补、功能齐全、效率优先的医疗机构。

战略管理可以提高医院运行效率。战略管理有助于医院充分发挥现有资源的使用效率，提高运营效率，提供优质、高效的服务和合理的费用。

（二）医院文化管理

1. 医院文化的概念。医院文化是指处于一定经济社会背景下的医院，在长期医疗服务过程中逐步形成和发展起来的日趋稳定的、独特的价值观和医院精神，以及以此为核心而生成的道德规范、行为准则、理想信念、医院传统等，并在此基础上生成的医院服务意识、服务理念、经营战略等。

2. 医院文化的功能。

（1）导向功能。医院文化反映的是医院整体共同的追求，既是医院行为的再现，又是医院行为的完善和发展。医院形成具有自身特色的文化，就具有一种特定的文化趋势，具有相对的独立性。这种强有力的医院精神和行为准则自觉不自觉地成为医院行为的方向。

（2）调解功能。医院作为一个整体，由于每个人的个性差异，如职务、职称、文化程度、技术水平等有高低之分，能力有大小，观念思维上也有差异性，这需要医院文化来调节，使职工自觉地为实现自我价值和医院总目标而奋斗。

（3）凝聚功能。文化有极强的凝聚力量，一个民族如此，一个医院也是如此。医院文化是通过医务人员的知觉、信念、动机、期望等文化心理，沟通人们的思想，使其产生对医院目标的认同感。因而医院文化就像一种融合剂，通过“认同感”“亲切感”“归属感”“向心力”培养医院职工的群体意识，形成医院内部的和谐气氛，使全院职工自觉地树立爱院、兴院的意识和主人翁责任感。

（4）约束功能。规章制度和管理规定是医院管理科学化和民主化程度的反映，是保证医疗、教学、科研等工作正常运转并协调医院上下、内外之间关系，以及调动各方面积极性和创造性的手段与前提。现代医院文化的约束功能还通过思想观念、道德规范等形成的群体压力来实现。

（5）激励功能。医院文化以“以人为本”作为管理中心理念，通过积极向上的思想观念和行为准则，形成对人的激励和强烈的使命感，使员工从内心深处自觉地产生为医院拼搏的献身精神。

（6）辐射功能。医院文化一旦形成较为固定的模式，不仅在医院发挥作用，对本院职工产生影响，而且也会通过各种渠道对社会产生影响。医院作为特殊的社会窗口，好的医院文化有利于吸引患者来院就医，为医院创造经济效益；也有利于医院向社会广招人才、吸引人才、留住人才，从而增强自身内在的发展实力；有利于取得社会公众、上级领导和有关部门对医院的理解、支持和帮助，从而促进医院的发展。

（7）塑造功能。医院形象的本质是医院的信誉，是公众心目中总体的印象和反映。它凝聚着全院的智慧与理念、体现医院风格与内涵的物质文化和行为文化，清楚地向公众表达医院的技术实力、管理水平、精神面貌和道德风尚，获得社会公众的信赖与好感。

（8）保障功能。医院文化在医院长期的稳定发展中，从深层次上持续地发挥其巨大的作用。综上所述，医院的八种功能都是针对人的。人是医院的第一要素，是生产力各要素中最活跃的因素。只有人的价值观念统一了，人的素质提高了，医院文化建设的目的才能达到，医院工作的全面提高和发展也就有了保障。

3. 医院文化管理的内容。

（1）医院物质文化。医院建筑外观是医院对自身环境的营造。良好的医院建筑外观可以使职工产生归属感和领域感，使公众产生信任感和温馨感。

（2）医院行为文化。医院的整体经营决策主要来自医院领导层，其领导能力、方式、作风和人格魅力等都对医院的整体经营有着重大的影响，成功的医院高层管理者应具有坚强的意志和敏锐的判断分析能力，善于开拓创新。

医院模范人物是从实践工作当中由全体员工选举出来的、在专业岗位上作出了突出贡献的佼佼者，是医院员工学习的榜样，同时也是医院价值观的人格化和形象化的代表。劳动模范人物在医院员工中具有重要的示范作用。

医院人员的主体是医院的普通员工，医院员工行为的总和决定了医院整体的精神面貌和医院文明程度。

（3）医院制度文化。医院领导体制是医院领导的组成、结构与工作模式的总称，是医院制度文化的核心内容。一个有着完善制度文化的医院，医院的领导体制必然与医院的现状相适应，并与医院未来的发展相统一。

医院组织机构是指医院为了有效实现目标而设立的人员分工和协作关系。不同的组织结构反映了不同的医院文化。

医院管理制度是指医院为保证日常工作的良性运行，获得最佳的社会和经济效益所制定的各种带有强制性的规定或条例。优秀的医院文化必然是科学完备的管理制度的体现。

（4）医院精神文化。医院价值观是指医院在经营管理的过程中所推崇的基本服务信念和奉行的目标，是医院全体员工一致认同的对医院行为的价值判断。医院精神是医院在长期的医疗实践中逐步形成的具有医院个性的共同信念、共同理想，是医院全体员工按照共同的价值观念和奋斗目标而创造的文化的结晶。医院精神可将员工紧密团结在一起，形成强烈的向心力。

医院道德是调整医护关系、医患关系的行为规范的总和，是医院行为法规的必要补充。医疗卫生行业是与广大人民群众生命健康息息相关的行业，也是我国社会主义精神文明建设的重要窗口行业。加强医务人员职业道德建设就成为医疗卫生行业永恒的主题。

（三）医院组织管理

1. 组织管理的概念。组织管理是通过建立组织结构，规定职务或职位，明确责权关系，以使组织中的成员互相协作配合、共同劳动，有效实现组织目标的过程。

组织结构主要涉及部门组成、基本岗位设置、权责关系、业务流程、管理流程、组织内部协调及控制机制。组织结构是组织正常运营和提高经济效益的支撑与载体。医院组织结构是医院实现战略目标和构建核心竞争力的载体，是医院人力资源管理最基础的部分。

2. 医院的部门构成（见图4－6）。

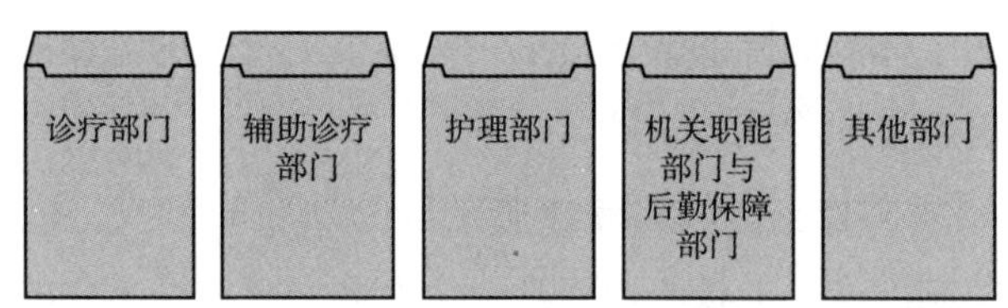

图4－6　医院的部门构成

（1）诊疗部门。目前我国医院种类较多，诊疗部门划分标准不统一。在综合性医院中，诊疗部门通常包括门诊诊疗部、急诊诊疗部和住院诊疗部。在较小规模的医院中，门诊、急诊诊疗部通常是单个部门，而在较大规模的医院中，门诊、急诊诊疗部则通常是两个相对独立的部门。

（2）辅助诊疗部门。辅助诊疗部门包括医院医技科室，如药剂科、营养科、放射科、检验科、超声科、病理科、麻醉科、消毒科、核医学科、心脑电图室、理疗体疗室、中心实验室等。辅助诊疗部门利用专门技术和设备开展辅助诊疗工作，是现代医院的一个重要环节。我国医技诊疗科室发展较快，相应部门的设置呈中心化发展趋势，如建立中心实验室、中心功能检查室、中心影像室、中心放疗室等。中心化管理可以节约开支，提高设备利用率，提高工作效率。

（3）护理部门。护理部门主要包括住院护理、门急诊护理、保健护理、医技部门（如理疗康复）护理等，是一个贯穿整个医院功能范围的综合性部门，由护理部统一领导。

（4）机关职能部门与后勤保障部门。机关职能部门包括两大类：一类是党群部门，主要有医院党办、团委、工会等；另一类是行政组织系统，如医院管理办公室、医务科、院长办公室、人事科、财务科等。后勤保障部门主要是总务科，包括建筑及设备维修、物资库、车队、锅炉房、食堂、洗衣房、环卫清洁等，是医院诊疗护理工作的重要辅助部门。

（5）其他部门。大型医院由于承担着医学科学的教学、科研工作，相应地在大型医院中通常还设有科研教学部门，负责教学培训、科学研究及新药、新诊疗技术开发工作的计划、组织、实施。我国较大规模的医院根据自身的专业特长，相继成立了各种临床实验室或研究室，配备了一定的人员和设备，成为开展临床研究工作的专业研究基地。

（四）医院人力资源管理

1. 医院人力资源的概念。医院的人力资源是指医院里具有一定学历、技术职称，或某一方面具有专长的专业技术人员、管理人员和后勤人员。

医院人力资源管理就是为了更好地完成医院的各项任务而充分发挥人力作用的管理活动，是人力资源有效开发、合理配置、充分利用和科学管理的制度、法令、程序和方法的总和。医院人力资源管理贯穿医院人力资源运动的全过程，包括人力资源的预测与规划、工作分析与设计、人力资源的维护与成本核算、人员的甄选录用、合理配置使用，还包括对人员的智力开发，教育培训，调动员工的工作积极性，提高人员的科学文化素质和思想道德等。

2. 医院人力资源的分类（见图4－7）。

卫生技术人员
医院人力
行政、政工人员
工程技术人员
工勤人员

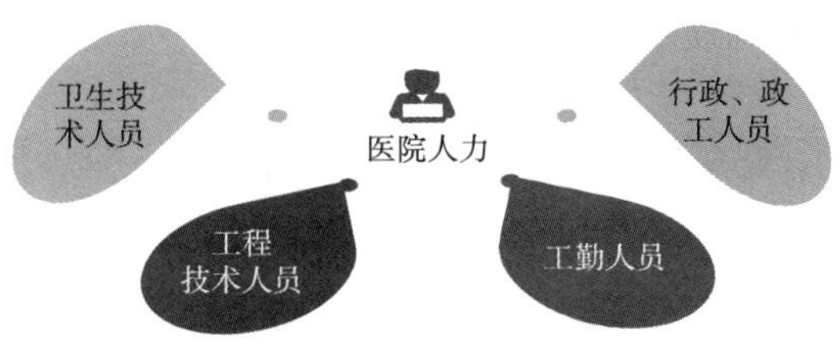

图4－7　医院人力资源的分类

（1）卫生技术人员。我国卫生技术人员按照业务性质可以分成五类：第一类是医疗防疫人员，含中医、西医、卫生防疫、妇幼保健、职业病预防等专业，其专业技术职务主要有主任医师、副主任医师、主治医师、医师、医士、卫生防疫员、妇幼保健员；第二类是药剂人员，主要包括中药、西药两个专业，其专业技术职务有主任药师、副主任药师、主管药师、药师、药剂师、药剂员；第三类是护理人员，主要包括主任护师、副主任护师、主管护师、护士和护理员；第四类是康复人员，专业技术职务有康复主任医师、康复副主任医师、康复医师及作业医师（士）、理疗学医师（士）、言语治疗师（士）；第五类是其他技术人员，主要包括检验、理疗、放射、病理、口腔、特诊、核医学诊断、营养、生物制品生产等，其专业技术职务主要有主任技师、副主任技师、主管技师、技师、技士和见习员。

（2）工程技术人员。随着医院高科技技术的应用和现代化建设的发展，工程技术人员在医院的地位也越来越重要，主要包括医疗设备工程、电子生物医学工程、计算机技术与软件等，其专业技术职务有高级工程师、工程师、助理工程师、技术员等。

（3）工勤人员。医院中的工勤人员根据其岗位技能主要分为技术工人和普通工人。技术工人为具有明确任职技术条件、具备相应专业技术水平的专业技术工人，并评定专业的技术等级，该等级通常为高级工 7 ~8 级，中级工 4 ~6 级，初级工 1 ~3 级。而普通工人则不需要具备专业技术条件，比如护工、清洁工、搬运工等。

（4）行政、政工人员。主要包括卫生行政管理人员、政工人员、后勤行政管理人员和其他职能部门人员等。卫生行政管理人员可以评定医、药、护、技等技术职务系列。

（五）医院质量管理

1. 医院质量管理的概念。随着社会发展，医院质量管理的内涵从狭义的临床医疗质量转换为广义的包含基础质量、环节质量和终末质量，以及医疗技术质量和服务质量的全方位、系统化的质量管理理念。医院质量管理从单纯的医疗质量管理，上升到全面质量管理、质量管理体系，再到医院外部的质量经营。现代意义上的医院质量管理是指在医院系统中全面地实行质量管理，按照医疗质量形成的客观规律，应用多种科学方法，以保证和提高医疗质量为预定目标进行的管理。

由于医疗服务对象的特殊性，医院质量管理具有以下几个突出特点：第一，患者是医疗质量的载体，受其主观因素影响，其对医疗质量的评价显得较为复杂和困难；第二，医疗质量问题具有敏感性，一旦出现问题，极有可能损害患者的身体健康乃至生命，涉及医疗纠纷；第三，医疗质量并无一定的形成规律，不能用机械化的标准进行控制。

2. 医院质量管理的内容。

（1）制定方针。医院质量方针是总的质量宗旨和方向，是指导医院质量管理工作的核心。医院质量方针必须与医院的总方针相一致，要与医院的经营目标和市场定位相适应，并且要符合患者的期望和要求。

医院的质量目标应注重达到以下要求：目标切合实际，能够具体执行；目标在规定的期限内能够达到；质量目标必须是可测量的或可定性的，方便后期对质量目标的实现程度进行评价；质量目标之间切忌相互矛盾，应该按照优先次序对目标进行排列；质量目标并不是一成不变的，医院应该适时进行修订。

（2）明确权责关系。医疗质量的责任主体是医疗机构，医疗质量管理第一责任人是医疗机构的主要负责人。医院应该成立院级质量管理组织、科室和部门质量管理小组。

（3）质量资源管理。医院管理者应根据质量要求配置并合理使用资源，明确达到医院既定质量目标对资源的需求，包括医院的建筑要求，环境要求、仪器设备、服务设施、服务流程、人员培训的内容和形式、员工的作业指导和工作方式，并据此制订相应的资源配置计划，按计划加以实施。

（4）监控医疗服务过程。质量监控包括确定监控对象、制定监控标准、明确所采用的监控方法等，其目的是控制产品及服务产生、形成和实现过程中的各个环节，使它们达到规定的要求，将缺陷控制在萌芽期并加以消除。

（5）持续改进医院质量。医院质量管理必须是一个不断完善、持续改进的过程。医疗机构应当建立本机构全员参与、覆盖临床诊疗服务全过程的医疗质量管理与控制工作制度。持续改进的对象可以是质量管理体系、过程和医疗服务等，质量的持续改进体系可以在医院的各个过程中使用 PDCA 循环的方法实现。

（6）建立和完善医院质量管理文件。医院质量管理文件是指导和规范医院医疗服务和管理工作的指导性文件，包括各项标准和规范。在医院质量管理中要规定形成文件的医疗服务过程和工作内容，以及形成文件的形式、载体等。

（7）控制医疗质量成本。医院在提供医疗服务时要讲究质量成本，在满足患者需要的前提下，不应盲目追求高质量，应根据患者的需求为其提供适度质量的医疗服务。

3. 医院质量管理体系的构建。

（1）医院质量管理组织及职责。纵观世界各国的医院质量管理组织结构形式，大致分为三种：第一种是医院未设立医院质量管理部门，质量管理工作由医院职能部门承担，属于医院质量管理组织的初级形式；第二种是医院设有质量管理部门，但是下设在医务处或医务科，属于医院质量管理组织的中级形式；第三种是医院设有独立的质量管理部门，这属于医院质量管理组织的高级形式，也是医院质量管理组织结构发展的世界趋势。目前，美国、加拿大、日本、瑞典、澳大利亚等发达国家均为第三种形式，这些国家不仅有全国性的专门的医疗质量管理机构，而且国内所有医院，无论规模大小和所有权差异，都设立独立的医疗质量管理部门，负责整个医院的医疗质量管理及上级评审。国外专门医院质量管理部门的建立，显示了国外对医院质量管理的重视程度。在我国，北京协和医院、四川华西医院从 2005 年开始尝试设立单独的医院质量管理部门，目前已经有越来越多的医院开始了这方面的尝试。

（2）医院质量管理制度。医院应建立的主要质量管理制度包括质量控制部门工作制度、医疗质量控制管理制度、病历质量控制制度和质量控制分析评价制度等。

（3）新形势下医院质量管理建设。新一轮的医疗卫生体制改革指出，医院的改革不仅需要战略层面的制度和政策设计，更需要优秀的运行模式、操作制度及运作流程，其最终的目标是为群众提供安全、有效、方便、价廉的服务，也就是高质量的医疗服务。

（六）医院医疗管理

1. 医院医疗管理的概念。医院医疗管理是指医院医疗系统所进行的组织、计划、协调和控制，使之经常处于应有状态，并对变化了的客观环境有较快的适应性，以达到最佳医疗效果为目的的活动。

医疗工作是以患者为中心开展的，所以现代医院的医疗管理就是有效利用医护人员的技术力量、合理使用各种医疗资源，解除患者的疾病痛苦，为人群提供健康保证。

2. 医院门诊管理。门诊是全院医疗工作的第一站，是直接接受患者进行诊断治疗和开展预防保健的场所，接触患者最早，涉及人员最多，设置科室多且专业复杂，而患者在门诊停留的时间短暂，因此，门诊管理直接影响着门诊质量的高低、门诊秩序的好坏和门诊矛盾的多少。

门诊管理的基本内容包括门诊环境布设、门诊就诊流程管理、门诊人员管理、门诊工作各项规章制度。

（七）医院急诊管理

1. 急诊的概念。急诊是对病情紧急、可能危及生命健康的患者实施救治和抢救，提供全面、紧急和便捷的医疗服务，最大努力减少或避免死亡和伤残发生的医疗处置。急诊室（科）是对急诊患者提供专业急救诊疗服务的临床科室，保障急诊患者能在最短的时间内得到专业科学的救治。

2. 医院急诊科的任务。

（1）做好急诊科的抢救工作，对危及生命的患者，组织人力、物力进行抢救，对不影响生命而病情紧急的患者给予及时的诊断和处理。做好急诊医疗业务的培养工作、提高急诊医疗质量的关键在于培养一支有较高专业知识水平和丰富临床经验的、具有应急能力的医疗技术队伍。

（2）开展急救医学的研究工作要不断总结临床经验，注意动态观察，重视资料的收集和积累。有条件的医院急诊室可建立急救医学研究室、实验室，从理论上、实践上、实验医学上开展急救医学的研究工作，为发展我国的急救医学事业作出贡献。

（3）做好特殊情况下的急救工作。综合医院的急诊科除了完成平时的急救任务，还要为战时、自然灾害事故和临床紧急任务做好急诊抢救准备工作。这就要求其在人员、设备、药品、器材等配备上，都能考虑到各种紧急情况的需要。

3. 急诊工作的规范管理。

（1）急诊工作具有时间性比较强、随机性比较大、病种涉及面比较广、任务责任大、医疗纠纷多等特点，其管理工作必须规范，主要是建立完善的管理制度和措施。

（2）急诊病历制度。凡来急诊室（科）就诊的患者一律要有完整的急诊病历，根据病情需要，随时记录详细的诊断、治疗和抢救经过，并具体到分钟。因急诊抢救未能及时书写病历的，有关医务人员应当在抢救结束后 6 小时内据实补记，书写时应注意区分记录时间与抢救时间。

（3）严格急诊交接班制度。急诊值班必须 24 小时不间断，上下班人员必须面对面地交接患者、记录抢救经过、交接各种抢救药品器材、建立交接班簿或履行必要手续。

（4）规范急诊抢救流程，提高有效抢救率，制定各种危重症的抢救程序。急诊疗工作应规范化、制度化、程序化，井然有序，忙而不乱。

（5）建立留诊观察和隔离观察制度。明确留诊和隔离观察的对象、观察的时间、诊疗程序及有关防止交叉感染的措施等，详细填写留院观察期间病情记录，留院观察时间一般不超过 24 小时，但病情危重不宜移动者要等病情稳定后方可入院。

（6）建立严格抢救药品、抢救设备管理制度，定期检查抢救药品是否齐全、数量是否充足，抢救设备是否处于完好备用状态，是否存放在固定位置，仪器、药品是否有严格的交接班制度。

（八）医院住院管理

1. 住院管理的概念。住院诊疗管理是指对住院患者诊断和治疗过程的组织、控制和协调等系统的管理，其核心是病房管理。住院诊疗体现的是医院的整体技术力量和服务水平，是医院的重要组成部分。病区是患者接受诊疗的场所，是医院全面开展医疗、教学、科研工作的基地，是保证医疗质量的中心环节。

住院诊疗组织体系是指对入院患者实施诊疗活动、发挥诊疗功能的组织体系，目前我国综合性医院住院诊疗组织通常由三部分构成一个完整的运行系统（见图4－8）。

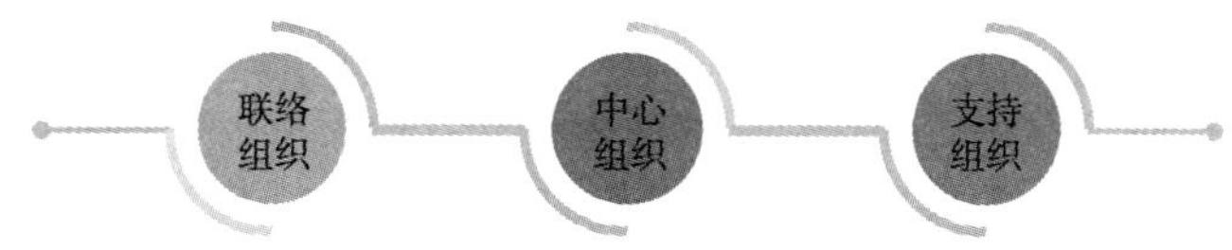

图4－8　我国综合性医院住院诊疗组织的构成

（1）联络组织。设住院部，负责门诊、急诊与住院诊疗的联系，办理患者出院、入院，安排调整床位，进行住院经济核算，协调解决住院中遇到的各项事务问题。

（2）中心组织。由接纳患者住院并直接从事诊疗活动的病房组织及与诊疗活动直接相关的医疗技术科室组成。病房组织是诊疗组织的基层单位，处于运行系统的中心地位。病房诊疗单元直接接受科主任和科护士长领导。一个单元内设病床30～40张，分成若干诊疗小组，由固定的医师负责一定床位患者。诊疗单元中由住院医师、主治医师、主任医师按比例组成三级结构，实施负责制，并配置相应的护理人员。

（3）支持组织。为住院诊疗活动正常进行提供药品、器械、设备、后勤生活供应等部门单位。

2. 住院管理的流程。持住院通知单缴费入院→确定病床病房→各级医师查房→接受各种检查→明确诊断→接受医师制定的诊疗方案→好转或治愈→出院。

（九）医院感染管理

1. 医院感染的概念。医院感染是指住院患者在医院内获得的感染，包括在住院期间发生的感染和在医院内获得、出院后发生的感染，但不包括入院前已开始或者入院时已处于潜伏期的感染。医院工作人员在医院内获得的感染也属于医院感染。

2. 医院感染的分类。医院感染可分为外源性感染和内源性感染。

外源性感染也称交叉感染，其病原体可以来自患者以外的院内诸多地方，可以来自其他住院患者、医务人员或陪护亲属，也可能来自医院环境或医疗器械的污染。其感染链可简单表示为图 4－9。

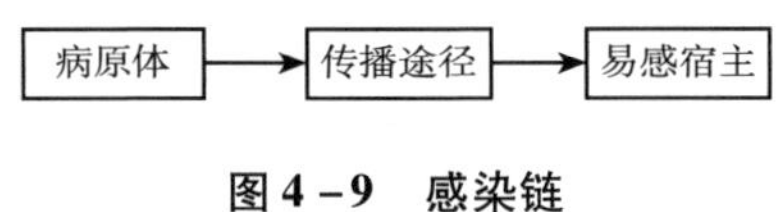

图 4－9　感染链

内源性感染也称自身感染，即病原体存在于患者自身体内，由于易位或菌群失调而使患者发生感染。其感染链为：储菌库→易位途径→易感环境。内源性感染多发生于机体抵抗力较低的患者，患者本身是病原携带者，由于长期使用抗生素、免疫抑制剂、激素等致使机体抵抗力降低而引起自身感染。

3. 医院感染管理的概念。医院感染管理是运用相关理论和方法，对医院感染现象进行计划组织和控制活动，以提高工作效率，减少感染发生。医院感染管理是一门复合边缘性应用科学，与医学、管理科学和社会科学联系紧密。

4. 医院感染管理的组织网络。我国医院感染管理的组织模式为三级组织体系，即医院感染管理委员会、医院感染管理科及科室医院感染管理监控小组。2006 年，《医院感染管理办法》对医院感染管理的组织管理、预防与控制、人员培训、监督管理、罚则等方面的规定进行了完善。

（1）机构设置。规定住院床位总数在 100 张以上的医院应设立医院感染管理委员会和独立的医院感染管理部门。100 张以下的医院应当指定分管医院感染管理合作的部门。其他医疗机构应当有医院感染管理专（兼）职人员。

（2）医院感染管理委员会组成及职责。医院感染管理委员会由医院感染管理部门、医务部门、护理部门、临床科室、消毒供应室、手术室、临床检验部门、药事管理部门、设备管理部门、后勤管理部门及其他有关部门的主要负责人组成，主任委员由医院院长或者医疗副院长担任。其职责是：制定本医院预防和控制医院感染的规章制度、医院感染诊断标准并实施监督；对本医院的建筑设计、重点科室建设的基本标准、基本设施和工作流程进行审查并提出意见；制订与考核本医院的医院感染管理工作计划；研究并确定本医院的医院感染重点部门、重点环节、重点流程、危险因素及采取的干预措施，明确各有关部门、人员在预防和控制医院感染工作中的责任；研究并制定本医院发生医院感染暴发及出现不明原因传染性疾病或者特殊病原体感染病例等事件时的控制预案；根据本院病原体特点和耐药现状，配合药事管理委员会提出合理使用抗菌药物的指导意见；建立医院感染定期会议制度；其他有关医院感染管理的重要事宜。

（3）医院感染管理部门、分管部门及专（兼）职人员的职责。负责医院感染预防和控制方面的业务工作。其主要职责是：对有关预防和控制医院感染管理规章制度的落实情况进行检查和指导；对医院感染及其相关危险因素进行监测、分析和反馈，针对问题提出控制措施并指导实施；对医院感染发生状况进行调查、统计分析，并向医院感染管理委员会或者医疗机构负责人报告；对医院的清洁、消毒灭菌与隔离、无菌操作技术、医疗废物管理等工作提供指导；对传染病的医院感染控制工作提供指导；对医务人员有关预防医院感染的职业卫生安全防护工作提供指导；对医院感染暴发事件进行报告和调查分析，提出控制措施并协调、组织有关部门进行处理；对医务人员进行预防和控制医院感染的培训工作；参与抗菌药物临床应用的管理工作；对消毒药械和一次性使用医疗器械、器具的相关证明进行审核；组织开展医院感染预防与控制方面的科研工作等。

5. 医院感染的预防与控制。

（1）严格遵守有关规章制度和技术规范。健全规章制度是预防医院感染的基础。首先，医院应严格执行医疗器械、器具消毒工作技术规范。按照《消毒管理办法》，医疗器械、器具的消毒工作应达到以下要求：进入人体组织、无菌器官的医疗器械、器具和物品必须达到灭菌水平；接触皮肤、黏膜的医疗器械、器具和物品必须达到消毒水平；各种用于注射、穿刺、采血等有创操作的医疗器具必须一用一灭菌；消毒药械、一次性医疗器械和器具应当符合国家有关规定并不得重复使用。其次，医院应根据本院实际情况建立有效的医院感染监测制度，分析危险因素，并有针对性地实施预防控制措施；及时发现医院感染病例和医院感染的暴发，分析感染源、感染途径，采取有效的处理和控制措施，积极救治患者。此外，医院还应当按照相关要求进行医院感染病例的报告，如当发生5例以上医院感染暴发、由于医院感染暴发直接导致患者死亡、由于医院感染暴发导致3人以上人身损害后果时，应当于12小时内向所在地的县级地方人民政府卫生行政部门报告，并同时向所在地疾病预防控制机构报告；当发生10例以上的医院感染暴发事件、特殊或新发病原体的医院感染、可能造成重大公共影响或者严重后果的医院感染时，医院应按照《国家突发公共卫生事件相关信息报告管理工作规范（试行）》的要求进行报告。最后，医院还应严格执行隔离制度、无菌操作规程及陪护探视制度、病区消毒制度、污物处理制度、饮食卫生制度、医院工作人员体检制度、抗生素使用原则等一系列具体规章制度。

（2）建立健全医院感染分类教育与培训制度。不断进行针对性教育和专业培训是搞好医院感染管理的基础。全员的重视与参与、相关专业理论及技术的支撑是搞好医院感染预防和控制的可靠保证。医院应建立健全医院感染分类教育与培训制度，使广大医务工作者充分认识到它的重要性，不同程度地掌握医院感染的基本知识和技术，从而促进医院感染的有效控制。

医疗机构应当制订对本机构工作人员的培训计划，对全体工作人员进行医院感染相关法律法规、医院感染管理相关工作规范和标准、专业技术知识的培训。通过分类教育与培训，达到以下目标：第一，医院感染专业人员应当具备医院感染预防与控制工作的专业知识，并能够承担医院感染管理和业务技术工作。第二，医务人员应当掌握与本职工作相关的医院感染预防与控制方面的知识，落实医院感染管理规章制度、工作规范和要求。第三，工勤人员应当掌握有关预防和控制医院感染的基础卫生学和消毒隔离知识，并在工作中正确运用。

（3）加强医院感染的监督与管理。县级以上地方人民政府卫生行政部门应当按照有关规定，对所辖区域的医疗机构进行监督检查，其主要内容包括：医院感染管理的规章制度及落实情况；医院针对危险因素的各项工作和控制措施；消毒灭菌与隔离、医疗废物管理及医务人员职业卫生防护工作状况；医院感染病例和医院感染暴发的监测工作情况。当卫生行政部门在检查中发现医疗机构存在医院感染隐患时，应当责令其限期整改或者暂时关闭相关科室或者暂停相关诊疗科目。

（4）切断传染链。预防医院感染就必须控制感染源、切断传播途径、保护易感人群、提高易感人群的抵抗能力，即切断传染链。

第一，控制感染源。对传染源应做到早发现、早报告、早隔离、早治疗、早预防。所谓隔离，就是把感染患者的活动限制到规定的最小范围，这是控制传染源最基本的措施。

第二，切断传播途径。消毒与灭菌是切断传播途径、预防医院感染的最有效措施。同时，要注意病房通风和空气自然净化，通风换气是减少呼吸道传染病感染机会、预防疾病的重要、有效、简便易行的方法之一。病房通风即是用室外新鲜空气来稀释室内空气污染物，这是使其浓度降低的最方便快捷的方法。此外，要建设好洁净手术室，加强一次性注射器、输液器的临床使用与管理，提倡使用一次性自毁性注射器。

第三，使用抗菌药物，保护易感者。细菌的耐药性是生物的自然现象，与其固有特性有关，可通过变异或者基因转移而获得。但抗菌药物的不合理使用是产生耐药性的重要因素，这是造成内源性医院感染的直接因素。医院应当加强抗菌药物临床使用和耐药菌监测管理，以预防和控制医院感染的发生。

第四节　社区卫生服务管理

一、社区卫生服务的概念和特征

（一）社区的概念

传统意义上的社区通常包括以下五个要素：一是有一定的聚居人群，即以某种生产关系为基础而组织起来的人群，形成社区的主体；二是有一定的地域，即人群开展生产和生活活动的地理范围；三是有一定的生活服务设施，以满足人们的物质需要和精神需要；四是人们之间存在种种社会关系，如亲属关系、邻居关系、职业关系等，社区成员不仅具有基于血缘纽带的归属感，而且具有特有的文化背景、生活方式和行为准则，用以维持人际关系的协调；五是有一定的社会组织和机构，如祠堂、教会、政治团体等，可具体落实规章制度，协调各种社会关系，维护社会生活秩序。

除了这种以地域为特征的社区外，还有以功能为特征的社区。功能性社区是不同的个体因某种共同特征，包括共同的兴趣、利益、职业或价值观等而形成的相互联系的机构或组织。这两类社区都可被社区卫生服务所覆盖。

（二）社区卫生服务的概念

以社区人群和家庭为基础提供的医疗保健服务，通常会超越传统意义上的医疗服务范畴，融入许多社会服务措施，因此被称为社区卫生服务。社区卫生服务有两个基本的要素：一是服务措施以社区和家庭为基础；二是服务目标定位于人群健康。鉴于服务人群的多样性和复杂性，社区卫生服务的内容和模式不是一成不变的，它可能是针对全社区人群的综合性服务，也可能是针对特殊人群的有选择性的服务。

我国对社区卫生服务的定义为：社区卫生服务是社区建设的重要组成部分，是在政府领导、社区参与、上级卫生机构指导下，以基层卫生机构为主体、全科医师为骨干，合理使用社区资源和适宜技术，以人的健康为中心、家庭为单位、社区为范围、需求为导向，以妇女、儿童、老年人、慢性病患者、残疾人等为重点，以解决社区主要卫生问题、满足基本卫生服务需求为目的，融健康教育、预防、保健、康复、计划生育技术服务和一般常见病、多发病的诊疗服务等于一体的有效、经济、方便、综合、连续的基层卫生服务。

（三）社区卫生服务的特征

我国目前所开展的社区卫生服务是一种以地域范围划分的、针对全社区人口的综合性卫生服务，其理想目标和特征如下。

（1）首诊服务。社区卫生服务是居民与卫生保健系统接触的门户。社区医生被视为健康守门人。社区居民在遇到健康问题时，通常首先寻求社区医生的帮助，80%～90%的健康问题都可以在社区得到妥善解决，少数疑难杂症患者则可以向医院和专科医生转诊。

（2）以健康为中心。社区卫生服务的主要目标是促进健康，而非单纯地治疗疾病。因此，需要根据服务对象的不同健康状况，提出相应的、有针对性的健康维护计划，并提供相应服务，满足各类型的健康需要。

（3）综合性服务。因以健康为中心，就其服务对象而言，不分性别、年龄和疾病类型，既包括病人，也包括非病人；就其服务内容而言，涉及生理、心理和社会文化等各个方面；就其服务范围而言，涵盖个人、家庭和社区；就其服务方式而言，预防、治疗和康复相结合。

（4）连续性服务。所谓连续性服务，指的是根据服务对象个体特征，在不同的时间阶段，针对各种与健康相关的问题，所采取的统一协调的服务措施。其连续性可以是基于生命周期的连续性，包括围生期保健、分娩、婴幼儿保健、儿童青少年保健、职业人群保健、老年人健康管理等；也可以是基于疾病自然史的连续性，包括疾病预防、诊断治疗、康复、慢性病管理、临终关怀等。

（5）协调性服务。连续性服务并不是说所有的服务都由社区医生提供，充分调动社区内各种机构和人员的积极性，建立联盟关系是实现连续性服务的基础。信息共享是连续性服务的关键，只有完整的信息才能保障连续协调的服务。社区居民的医疗保健需求是多方面、多层次的。如果缺乏有效的协调机制，很难提供有效的协调性服务，不可避免地会造成重复和浪费，甚至对服务对象的健康产生危害。为此，社区医生应当积极掌握各级各类医疗机构、专家以及家庭和社区内外的各种资源的情况，并与之建立相对固定的联系，以便协调各种不同类型的服务。

（6）可及性服务。可及性或方便性是社区卫生服务的一个显著特点，包括地理上的接近、获得服务的方便、医患关系密切、能解决居民健康问题，其花费也是居民能够负担得起的。

（7）灵活性服务。社区卫生服务机构提供服务的类型和数量是以社区居民的卫生需求为导向的。不同社区有不同特征，随着时间变化，社区特征也会发生变化。因此要求社区卫生服务机构要有相应的灵活性，不断地根据新的社区卫生问题、新的居民健康需求提供恰当的服务或社区卫生干预计划。

二、社区卫生服务管理的概念和特点

（一）社区卫生服务管理的概念

社区卫生服务管理是综合运用管理学理论、方法和技术，对开展社区卫生服务的人、财、物、时间、信息等资源进行科学管理的过程。其作用在于通过科学有效的管理，提高社区卫生服务的整体功效，在有限的卫生资源条件下创造出最大的效益，即更好地为社区居民提供卫生服务，有效地保障人群健康。

（二）社区卫生服务管理的特点

社区卫生服务管理属于管理学的范畴，与社区卫生服务的特征相结合，具有以下特点。

（1）学科的综合性与交叉性。社区卫生服务既为个体提供，也为群体提供，且包含所有卫生服务领域。卫生服务管理涉及学科门类繁多，如卫生管理学、社区医学、社会医学、流行病学、卫生经济学、卫生统计学、临床医学等。

（2）技术与管理的双重属性。社区卫生服务是一种技术服务，疾病预防、诊断治疗、人群保健等技术是社区卫生服务管理的基础。但如何高效地提供技术服务，需要计划、组织、领导和控制等管理理念和方法。因此，社区卫生服务机构的管理人员不仅要熟悉社区卫生服务的相关技术工作，还要掌握和运用科学的管理方法。

（3）理论性与实践性相结合。尽管管理学有成熟的理论和方法，但需要结合社区卫生服务机构的人员特征、社区卫生服务工作性质、社区卫生服务对象特征，将理论和方法灵活运用。

三、社区卫生服务管理的对象

社区卫生服务管理的对象或要素，如图 4－10 所示，主要包括社区卫生服务的人力、财力、物力、时间和信息这些卫生资源。

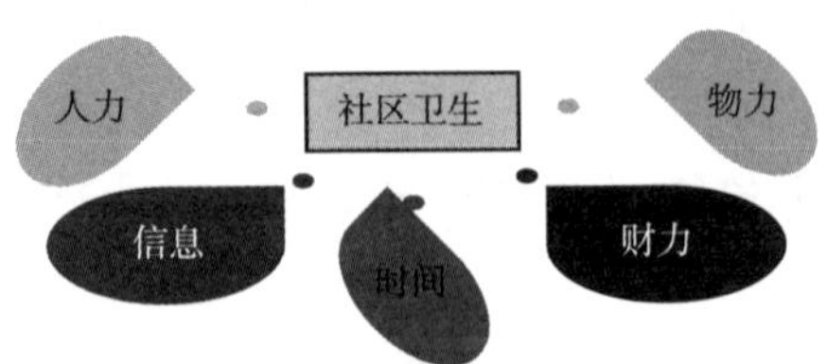

图 4－10　社区卫生服务管理的对象

四、社区卫生服务管理的方法

在社区卫生服务中，常用的管理方法有行政管理方法、法律管理方法、经济管理方法、思想教育方法和咨询顾问方法五种。要深入研究这些方法的联系、组合和互补，使这些方法能在管理中配合使用，不断提高管理功效，达到管理的目的。

（一）行政管理方法

行政管理方法就是依靠行政机构和领导者的权威，运用命令、指示、决议、规定、条例以及其他行政措施等形式，直接控制管理对象行动的方法。管理双方是上下级关系，下级服从上级是行政管理方法的基本原则。随着管理层次的变化，社区卫生服务行政管理的上下级也相应发生变化。在社区卫生服务管理中运用行政管理方法，可以统一目标、统一意志、统一纪律、统一行动，贯彻党和国家有关社区卫生工作的政策，实现发展社区卫生服务的目标。

（二）法律管理方法

社区卫生服务所涉及的相关法律法规是社区卫生服务管理的重要依据，社区卫生服务管理者必须掌握和熟悉，依法行政、依法行医、依法保护社区居民和社区卫生工作者的合法权益。社区卫生服务涉及的法律法规主要包括两大类：一是广义的卫生法律法规，如《中华人民共和国医师法》《中华人民共和国传染病防治法》《中华人民共和国母婴保健法》《中华人民共和国食品卫生法》等；二是专门针对社区卫生服务发展的政策法规，如《国务院关于发展城市社区卫生服务的指导意见》《关于推进家庭医生签约服务的指导意见》等。

（三）经济管理方法

在社区卫生服务领域实行经济管理方法，需遵循按劳分配原则，同时兼顾国家、集体和个人三方面利益。宏观的经济管理的常见形式有财政预算、价格管制、税收政策等，微观的表现形式有绩效管理。

（四）思想教育方法

思想教育方法分为正向激励和负向批评。前者是通过对人们某种行为或思想给予肯定、赞扬和奖赏，使这些行为和思想继续保持、发扬和提升，激发人们内在潜力，开发人的能力，充分发挥人的积极性和创造性。常用的激励方法有目标激励、榜样激励、强化激励、支持激励、领导行为激励、集体荣誉激励、提职升级激励等。

（五）咨询顾问方法

咨询顾问方法是为了解决某种社会、经济问题或某项科学技术问题，运用专家的知识、智力、经验、阅历，为决策部门提供有科学根据的计划、方案和意见的一种管理方法。社区卫生服务工作繁重，辖区居民的卫生服务需求变化多样，特别是人群健康往往涉及社区的政治、经济、文化、环境等多种因素，仅靠机构管理者难以应对，需要社区卫生服务管理者善于组织、集中多学科专家，形成“智囊团”，在面对纷繁复杂的问题决策时，能提供多种决策备选方案，从而促进决策的科学化。

五、社区卫生服务组织体系与模式

（一）社区卫生服务组织体系概述

1. 社区卫生服务组织体系的内涵。社区卫生服务组织是指为完成社区卫生服务任务，提供预防、医疗、保健、康复、健康教育和计划生育技术指导等服务，提高社区居民健康水平，按照区域卫生规划和卫生事业发展的要求以及一定的责任、权利及其职能分工而设置的机构。社区卫生服务组织体系是组织社区卫生服务专业人员，运用医药卫生科学技术的成果和适宜技术，推动和开展社区卫生服务工作的专业组织系统。

2. 社区卫生服务组织体系的构成要素。社区卫生服务组织体系的形成受多方面因素的影响和制约，如不同地区的经济状况、社区居民的需求层次、医疗保障制度及科学技术发展水平等。因而，在不同地区、不同需求层次下，可能会存在不同形式的社区卫生服务组织，但是它们都具有以下共同的基本要素。

（1）社区卫生服务组织管理目标。管理组织都是因某特定目标而形成的，没有共同的目标就无法形成组织。社区卫生服务组织的管理目标是为社区居民提供基本医疗卫生保健，满足他们基本的卫生服务需求，提高他们的健康水平。社区卫生服务组织中的所有成员需要为实现共同的管理目标而共同努力。

（2）社区卫生服务组织的分工与合作。社区卫生服务组织的工作是向所辖区域的居民提供预防、医疗、保健、康复、健康教育和计划生育技术指导等服务，这需要社区卫生服务组织中各部门、各专业人员之间有明确的分工和合作。分工是把各项职能进行分解，分成相对独立的职能部门。合作是各个职能部门为完成共同的目标而联合起来。社区卫生服务组织只有把分工与合作结合起来，才能提高效率，为社区居民提供综合性、连续性、系统性的卫生服务。

（3）权力与责任制度。为了使社区卫生服务人员能履行其相应的职责，需要赋予他们完成这项工作所必需的权力，并且，还应明确划分各部门、各专业的权力和责任，以确保社区卫生服务各项工作顺利进行，最终保证社区卫生服务管理目标的实现。

（二）我国社区卫生服务的体系的内容

1. 我国社区卫生服务组织体系的组成。我国社区卫生服务机构与预防保健机构、医院构成合理的分工协作关系。疾病预防控制机构、妇幼保健机构等对社区卫生服务机构提供业务指导和技术支持。城市大型综合性医院作为医疗中心主要负责急危重症和疑难病症的诊疗工作，结合临床实践开展医院教育和科学研究工作，推动医学科技水平提高，指导和培训基层卫生人员。

国家建立分级诊疗和双向转诊制度，推进社区卫生服务机构与大中型医院多种形式的联合与合作，逐步建立社区首诊制，由社区卫生服务机构逐步承担大中型医院的一般门诊、康复和护理等服务。

社区卫生服务中心为独立法人机构，实行独立核算。按照医疗卫生体制改革的方向以及区域卫生规划的要求，进行社区卫生服务机构的设置和编制的核定；立足于调整现有卫生资源，辅之以改扩建和新建，避免重复建设；统筹考虑地区之间的经济发展差异，保障城市居民享受到最基本的社区卫生服务。政府举办的社区卫生服务机构为公益性事业单位，按其公益性质核定的社区卫生服务机构编制为财政补助事业编制。

2. 社区卫生服务机构设置。2006 年，卫生部等部委印发了《城市社区卫生服务机构管理办法（试行）》，对我国城市范围内的社区卫生服务机构设置作出了明确规定。

（1）社区卫生服务中心原则上按街道办事处范围设置，以政府举办为主。在人口较多、服务半径较大、社区卫生服务中心难以覆盖的社区，可适当设置社区卫生服务站或增设社区卫生服务中心。人口规模大于 10 万人的街道办事处，应增设社区卫生服务中心。人口规模小于 3 万人的街道办事处，其社区卫生服务机构的设置由区（市、县）政府卫生行政部门确定。

（2）设区的市政府卫生行政部门负责制订本行政区域社区卫生服务机构设置规划，并纳入当地区域卫生规划、医疗机构设置规划。社区卫生服务机构设置规划须经同级政府批准，报当地省级政府卫生行政部门备案。

（3）规划设置社区卫生服务机构，应立足于调整卫生资源配置，加强社区卫生服务机构建设，完善社区卫生服务机构布局。政府举办的一级医院和街道卫生院应转型为社区卫生服务机构；政府举办的部分二级医院和有条件的国有企事业单位所属基层医疗机构通过结构和功能改造，可转型为社区卫生服务机构。

（4）新设置社区卫生服务机构可由政府设立，也可按照平等、竞争、择优的原则，通过公开招标等方式确定社区卫生服务机构举办者，鼓励社会力量参与。

（5）设置审批社区卫生服务机构，应征询所在街道办事处及社区居民委员会的意见。

（6）设置社区卫生服务机构，须按照社区卫生服务机构设置规划，由区（市、县）级政府卫生行政部门根据《医疗机构管理条例》《医疗机构管理条例实施细则》《社区卫生服务中心基本标准》《社区卫生服务站基本标准》进行设置审批和执业登记，同时报上一级政府卫生行政部门备案。

（7）社区卫生服务中心登记的诊疗科目应为预防保健科、全科医疗科、中医科（含民族医学）、康复医学科、医学检验科、医学影像科，有条件的可登记口腔医学科、临终关怀科，原则上不登记其他诊疗科目，确需登记的，须经区（市、县）政府卫生行政部门审核批准，同时报上一级政府卫生行政部门备案。社区卫生服务站登记的诊疗科目应为预防保健科、全科医疗科，有条件的可登记中医科（含民族医学），不登记其他诊疗科目。

（8）社区卫生服务中心原则上不设住院病床，现有住院病床应转为以护理康复为主要功能的病床或撤销。社区卫生服务站不设住院病床。

（9）社区卫生服务中心为独立法人机构，实行独立核算。社区卫生服务中心对其下设的社区卫生服务站实行一体化管理。其他社区卫生服务站接受社区卫生服务中心的业务管理。

（10）社区卫生服务中心、社区卫生服务站是专有名称，未经政府卫生行政部门批准，任何机构不得以社区卫生服务中心、社区卫生服务站命名。社区卫生服务机构须以社区卫生服务中心或社区卫生服务站进行执业登记，原则上不得使用两个或两个以上名称。

社区卫生服务中心的命名原则：所在区名（可选）+所在街道办事处名+识别名（可选）+社区卫生服务中心。社区卫生服务站的命名原则：所在街道办事处名（可选）+所在社区名+社区卫生服务站。

社区卫生服务机构使用统一的专用标识，专用标识由卫生部门制定。

（三）社区卫生服务的方式

1. 以病人为中心的个体化服务。

（1）门诊服务是最主要的社区卫生服务方式，以提供常见病、多发病的诊治服务等基本医疗服务为主，一般包括门诊、急诊、留诊观察。

（2）出诊或家庭病床服务是最具特色的社区卫生服务方式，主要为社区行动不便的居民或需要上门服务者提供服务。

（3）转诊和会诊服务是较为常见的社区卫生服务方式，主要形式为双向转诊服务，即将超过执业范围或者社区卫生服务机构无条件诊断或治疗的患者及时转诊到上级医疗机构进行进一步诊疗，以及接收上级医疗机构认为需要并适合在社区卫生服务机构治疗或康复的患者，将其转至社区卫生服务机构进行进一步治疗和康复的服务。如果因各种原因无法转诊，社区卫生服务机构也可请上级医疗机构的专家来社区会诊。

（4）电话咨询。通过热线电话、手机短信等方式为社区居民提供医疗保健咨询、健康教育、出诊及会诊等服务，也可以通过电话定期联系不能按时前来就诊的患者或需要进行定期督导的患者。

（5）除了上述服务外，还为身患多种疾病需要长期医疗护理的老年人提供长期看护服务，为生命终末期患者提供临终关怀和姑息医学照顾，以及提供社区区域内的急救服务和其他便民服务等。

2. 以社区人群服务需求为导向的群体性服务。以社区为导向的基层医疗服务是一种将社区和个人保健结合在一起的系统性照顾策略，重视社区、环境、行为等因素与个人健康的关系，把服务的范围由小的临床医疗扩大到以流行病学和社区医学的观点来提供照顾，将社区中以个人为单位、治疗为目的的基层医疗与以社区为范围、重视预防保健的社区医疗有机结合并融入基层医疗实践。全科医生提供以社区为基础的照顾，首先应掌握社区常见健康问题的分布及其影响因素，构建适应社区需求的知识体系，培养适宜的服务能力，了解社区可利用资源和服务能力，以便选择适宜的策略和方法，为社区居民个体和群体提供安全、有效、可及的卫生服务。

（四）社区卫生服务团队工作模式

1. 社区卫生服务团队概念及构成要素。社区卫生服务团队是以促进社区居民健康、使患者康复为目标而组成的社区卫生服务工作小组。要形成有效的社区卫生服务团队，需要考虑以下六个方面的内容。

第一，明确团队工作的目标和任务。团队工作的目标一定要具体、明确，成员的工作任务一定要围绕工作目标。

第二，确定团队成员。根据工作任务选择团队成员，成员的知识、技能要能够满足完成全部任务的要求，并根据工作量来决定成员的数量，同时要选好团队管理者。

第三，团队成员达成共识。通过召开团队会议，使每一位团队成员明确工作的目标与任务，明确成员间的相互协作关系、权利与义务，建立畅通的沟通渠道和有效的沟通形式。

第四，制订和完善团队工作规划和具体的工作计划。在团队内部要建立一个成员认可且能共同遵守的工作规则，明确团队管理的层级及各层级的权利和义务。通过团队成员的集思广益形成具体的工作计划，并按照时间表执行计划。

第五，团队成员的分工、协作与执行任务。工作计划形成之后，将工作计划分配给每一位成员，并明确每位成员各自独立完成的任务和需要成员间合作完成的具体任务。每位成员按计划要求开展工作，执行任务。

第六，监督和评估。团队内部要指定负责工作过程质量和进度监督的成员，该成员要按照工作任务和指标逐项对工作计划进行检查，以判断工作任务的完成进度、质量、有无偏离既定目标等。评估可全面考察团队工作目标的实现程度和工作任务的完成情况，可以采取团队自评和第三方评估等形式进行。

2. 社区卫生服务团队的类型。根据服务团队存在的目的和提供的服务内容，社区卫生服务团队可大致分为三种（见图4－11）。

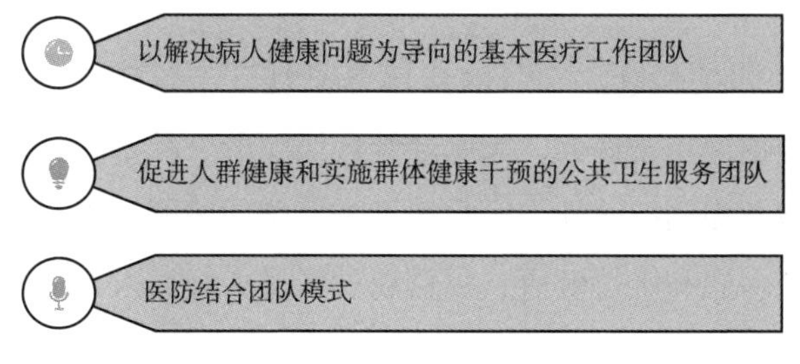

图4－11　社区卫生服务团队分类

（1）以解决病人健康问题为导向的基本医疗工作团队。以解决社区病人健康问题为导向的门诊工作团队，一般由全科医生、社区护士和相关卫生技术人员组成。为了解决复杂疾病而组建的门诊会诊团队，通常由全科医生、社区护士、聘请的临床专家组成。此外，还有门诊照顾团队，其工作不拘泥于固定的时间和地点，而是通常根据病情需要，通过转诊或会诊，临时组建以解决特定或重大健康问题。

（2）促进人群健康和实施群体健康干预的公共卫生服务团队。公共卫生服务团队通常由防保医生、全科医生、社区护士等组成。公共卫生服务团队的任务是深入社区和家庭中提供服务，其服务内容涉及基本公共卫生服务的主要内容，如社区内高危人群保健、定期访视精神病病人及其家庭、实施公共健康教育、对社区群体健康状况进行评估、对特定疾病或健康问题进行筛检等。此外，公共卫生服务团队为了更好地实现目标，还负责协调和寻找社区内外有利于社区人群健康管理和干预的有效资源。我国的城市社区卫生服务中，社区精神卫生服务团队、预防保健服务团队、临时的社区诊断工作小组或团队等均属于公共卫生服务团队。

（3）医防结合团队模式。常见的医防结合团队模式包括全科医生团队管理模式和家庭医生团队签约服务。这种模式是将基本医疗服务和基本公共卫生服务相结合，提供综合性、持续性和个性化的基本医疗保健服务。团队主要由家庭医生（全科医生）、社区护士、公共卫生医师等组成，其中家庭医生是主要的负责人，其服务内容不仅包括常见病、多发病诊治等基本医疗服务，也包括慢性病管理、健康咨询宣教等基本公共卫生服务。

（五）全科医生团队管理

1. 全科医生相关概念。全科医疗服务是社区卫生服务的主要医疗形式，是将全科医学理论应用于病人、家庭和社区照顾的一种基层医疗保健的专业服务。全科医疗服务强调持续性、综合性及个体化的照顾；强调早期发现并处理疾病；强调预防疾病和维持健康；强调在社区场所为病人提供服务，并在必要时协调利用社区内外的其他资源。全科医疗的最大特点是强调长期负责式照顾，其服务内容贯穿人的全生命周期。全科医疗的基本特征与初级卫生保健的基本特点和基层医疗卫生事业的基本要求完全吻合。

全科医生又称为全科医师或家庭医生，是执行全科医疗的卫生服务提供者，是对个人、家庭和社区提供优质、方便、经济有效、一体化的基础性医疗保健服务，进行生命、健康与疾病的全过程、全方位负责式管理的医生。全科医生的职责范围较广，包括病人及其家庭的常见健康问题诊治和全程管理、健康生活方式形成的促进、健康危险因素的早期发现与干预、健康与疾病的咨询，开展多种形式的健康教育、提供有效的双向转诊服务等。全科医生是社区居民健康和卫生保健系统的“守门人”。

2. 全科医生团队的管理模式。全科医生团队以社区卫生服务中心为依托、责任医生为骨干、专业团队为服务形式、健康管理为内容，实现家庭健康管理定向服务、专人负责。全科医生团队服务模式不仅提高卫生资源使用效率，也是居民基本医疗服务的重要保障，为居民提供全方位、连续性医疗保健服务。国外从20世纪70年代中期逐渐开展全科医生团队服务，至今服务模式已比较完善，各国模式有所不同。在英国，由全科医生、各类护士、物理治疗师、药师和健康管理师以及社区助产士等组成的基层保健团队，承担签约居民临床医疗服务工作，以及部分健康教育、慢性病管理工作。加拿大由政府资助全科医生与其他医疗保健领域的人员如药剂师、精神病学专家、营养学专家以及教育工作者等开展合作。巴西则是建立团队辖区责任制，由全科卫生工作队以团队服务的方式提供跨学科的卫生服务。一个全科卫生工作队通常包括全科医生、护士和社区代理人。在国内，随着社区卫生服务的发展，人们逐渐认识到建立全科医生团队的重要性，探索形成了适合我国国情的社区卫生服务模式，即配置全科医生、社区护士、公共卫生医师和药剂、检验等卫生技术人员，形成以全科医生为主体的团队。全科医生团队服务模式有利于更好地利用社区资源为居民提供“六位一体”的基本医疗服务和基本公共卫生服务，进一步提高医疗服务体系整体效率以及医疗卫生服务的连续性和协调性。

3. 家庭医生团队签约服务。家庭医生团队签约服务是目前基层医疗卫生服务中最基本的服务模式，原则上是以家庭医生团队的形式提供服务，团队主要由家庭医生、社区护士、公共卫生医师（含助理公共卫生医师）等组成，其中家庭医生是团队的负责人。目前，家庭医生主要为基层医疗卫生机构注册全科医生（含助理全科医生和中医类别全科医生），以及具备能力的乡镇卫生院医师和乡村医生等。一些地区的家庭医生团队也有药师、健康管理师、心理咨询师、社工等，并且居民在与家庭医生团队签约的同时，可自愿选择一所二级医院、一所三级医院建立“1+1+1”的组合签约服务模式。

（1）服务对象。家庭医生团队签约服务对象主要为家庭医生团队所在基层医疗卫生机构服务区域内的常住人口，也可跨区域签约。目前家庭医生团队签约服务重点人群包括老年人、孕产妇、儿童、残疾人、贫困人口、计划生育特殊家庭成员以及高血压、糖尿病、结核病和严重精神障碍患者等。签约居民可自愿选择家庭医生团队签约。原则上，每位居民在签约周期内自愿选择 1 个家庭医生团队签约，协议有效期为 1 年。

（2）签约服务内容。家庭医生团队根据签约居民的健康需求为其提供基础性和个性化签约服务。基础性签约服务包括基本医疗服务和基本公共卫生服务。个性化签约服务是在基础性签约服务的内容之外，根据居民差异化的健康需求制订有针对性的服务内容。其中，基本医疗服务涵盖常见病和多发病的中西医诊治、合理用药、就医指导等，基本公共卫生服务包括国家基本公共卫生服务项目和规定的其他公共卫生服务。

第五章

健康服务与管理的方法学

健康管理兴起于20世纪80年代的美国，接着英国、德国、法国和日本等国家也积极学习与实施健康管理。健康管理的发展是与社会文明的进步息息相关的。经济和社会的进步使医疗服务技术高速发展，人类的寿命不断延长，人们对健康的需求意愿比以往任何时期都要强烈。除了老龄化问题，急性传染病和慢性病的双重威胁及环境的恶化也加速了医疗卫生需求的攀升。传统的以疾病为中心的诊治模式（生物—医学模式）应对不了新的挑战，于是以个体和群体、社会支持的健康为中心的管理模式（生物—心理—社会模式）在市场的呼唤下孕育而生。

第一节　健康管理相关基础

一、管理的概念

管理是管理者在特定环境下，对组织所拥有的资源进行有效的计划、组织、领导和控制，从而实现既定的组织目标的过程。该定义包含以下含义：管理是由管理者引导的活动；管理是在一定环境条件下进行的；管理是为了实现组织目标；管理需要有效地动员和配置资源；管理具有基本的职能；管理是一种社会实践活动。

二、健康管理的理念

健康管理是以不同健康状况的人群的健康需求为导向，对个人或群体的健康状况及各种健康危险因素进行全面监测、分析、评估和预测，向人们提供专业健康咨询和指导服务，并提出相应的健康计划，协调个人、组织和社会的行动，继而针对各种健康危险因素进行系统干预和管理的过程。其内容包括健康体检、健康评估、健康干预和健康促进四个方面。

健康管理的发展与医学的发展息息相关，是一个从本能、不自觉的过程向有意识、自觉发展的过程。在各种健康和管理理念的不断发展中，逐渐形成了不同层次多角度的健康理念，追求健康的方式和习惯，如养生理念、自我保健理念、健康维护理念、健康促进理念、大健康理念等。这些不同层次、多角度的健康理念相互融合，构成了现代健康管理理念。

1. 养生理念。养生理念是我国几千年来在饮食、医药、民俗等方面健康管理理念的总结，包括五个基本思想：顺其自然，形神兼养，动静结合，审因施养，辩证施养。

2. 自我保健理念。自我保健理念是基于“两个回归”科学理念提出的，包括使健康环境生态链回归自然和使卫生保健回归自我两方面。自我保健是将医疗、预防、保健和康复融为一体的综合性保健办法，只有强化正向的自我保健需求，才能提高人们的自我保健能级。

3. 健康维护理念。健康维护是基于“管理型医疗”（managed cane）的健康保险管理的特定概念，是为特定参保人群提供全面医疗保健服务的保险体系，属于管理型医疗的一种。这种模式强调“防患于未然”，就是为参保人订制精细化的健康处方，让人们远离危险因素，不轻易陷入“亚健康状态”，也是保险业特有的健康管理理念。

4. 健康促进理念。世界卫生组织在《渥太华宪章》中提出健康促进。这里的“健康”显然已经超越了身体健康，它包括应对和解决问题的能力、在自我保健和卫生服务利用之间取得平衡、在家庭和工作中取得成就等。

5. 大健康理念。大健康是根据时代发展、社会需求与疾病谱的改变，提出的一种全局的理念。它围绕着人的衣食住行以及人的生老病死，关注各类影响健康的危险因素和误区，提倡自我健康管理，是在对生命全过程全面呵护的理念指导下提出来的。它追求的不仅是个体的身体健康，还包含精神、心理、生理、社会、环境、道德等方面的完全健康，是现代健康管理理念的核心。

三、现代健康管理的新特点

（一）多层次、多水平的健康管理系统

现代健康管理系统是由微观、中观、宏观多个层次的健康管理活动有机组合而成的健康管理系统，其核心是对个体、群体的不良行为和生活方式的干预与管理，其基础是对家庭、单位、社区等场所的健康问题及影响因素的综合管理，并不断扩大到对国家及全球范围内居民健康的宏观社会条件和结构因素的干预和管理。

（二）管理内容、对象和范围不断拓展

健康管理的内容不仅包含了患病后的治疗和管理，还包括了对各种健康相关危险因素的监测和干预；管理的对象从病人拓展到全人群的不同健康状态、不同生命周期人群的健康维护以及长期动态管理；管理的范围从关注健康结果扩大到关注对健康影响的各种自然、社会条件的管理。

（三）日趋多样化的健康管理手段

健康管理的手段从仅针对个体的临床医学、预防医学和公共卫生的手段，拓展到社会、经济、文化、政策、法律、制度等综合干预措施，将健康融入所有政策。

（四）强调横向与纵向健康管理和协调机制的建立

在重视和依靠卫生行政部门的同时，不断探索将健康目标和体系纳入所有部门的有效途径，期望通过跨部门协调一致的策略，推动健康管理的有效开展。

第二节　健康教育与健康促进

一、健康教育

健康教育指通过有计划、有组织、有系统的社会教育活动，使人们自觉地采纳有益于健康的行为和生活方式，消除或减轻影响健康的危险因素，预防疾病，促进健康，提高生活质量，并对教育效果作出评价。健康教育的核心是教育人们树立健康意识、促使人们改变不健康的行为生活方式，养成良好的行为生活方式，以减少或消除影响健康的危险因素。通过健康教育，能帮助人们了解哪些行为是影响健康的，并能自觉地选择有益于健康的行为生活方式。健康教育的干预活动应以调查研究为前提；健康教育的干预措施是健康信息传播。健康教育是包含多方面要素的系统活动，健康教育的首要任务是致力于疾病的预防控制，进而也帮助病人更好地治疗和康复，同时努力帮助普通人群积极提高健康水平。

（一）健康教育的分类与功能

健康教育按划分标准有不同的分类：按目标人群或场所可分为社区健康教育、农村健康教育、学校健康教育、医院健康教育、职业人群健康教育等；按教育目的或内容可分为疾病健康教育、营养健康教育、不同人生阶段的健康教育、心理卫生教育、死亡教育等；按业务技术或职责可分为：健康教育管理、健康教育的组织与实施、健康教育人才培训、健康教育效果评价等。

健康教育的功能主要体现在以下几个方面：

（1）帮助个体和群体掌握卫生保健知识和技能，树立健康观念，自愿采纳有利于健康的行为和生活方式。

（2）使人们有效地预防、减少、推迟高血压、糖尿病等各种慢性非传染性疾病的发生。

（3）有效地控制传染病的传播与流行。

（4）预防和减少慢性疾病发生，有效降低医疗费用支出。

（5）促进健康素养的发展，提高人们自我健康管理和有效利用医疗服务的能力，满足日益增长的不同健康服务的需求。

（二）健康教育规划设计的基本程序

健康教育规划设计包括项目设计的基本要素和设计的程序，是规划设计的框架结构。具体内容如下。

（1）明确社区主要健康问题——社区需求评估。在制订规划时应调查社区需要我们解决什么，哪些问题能通过健康教育干预得到解决，目前应优先解决的健康问题是什么。这就需要从分析社区生命质量和健康状况入手，由健康教育诊断作出评估。

（2）优先项目的确定。社区优先项目应该是那些对健康影响大、与行为关系密切，该行为具有高可变性，并相对具有支持改变该行为的外部条件的项目。

（3）确定规划目标。在制订社区健康教育规划时首先要有明确的目标，包括总体目标和具体目标。计划的总体目标是规划的最终结果，是规划的一个努力方向，是一个宏观的目标。规划的具体目标可以用 5 个英文字母“SMART”来衡量，即目标应是具体的（special）、可测量的（measurable）、可完成的（achievable）、可信的（reliable）、有时间限制的（time bound）。具体地说，规划目标可以归纳成 4 个“W”和 2 个“H”。即对谁（Who）、实现什么变化（发病率、行为、信念）（What）、在多长时间实现这种变化（When）、在什么范围内实现这种变化（Where）、变化程度多大（How much）、如何测量这种变化（How to measure）。

（4）目标人群的确定。根据与目标行为的关系将目标人群分为三级。一级目标人群是希望项目实施行为改变的人群，如慢性病患者等。二级目标人群是对一级目标人群有重要影响的人群，如一级目标人群的亲属等。三级目标人群是行政决策者、经济资助者和其他对计划成功有重要影响的人。某些疾病防治计划中，可根据生理状况、从事危害健康行为的程度等将目标人群分为高危人群、重点人群和一般人群。

（5）制订干预策略。根据项目目的（目标）、对象人群特征、环境条件和可得资源等情况选择最佳的干预途径、干预方法及其时间、空间和人群。策略制订应该充分运用健康教育行为改变理论。干预策略一般分为健康教育策略、社会策略、环境策略及资源策略四类。

（6）确定干预场所组织网络与执行人员。教育场所在健康教育项目中所起的作用是十分重要的。一般来说，干预场所可以分为教育机构、卫生机构、工作场所、公共场所、居民家庭等。日程包括准备、执行和总结阶段。如相关材料的准备、干预实验、人员培训、方案完善、监测与评价计划执行、整理分析材料和数据等。

（7）设计监测与评价方案。方案包括设计内容、方法、工具等，评价包括形成评价、过程评价、效果评价和总结评价。

二、健康促进

健康促进是1986年11月21日世界卫生组织在加拿大的渥太华召开的第一届国际健康促进大会上首先提出的，是指运用行政的或组织的手段，广泛协调社会各相关部门以及社区、家庭和个人，使其履行各自对健康的责任，共同维护和促进健康的一种社会行为和社会战略。关于健康促进的确切定义，最受公认的是《渥太华宪章》中提出的："健康促进是促使人们维护和改善他们自身健康的过程。"而世界卫生组织前总干事布伦特兰在2000年的第五届全球健康促进大会上则做了更为清晰的解释："健康促进就是要使人们尽一切可能让他们的精神和身体保持在最优状态，宗旨是使人们知道如何保持健康，在健康的生活方式下生活，并有能力做出健康的选择。"美国健康促进杂志的最新表述为，"健康促进是帮助人们改变其生活方式以实现最佳健康状况的科学（和艺术）。最佳健康被界定为身体、情绪、社会适应性、精神和智力健康的水平。生活方式的改变会得到提高认知、改变行为和创造支持性环境三方面联合作用的促进。三者当中，支持性环境是保持健康持续改善最大的影响因素。"以上概念框架提出了最佳健康维度和健康促进的三个层次。

（一）健康促进活动领域

1986 年第一届国际健康促进大会发表的《渥太华宪章》中指出，健康促进涉及五个主要活动领域：

（1）制订能促进健康的公共政策。健康促进超出了卫生保健的范畴，各政府、组织要把健康问题提到议事日程上，使其了解他们的决策并承担相应的责任；明确要求非政府部门建立和实行健康促进政策，以便人们更容易作出健康的抉择。

（2）创造健康支持性环境。为人们创造安全、舒适、满意、愉悦的工作和生活条件，能系统评估变化的环境对人们的影响，为人民提供免受疾病威胁的保护，促使人们加强提升健康的能力和自立程度。

（3）加强社区行动。发动社区力量，利用社区资源，形成灵活体制，通过增进自我帮助和社会支持，提高解决健康问题的能力。

（4）发展个体技能。通过提供健康信息和教育来帮助人们提高做出健康选择的能力，以支持个人和社会的发展。

（5）调整卫生服务方向。调整卫生服务类型与方向，将预防和健康促进作为服务模式的一部分，同时卫生服务机构要不断改革，适应广大群众的新要求。

（二）健康促进在健康管理中的应用

1. 在个体健康管理中的作用。针对个体的健康信息设计的问卷与健康教育常用的问卷相似，内容中所包含的行为和生活方式相关问题以及健康教育需求等问题在健康教育的问卷中也经常问及。

2. 在群体健康管理中的作用。在健康管理领域，健康管理除了要做个体化的健康管理外，还面临着社区、企事业单位、学校等以场所、人群为基础的群体健康干预。

下面仅以慢性病社区为例，简要介绍健康促进在健康管理中的应用：

社区慢性病管理主要针对高血压、糖尿病等慢性疾病开展形式多样的健康促进活动。如健康教育专栏是指设置固定的健康教育宣传栏，语言通俗易懂，并定期更换；发放健康教育处方和宣传单；定期举办健康教育讲座、播放健康教育录像；通过分组小课或问答的形式进行教育；个体化的健康指导等有针对性的健康教育。

三、健康教育与健康促进的关系

健康教育和健康促进密不可分。健康促进是健康教育的发展和延伸，健康教育是健康促进的重要内容和基础；健康教育在健康促进中起主导作用；健康教育是健康促进的必要条件，如果没有健康教育，就无法实现健康促进的目标。

健康促进不仅包括一些增强个体和群体知识技能的健康教育，更包括那些改变社会和环境条件的活动，以减少它们对个体和大众健康的不利影响。健康教育是健康促进的基础和先导，一方面，健康教育在促进行为改变中起着重要作用；另一方面，健康教育对激发领导者拓展教育的意愿，促进群众的积极参与，促成健康促进氛围的形成有着重要的作用。因此离开了健康教育，健康促进就会是无源之水，无本之木。同时，政府的承诺、政策、法律、组织等社会支持和社会、自然环境的改善对健康教育是强有力的支撑，而健康教育如不向健康促进发展，其作用就会受到极大限制。

第三节　健康管理学的研究方法

健康管理学研究方法是支持健康管理学发展的必要条件，也是其逐渐成熟的重要标志。健康管理学研究方法和方法学是多学科研究方法的集成与创新，主要包括相对危险量化评估方法、绝对危险量化评估方法和中医辨证施治方法。健康管理涉及的学科范围广泛，健康管理相关学科的研究方法众多，本部分概要介绍社会学、管理学、卫生统计学、流行病学、营养学、循证医学、信息管理等相关学科的研究方法。

一、概述

（一）基本概念

健康管理学研究方法体系是由研究主体为了实现特定研究目的，在研究健康管理的本质和规律时所采用的一系列相互联系、相互作用的特定研究方法共同构成的研究方法体系。

（二）特点

任何一项研究都离不开方法的支撑，不存在没有研究方法的科学研究。没有研究方法，其研究就成了无源之水、无本之木，就不是真正的研究。想要做好研究并取得一定研究成果，必须使用一定的研究方法。健康管理学涉及临床医学、康复医学、心理学等多个学科领域，且随着健康管理学的快速发展，不断有新问题、新观点、新技术出现。因此，健康管理学研究方法具有综合性、动态性和独特的创新性等特点。

二、健康管理学的研究方法与应用

（一）相对危险量化评估方法

相对危险性反映的是相对于一般人群危险度的增减量。相对危险度表示的是与人群平均水平相比，危险度的升高或降低。人群平均危险度可以来自一个国家或一个地区按照年龄和性别统计的死亡率表。

1. 健康危险因素评估所需资料。

（1）当地性别、年龄别的疾病死亡率。这些资料可以通过死因登记报告、疾病检测等途径获得，也可通过回顾性调查获得。相对危险评估要阐述疾病的危险因素与发病率及死亡率间的数量联系，选择疾病及有关的危险因素作为研究对象，对取得结论及合理解释非常重要。

（2）个人健康危险因素。需要收集的有关个人的健康危险因素可以分为下列五类：一是行为生活方式：吸烟、饮酒和体力活动等；二是环境因素：经济收入、居住条件、家庭关系、生产环境、心理刺激和工作紧张程度等；三是生物遗传因素：年龄、性别、种族、身高、体重、疾病遗传史等；四是医疗卫生服务：是否定期进行体格检测、X 射线检测、肠镜检查、乳房检查等；五是疾病史：应详细了解个人的患病史、症状、体征及相应检查结果，包括个人疾病史、婚姻与生育情况（初婚年龄、妊娠年龄、生育胎教等）、家庭疾病史（家庭中是否有人患冠心病、糖尿病、乳腺癌、直肠癌、高血压以及精神类疾病等）。

2. 计算危险分数的有关资料。将危险因素转换成危险分数是评估危险因素的关键步骤，只有通过这种转换才能对危险因素进行定量分析。危险分数是根据人群的流行病学调查资料，如各危险因素的相对危险度和各种危险因素在人群中的发生率，应用一定数理统计模型，如 logistic 回归模型、综合危险因素模型等计算得到的。还可以采用经验评估方法，邀请不同专业的专家，参照目前病因学与流行病学研究结论，对危险因素与死亡率之间联系的密切程度，提出将不同水平疾病存在的危险因素转换成各个危险分数的指标。

3. 健康危险因素评估具体步骤。

（1）收集个人危险因素资料。一般采用自填式问卷调查法，辅以一般体格检查、实验室检查等手段获得。需收集的危险因素资料，除个人行为生活方式、环境因素、生物遗传因素和卫生保健方面以外，还应调查原有疾病史、家族史、婚姻生育史等。

（2）收集当地年龄别、性别、疾病及死亡率资料。可通过死因登记报告、疾病预测或死亡回顾调查获得。该资料作为同年龄别、同性别死亡率的平均水平，在评价时作为比较的标准。

（3）将危险因素转换成危险分数。这是进行危险因素评价的关键步骤。当危险因素相当于平均水平时，危险分数等于 1.0，也即危险分数为 1.0 时，个人发生某病死亡的概率大致相当于当地死亡率的平均水平；当危险因素超过平均水平时，危险分数就越大，个人死于某疾病的概率也越大。反之，危险因素低于平均水平，危险分数就小于 1.0，个人死于某病的概率则小于当地平均死亡率。

危险分数的换算一般采用两种方法，一是根据危险因素与死亡率之间存在着的函数关系，用多元回归分析法计算出两者间的相关值；二是邀请专家，确定经验指标和评分。

（4）计算组合危险分数。与死亡原因有关的危险因素只有一项时，组合危险分数即是该危险因素的危险分数。当危险因素有多项时，其计算方法为：先将危险分数大于1.0的各项危险分数值分别减去1.0后剩下的数值作为相加项分别相加；再将小于或等于1.0的各项危险分数值作为相乘项分别相乘；最后将上述两数值相加即得到该死亡原因的组合危险分数。

（5）存在死亡危险。存在死亡危险说明在某一种组合危险分数下，死于某病的可能危险性，其值为平均死亡概率与组合危险分数之乘积。

（6）计算评价年龄。评价年龄是根据年龄与死亡率之间的函数关系，按个体所存在的危险因素，计算被评价者总的死亡危险，通过查阅健康评价年龄表所得出的年龄。

（7）计算增长年龄。增长年龄是针对个体已存在的危险因素，提出消除危险因素的有关措施后，该个体可能达到的年龄。

（8）计算危险降低程度。危险降低程度所表明的是，若按医生建议消除了目前所存在的危险因素后，危险可以降低的程度。

（二）绝对危险量化评估方法

绝对危险评估以队列研究为基础构建，主要运用流行病学研究方法估计将来若干年内患某种疾病的可能性，可以用来评估多个危险因素对疾病的效应。

目前，在疾病防治方面，国外研究者已经转向在疾病绝对危险基础上构建疾病危险沟通工具。

1. 概率评估法。这种方法是以某事故发生概率计算为基础的方法，如事故数和事件数的评估方法。

2. 数学模型计算评估法。这种方法主要是通过应用软件来实现评估。如Grover等建立了评估患者“心血管年龄”的新的危险沟通工具。

（三）中医辨证施治方法

1. 中医“治未病”基本理论。对疾病危险因素的干预策略和对疾病发生、发展过程的掌控是健康管理的基础。现代医学认为，人从健康到疾病包括健康、亚健康和疾病三个过程，而中医学则将其分为未病、欲病和已病三个阶段，中医的“治未病”体系则针对这些阶段分别提出了“未病先防”“既病防变”和“瘥后防复”的理论与实践，从而实现增进与维护健康、提高生命质量的目的。

（1）未病先防：中医理论认为，疾病的产生与人体正气（机体抵抗力）和邪气（致病因子）两方面的因素有关，其中邪气是外因，正气才是决定是否发病的内在基础。在未病之前积极采取各种措施，增强机体的正气，提高其抵御邪气的能力，防止疾病的发生。

（2）既病防变：既病防变是指在治疗过程中，把握有利时机，早诊断、早治疗，防止疾病向严重复杂的方向发展。

（3）瘥后防复：疾病初愈，虽然症状消失，但此时邪气未尽，正气未复，气血未定，阴阳未平，若调摄不当，则可助邪伤正，使正气更虚，余邪复盛，引起疾病复发或留有后遗症。

中医学“治未病”理论强调从整体上把握生命与健康，既符合人的生命活动规律，也是降低目前占主导地位的疾病，如心血管疾病、恶性肿瘤等疾病发病率的重要方法，与现代医学健康管理的模式不谋而合。

2. 中医体质类型。健康管理学的一大特色就是运用中医使人达到平衡的状态，从而促进健康。阴阳均平是中医对健康的高度概括，在中医理论体系中，阴阳涵盖了身体、心理、自然环境及社会关系等多方面因素，这与健康管理追求的健康相一致。

近年来，随着人们物质文化与精神生活水平的提高，体质这一与性格、健康、疾病及预防密切相关的概念也日益为普通大众所接受和认可。

3. 中医特色养生方法。中医学在长期的医疗实践中，积累了丰富的养生防病和保健经验。健康调护是在中医理论的指导下，采取规律起居、静心守神、服食药饵、吐纳导引等多种方法，使机体处于一种阴平阳秘、气血充足的平衡状态。健康调护包括生活起居调护、饮食调护、运动调护、精神调护、针灸按摩调护、药物调护等。

三、相关学科的研究方法

（一）管理学研究方法

此方法是运用管理学的知识，进行健康监测、评估和干预、维护健康的基本方法。

1. 历史研究法。此方法是运用管理理论与历史的实践文献，全面参考管理的历史演变、重要的管理思想和渊源，从中找出规律性的东西，寻求对现在仍有意义的管理原则、方式和方法。

2. 比较研究法。此方法是科学研究中一种常用的研究方法。它寻找事物之间的异同，分辨出其一般性和特殊性，留下值得借鉴的事物。

3. 案例分析法。此方法是指在学习研究管理的过程中，通过对典型案例的分析，总结出管理的经验、方法。

（二）卫生统计学方法

1. 统计设计。这一过程包括调查设计和实验设计。

2. 统计描述。这一过程是对原始数据进行归纳整理，用相应的统计指标，表示出研究对象最鲜明的数量特征。

3. 统计推断。统计推断指在统计描述的基础上对相关指标的差别和关联性进行分析和推断。

卫生统计学方法是一项基本方法，在健康管理研究中应用非常广泛。此方法可以应用于健康管理科研设计中，对数据进行收集、描述、结果分析和评价等。

（三）流行病学研究方法

流行病学研究方法是健康管理的重要手段和工具，流行病学研究结果是健康管理的重要依据。使用此方法可在健康危险评估过程中计算相对危险度、归因危险度等指标，得出疾病与危险因素的关联强度。

1. 现况研究。此方法也称横断面调查法，是指在某一特定时间对某一特定范围内的人群，以个人为单位，收集和描述人群的特征以及疾病或健康状态的分布。

2. 病例对照研究。此方法的基本原理是以患有某病的病人作为病例组，以不患该病者作为对照组，通过询问、实验室检查或复查病史等，调查了解两组人群既往暴露史，并进行比较。若两组研究因素暴露比例的差异有统计学意义，则可认为该因素与疾病之间存在着一定的关联，并可进一步估计关联强度。

3. 队列研究。此方法亦称定群研究。研究开始时已经掌握各研究对象中某研究因素的情况，随访一定时期，在此期间或之后，通过检查或监测，了解疾病或死亡的发生情况。

4. 实验性研究。此方法是以一定的假设为基础，通过一个或多个变量的变化来观察这些变量对另一个或一些变量产生的效应的一种研究方法。实验的主要目的是建立变量之间的因果关系。根据不同的研究目的和研究对象，实验性研究可分为临床试验和社区试验。

（四）社会学研究方法

1. 文献研究法。这是一种利用已有的研究资料进行研究的方法。其优点是可以减少各种原因所致的统计效能不佳和单个研究容易出现的系统误差等，有效提高文献资料的利用率及文献研究结果的价值。

2. 比较研究法。比较研究法指对两个或两个以上的事物或对象加以对比，以找出它们之间的相似性与差异性的一种分析方法。

3. 实地研究法。实地研究法指不带有理论假设而直接深入社会生活中，采用观察、访问等方法去收集基本信息或原始资料，从第一手资料中得出特殊性结论的方法。

4. 访问研究法。访问研究法又称访谈法，就是访问者通过口头交谈等方式向被访问者了解社会事实情况的方法。访问的过程实际上是访问者与被访问者面对面的社会互动过程。

5. 调查研究法。现场调研是健康管理最常见的研究方法之一，一般分为描述性研究和分析性研究。

6. 社会学实验研究法。此方法也称实验调查法，是实验者有目的、有意识地通过改变某些社会环境的实践活动来认识实验对象的本质及其发展规律的方法。

社会学研究方法在健康管理研究中有非常广泛的应用。社会学研究方法为健康管理研究提供基础研究方法，其定性研究方法成为定量研究的有效补充手段。社会学调查研究从社会的角度来分析疾病的发生和发展，展示健康的规律。

（五）营养学研究方法

营养学研究方法是通过人体组成分析、人体测量、生化检验、临床症状、群体检测、营养信息收集等多项营养测定方法，判定个人或群体营养状况，确定营养不良类型及程度，估计预后，并监测营养支持疗效的方法。营养学研究方法为健康管理研究提供了营养方面的研究方法，在指导健康饮食、营养均衡方面具有重大意义。

1. 人体营养调查。这一调查包括居民营养状况调查与监测、社会营养监测、膳食结构的调查等。

2. 人体营养状况评价。评价常用方法包括人体测量、生化及实验室检查、临床检查等。

（六）循证医学研究方法

循证医学是指医疗决策应将个人的临床专业知识与现有的最佳研究证据、患者的选择结合起来进行综合考虑，从而作出最佳医疗决策。这种方法广泛用于健康管理研究成果的探寻、评价、发掘等方面，其基本内容包括：

（1）提出明确的临床问题。临床实践中常需要了解有关特定患者诊断、预后及处理方面的新信息以帮助科学决策。由于时间有限，要求医师快速地形成恰当的问题，以便在短时间内完成证据检索。

（2）搜索相关文献，寻找最佳证据。根据特定的临床问题，确定恰当的研究类型，再根据相应证据的分级选择恰当的数据库，制订检索策略进行检索。

（3）对证据进行严格的评价。在将检索到的证据应用于个体患者前，需要对收集的证据的真实性、可靠性及与该患者的相关性进行评价。

（4）应用证据进行临床实践。证据有助于患者获得更好的诊治，降低不良反应的发生，但需要医生综合考虑以往经验、患者所处的临床环境和其本人的意愿。

（5）评估实践后的效果和效率，便于改进和提高。对实践后的结果，不管是成功的经验还是不成功的教训，临床医生都应进行具体分析和评价，达到改进、增进学术水平和提高医疗质量的目的。

（七）信息管理学研究方法

信息管理学是一个建立在数学、管理学、信息科学与技术的基础上，涉及多个学科和领域的综合性学科，可以宏观全面地了解人类社会信息管理活动的客观规律，掌握信息管理的基本理论和方法。信息管理学作为健康管理学的重要研究方法，保证采集的内容客观反映服务对象的实际情况，不断适应信息化条件下健康管理需求，丰富健康管理的研究手段与管理方法，已成为促进健康管理发展的重要形式。

1. 实验研究法。此方法是研究者通过一定手段来改变观察环境中的某个或某几个变量，观察这些变量对其他变量的影响，以确定变量间相互关系的研究方法。实验研究的目的是确认独立变量与从属变量间的因果关系，从而解释客观事物间的关系或客观现象，属于解释性研究方法。

2. 社会调查法。此方法是以对客观情况进行真实描述为目的，通过描述某个或某些变量的特征分布或变化状态，从而解释变量间的相互关系或确认因果关系。社会调查法被用来发现和确立变量间的关联关系。

3. 观察研究法。此方法是指对人们的自然行为进行科学研究，以揭示这些行为的客观规律的研究方法。

4. 大数据研究法。健康管理离不开大数据的支持，此方法通过对不同地区人群的健康数据进行分析和挖掘，可得出不同地区、人群的健康差异，并以此构建个性化、地区化的健康评估模型，制订科学的防病、治病方法以及愈后标准。

第六章

健康风险评估与健康管理策略

第一节 健康风险评估

健康风险评估是一种方法或工具，用于描述和评估个体未来罹患某种特定疾病或因为某种特定疾病导致死亡的可能性。健康风险评估是对个人的健康状况及未来患病/死亡危险性的量化评估，包括健康状态、未来患病或死亡危险、量化评估这3个关键词。

健康风险评估是健康管理的重要技术措施之一。健康管理是针对影响个体和群体健康的危险因素，通过开展促进健康的活动，提高人们对自我健康的认知，改变不良的生活习惯，掌握改善健康的技巧，以达到身心各方面的最佳状态。常见的健康管理内容包括健康监测、健康风险评估和分析、健康指导、健康危险因素干预等。健康风险识别和教育工具可以提高健康管理的效率，增加个体对健康危险因素的认知。在体检之后配合详细的健康问卷调查，使用健康风险评估的计算工具为个体计算出各种常见慢性疾病如心血管疾病或脑血管疾病的发病概率。

健康风险评估的发展分为以下四个阶段。

第一阶段：1940年，罗宾（Robbins）医生首次提出健康风险评估的概念。他从当时进行的大量子宫颈癌和心脏疾病的预防工作中总结了这样一个观点：医生应该记录病人的健康风险，用于指导疾病预防工作的有效开展。他制作的健康风险表，赋予了医疗检查结果更多的疾病预测性含义。

第二阶段：1950年，罗宾担任公共卫生部门在研究癌症控制方面的领导者，他主持制订了《10年期死亡率风险表格》，并且在许多小型的示范教学项目中，以健康风险评估作为医学课程的教材及运用模式。

第三阶段：20世纪60年代后期，随着人寿保险精算方法在病人个体死亡风险概率的量化估计中的大量应用，所有产生量化健康风险评估的必要条件准备就绪。

第四阶段：1970年，罗宾和杰克·霍尔（Robbins and Jack Hall）医生针对实习医生共同编写了《如何运用前瞻性医学》（*How to Prospective Prospective Medicine*）一书，阐述了健康危险因素与未来健康结局之间的量化关系，并提供了完整的健康风险评估工具包，包括问卷表、健康风险计算以及反馈沟通的方法等。至此，健康风险评估进入大规模应用和快速发展时期。

一、风险与风险评估

（一）风险与风险管理概述

所谓风险，是指未来的不确定性。广义而言，人们使用风险来描述结果不确定的事件或状况。当实际结果与预期结果存在差异时产生了风险。生活本身是充满风险的，健康风险是生活中最常见的风险之一。人类始终在寻求保障，这种对安全保障的寻求推动着人类不断认识风险、规避风险，直到有意识地建立制度、使用管理技术，逐步实现风险管理。

风险一般分为以下三类，如图6-1所示。

纯粹风险和
投机风险
静态风险和
动态风险
主观风险和
客观风险

图6-1　风险的分类

1. 纯粹风险和投机风险。纯粹风险不存在带来任何收益的可能性，而只有损失的可能性。纯粹风险的事例包括由于火灾或洪水造成的财产损坏的不确定性，或由于事故或疾病造成非自然死亡的预期。与纯粹风险相对，当某种既可能产生收益也可能造成损失的事件存在不确定时，则是投机风险。商业投资和赌博就是投机风险的事例。

2. 静态风险和动态风险。静态风险来自处于稳定均衡的不变社会。纯粹风险和投机风险都可以在一个相对稳定的环境下发生。例如雷电、风暴和死亡等随机事件引起的不确定性，以及在稳定的社会经济环境中，商业行为引发的不确定性都属于静态风险。动态风险产生于变化了的环境。同样，在变化了的环境中可以发生纯粹风险和投机风险。新技术的普及带来的医疗费用上涨、药物不良反应引起的健康损失，以及治安恶化带来的投资减少等就是动态风险。

3. 主观风险和客观风险。主观风险是指对于给定事件的结果有疑虑的人所处的心理状态。其本质是一种心理的不确定性，这种不确定性是源于个人的思维方式或心理状态。客观风险是预期经验与现实之间可能存在的差异。对主观风险的认识有助于解释那些面对相同形势却作出不同决定的人们的行为。在客观风险明确的情况下，人们却会采取截然不同的规避行为，这种现象的根源在于人和人的心理不确定性是不同的。

（二）风险管理

风险管理是指人在面临风险时进行风险识别、风险估测、风险评价、风险控制等程序以减少风险负面影响的决策及行动过程。风险管理的本质是事前管理，风险管理总的原则是以最小的成本获得最大的保障，其最主要的目标是控制与处置风险，以防止和减少损失的发生。

风险管理一般包括如图 6－2 所示的三个内容。

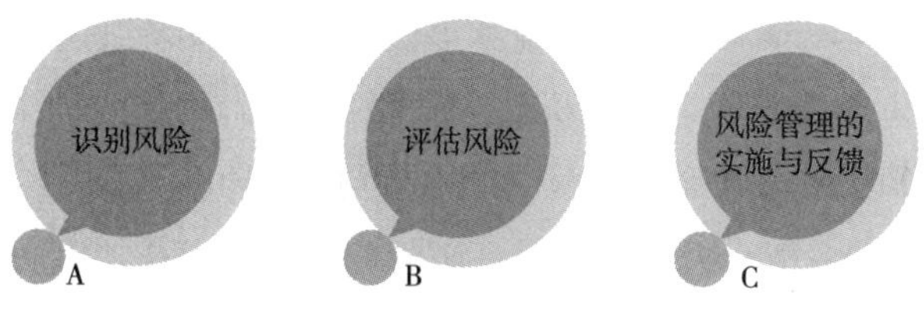

图 6－2 风险管理的内容

1. 识别风险。识别风险是衡量风险、控制风险的前提，没有发现风险，衡量风险、控制风险就无从谈起。对健康风险而言，早期发现具有非同寻常的重要意义，掌握风险识别标准和技术是识别风险的关键。

识别风险是风险管理的基础，是在进行了实际调查研究之后，运用各种方法对尚未发生的潜在的及存在的各种风险进行系统归类，并总结出面临的所有风险。风险识别所要解决的主要问题是风险因素、风险的性质以及后果、识别的方法及其效果。

2. 评估风险。评估风险就是对风险存在及发生的可能性以及风险损失的范围与程度进行估计和衡量。其基本内容是运用概率统计方法对风险的发生及其后果加以估计，得出一个比较准确的概率水平，为风险管理奠定可靠的数学基础。风险评估的具体内容包括三个方面：首先，要确定风险事件在一定时间内发生的可能性，即概率的大小，并且估计可能造成损失的严重程度；其次，根据风险事件发生的概率及损失的严重程度估计总体损失的大小；最后，根据以上结果，预测这些风险事件的发生次数及后果，为决策提供依据。

这一阶段的核心内容包括对每种已经被识别出来的风险进行评价，确定风险来源，衡量风险程度，预计风险造成的直接或间接损失。

3. 风险管理的实施与反馈。风险管理主要是在认识风险的基础上，对可能的风险加以防范和控制。因此制订和实施风险管理方案十分重要，没有方案，风险管理无的放矢。有了方案后，还要在实施过程中不断总结经验，在风险发生的全过程，即事前、事中和事后及时反馈信息，提高风险管理的效率。

二、健康相关危险因素

从广义上来讲，健康相关危险因素也称健康危险因素，是指机体内外存在的使疾病发生和死亡概率增加的诱发因素，包括个人特征、环境因素、生理参数、疾病或亚临床疾病状态等。个人特征包括不良的行为（如吸烟、酗酒、运动不足、膳食不平衡、吸毒、迷信、破坏生物节律等）、疾病家族史、职业等；环境因素包括暴露于不良的生活环境和生产环境等；生理参数包括有关实验室检查结果（如血脂紊乱）、体型测量（如超重）和其他资料（如心电图异常）等。

任何影响健康的“正常状态”的因素都是健康危险因素。1986 年，世界卫生组织参与主办的第一届国际健康促进大会发布的《渥太华宪章》对健康的定义做了进一步的说明，认为健康是每天生活的资源，并非生活的目标。健康是一种积极的理念，强调社会和个人的资源以及个人躯体的自主能力。这就将影响健康的个体行为以及群体和机构行为都纳入了健康危险因素的范畴。因而，在考虑传统健康指标的同时，我们更要关注各类因素对健康的综合影响。

（一）慢性病与危险因素

慢性病事件的危险因素按是否可以改变分为不可改变的危险因素和可改变的危险因素。不可改变的危险因素主要包括家族遗传史、老龄化与性别、环境等；可改变的危险因素主要包括心理不健康、健康水平偏低，不良生活方式（吸烟、饮酒过多、运动不足、膳食不平衡等）导致的腰围、体重指数（BMI）超标（肥胖或超重），血脂异常、血糖、血压、血尿酸偏高等，这些因素与我们个人健康状况以及个人慢性病风险有密切的联系。

随着物质生活水平日益提高和老年化社会的发展，由不良生活方式引发的糖尿病、心脑血管疾病、肿瘤等慢性病日趋流行，已经严重影响我国居民健康水平和生活质量。研究发现，60% 的慢性病事件是心理不健康，不良生活方式（吸烟、饮酒、运动不足、膳食不平衡等）导致的腰围、BMI 超标（肥胖或超重），血脂异常，血糖、血压、血尿酸偏高等可改变的危险因素所导致，如果通过消除或改善可改变的危险因素，则预防控制或延缓 60% 以上的慢性病事件发展发生是可能的。

健康危险因素与健康风险不仅存在于人们所有社会生产和生活活动中，也存在于人类自身的生、老、病、死过程中，健康风险一旦发生，会给个人、家庭和社会带来一定程度的损失。健康风险同样需要积极地管理和应对。健康风险评估则是进行健康风险管理的基础和关键。

（二）与生活方式相关的危险因素

生活方式是一种特定的行为模式，这种行为模式受个体特征和社会关系所制约，是在一定的社会经济条件和环境等多种因素的相互作用下形成的。建立在文化继承、社会关系、个性特征和遗传等综合因素基础上的稳定的生活方式，包括饮食习惯、社会生活习惯等。众多研究表明，不良生活方式和行为对健康的直接或间接影响巨大，例如，吸烟与肺癌、慢性阻塞性肺病、缺血性心脏病及其他心血管疾病密切相关；膳食不合理、身体活动不足及吸烟，成为造成多种慢性病的三大行为危险因素。据美国调查，只要有效地控制行为危险因素，如不合理饮食、缺乏体育锻炼、吸烟、酗酒和滥用药物等，就能减少40%～70%的早死风险、1/3的急性残疾和2/3的慢性残疾。

预防慢性病的最好方法是改善生活方式，健康教育和健康管理都是帮助人们减少导致这些慢性病危险因素的重要手段。要想有效地控制和改善慢性病的危险因素，首先要识别这些个体及人群的危险因素。

1. 体重与体重指数（BMI）：超重（肥胖）的人罹患高血压、高血胆固醇或其他脂质代谢紊乱、2型糖尿病、心脏病、脑卒中和某些癌症的危险性也较大。减肥不仅有助于预防这些疾病，而且也会延缓病情的进展。除了要关注体重，更主要的是看多余的体脂储存在身体的什么部位。因为这将影响是否具有罹患疾病的危险。假如您的体型属于苹果型，则您体内多余的脂肪将主要储存在腹部，此时您罹患心脏病和2型糖尿病的危险性就比较大。

一个人的体重受多种因素影响，包括遗传、激素代谢以及膳食和体力活动等。即使是正常人，他们通过膳食摄入的热能完全一样，体重也会各不相同。超重者一般来说都不好运动，但这究竟是肥胖的原因还是结果目前还无法确定。关于体重的一般性建议是，将自己的体重控制在理想体重的120%以内。

2. 体力活动：多进行体力活动有助于保持体重，降低胆固醇水平，并且能缓解高血压，有助于降低心脏病的发病危险，也有助于降低发生其他慢性疾病的可能性。一定强度的锻炼（有氧运动）还能改善心肺功能。

3. 健康饮食：采用健康饮食有助于控制导致多种慢性疾病的危险因素。健康饮食的目标是保持恒定理想体重、预防疾病和摄入充足、平衡的各种营养素，摄入丰富的谷类、蔬菜、水果和豆类以及采用低脂、低胆固醇、低盐、低钠和低糖膳食。

4. 吸烟：吸烟增加罹患脑卒中、癌症、严重肺部疾病和其他慢性病的危险。吸烟越多，危险性就越大。

5. 酗酒：酗酒会暂时性地使血压升高，会导致高血压的发生。饮酒过多还会引起其他一些健康问题，例如肝病和胰腺疾病、脑部和心脏损害，并使发生多种癌症的危险性增加以及导致胎儿酒精综合征和车祸。酒精的热能密度较高，因此必须严格限制饮酒。

6. 压力：压力是面临挑战和需求时机体的体能、精神和感情方面的综合反应。没有及时缓解的压力会增加罹患脑卒中、心脏病和其他慢性疾病如偏头痛、过敏、哮喘和背痛的危险性。压力能够暂时性地使血压升高。若这种状况持续较长时间，就会导致高血压。对自身压力能够充分认识并采取合理而健康的途径及时给予缓解，就可以极大地减轻压力造成的后果。

（三）我国居民存在的主要健康危险因素

近十几年来，我国居民的冠心病、脑卒中、恶性肿瘤和糖尿病等慢性病发病率一直呈不断上升的趋势。与美国、日本等发达国家慢性病稳中有降的情况形成鲜明的对比，近五年慢性病发病率的上升有加速的倾向。中国居民慢性病的主要危险因素有不健康的饮食（能量、脂肪和食盐的过度摄入）、身体活动不足、长期的精神紧张和心理压力以及长期吸烟和过量饮酒。这些危险因素的聚集和社会发展、文化、经济环境以及个体原因密切相关。大量的吸烟、饮酒是近 30 年变得突出的健康行为问题。上述危险因素导致了肥胖、高血压、高血脂等的患病率均上升到 20% ~30%，这些疾病进一步发展成冠心病、脑卒中、糖尿病和恶性肿瘤等。

（四）健康危险因素的识别

对健康风险而言，早发现具有重要意义，掌握风险识别标准和技术是识别风险的关键。通过健康风险评估，可以有效地鉴别个人及人群的主要健康问题和危险因素，从而确定健康管理的目标。对于处于中低风险的人群，健康危险因素识别的主要目的是预防，进行的干预主要是生活方式和行为的矫正等减少危险因素个数和降低危险因素危害程度的措施，而对于高危人群和患者，则主要进行二级与三级预防，通过筛检和系统的行为干预，以及完整的疾病管理方案来防止疾病的发生，减缓疾病的进程并减少并发症的发生。

1. 健康危险因素的信息采集方法。健康危险因素的相关信息主要来源有三个方面：第一，健康体检信息；第二，健康问卷信息；第三，健康档案信息。

2. 危险因素分布与聚集分析。对于单个的健康危险因素，其筛查标准一般都以疾病管理的临床指南为参考，对指标进行分层并分析其在年龄性别以及人群中的分布情况。有些危险因素虽然对预期寿命影响较大，但这一因素在人群的分布范围有限，它对人群总体的危险程度并不严重。相反，有些危险因素虽然对健康影响程度并不严重，但由于其在人群中分布范围较广，因此也值得重视。

目前国际上常用的方法是通过分析危险因素数量的聚集性来对人群进行分组。黄建始教授研究组2008年通过文献查阅和专家咨询查找并确认了目前有科学证据支持的12个健康危险因素，并制订了其评定标准（见表6－1）；同时，根据文献查阅和专家咨询结果把研究对象分为低健康危险组（有0～2个健康危险因素）、中健康危险组（有3～4个健康危险因素）、高健康危险组（有5个或以上健康危险因素）。根据基线健康风险评估结果，制订健康干预计划，目标是在3个月内使研究对象的平均健康危险因素个数减少1个或以上。主要利用群体策略和高危个体策略相结合的健康干预方法，通过改变健康观念、传授基本健康知识、创造有利于健康的环境进行个体化的健康危险因素干预，来达到减少健康危险因素个数、促进健康的目的。

表6－1　　某交响乐团成员2008年12个健康危险因素以及评定标准

健康危险因素	评定标准
吸烟	现在吸
身体活动少	<1次/周
酒精摄入	现在喝
使用放松药物	有时/几乎每天
自我感觉健康差	一般或差
生活满意度差	不满意或非常不满意
工作满意度差	不满意或非常不满意
压力大	一些/很大
血压高	120/80mmHg或诊断出有高血压
胆固醇高	>200mg/dl或诊断出有高胆固醇血症

续表

健康危险因素	评定标准
血糖高	空腹血糖 >110mg/dl 或餐后两小时血糖 >140mg/dl，或诊断出有糖尿病
超重/肥胖	BMI≥24kg/m^2

研究发现，在所调查的12个健康危险因素中，回答存在压力大的员工数占到了总数的69.4%（见表6－2），其次分别为自我感觉健康差员工数（占比为60.3%），吸烟员工数（占比为57.0%），身体活动少员工数（占比为43.8%），血压高员工数（占比为38.8%）和超重/肥胖员工数（占比为37.2%）。危险因素的频数以及分布的百分比都是危险因素识别的常用参数。

表6－2　某市交响乐团员工健康危险因素分布一览表

健康危险因素	频数	构成比（%）（$n=121$）
压力大	84	69.4
自我感觉健康差	73	60.3
吸烟	69	57.0
身体活动少	53	43.8
血压高	47	38.8
超重/肥胖	45	37.2
酒精摄入	36	29.8
胆固醇高	26	21.5
生活满意度差	21	17.4
工作满意度差	19	15.7
使用放松药物	6	5.0
血糖高	5	4.1

3. 生活方式/行为评估。对个体或群体当前的行为生活方式进行评估，目的是帮助人们识别不健康的行为方式，并有针对性地提出改进措施。

生活方式评估主要从以下几方面来考虑。

（1）行为习惯。这一方面包括吸烟、饮酒以及睡眠等因素。

（2）体力活动。体力活动主要的指标包括体力活动的强度、持续时间、频率。常用的采集方法有体力活动日记、体力活动回顾等，可通过一些工具帮助进行能量消耗的监测，如运动心率表、计步器等，但需综合考虑其准确性、敏感性和方便性。

（3）膳食习惯与摄入量。这一方面的主要指标包括膳食习惯和摄入量。膳食调查的方法主要有 24 小时膳食回顾、膳食日记、FFQ（food frequency questionnaires），优缺点各异。

（4）心理与精神压力。目前国外采用的精神压力评估以自报法为主，包括应激源评价、心理反应性评价和认知评价。国际上已经有比较成熟的量表，对生活事件（如离婚、升迁）焦虑、抑郁及认知等方面进行评估。

由于评估的原理不同，生活方式评估的表示方法会有不同，但通常以积分的方式来表示结果。表 6－3 是经汇总分析个体的生活方式信息后得出的报告。报告表明目前有多个生活方式因素潜在地影响了个体的健康，并依据人群数据估计了由此带来的寿命影响状况。目的是通过阅读此报告，发现不健康的习惯，激励个体开始采取行动，控制健康风险。

表 6－3　生活方式因素对健康的影响

危险因素	目前情况	参考值	立即改善	继续改善	努力保持	本次得分	上次得分
体重指数	25.9	18.5≤BMI≤24		√		3/10	3/10
体力活动水平	中等	充分		√		10/20	10/20
吸烟状况	不吸烟	不吸烟			√	10/10	10/10
饮酒状况	过量	酒精量≤25g/d	√			0/5	0/5
肉类摄入情况	过多	50～70g/d	√			0/10	0/10
谷类摄入情况	不足	250～400g/d	√			0/5	0/5
蔬菜摄入情况	不足	300～500g/d	√			2.1/10	2.1/10
水果摄入情况	不足	200～400g/d	√			0.7/10	0.5/10
心理状况	良好	良好			√	10/10	10/10
睡眠状况	差	良好	√			0/10	0/10
生活方式评分	差	80～100 分	—	—	—	35.8	35.6

在本案例的计算方法下，得分越高，说明目前的生活方式越健康，对于寿命的影响越积极。生活方式得分的一般水平是 50 分，但一般水平并不是期望水平。得分在 60 分以上可认为拥有良好的生活习惯，得分在 80～100 分被认为是最佳范围。

该个体的生活方式评估得分为35.8分，属于较低的水平，说明该个体有不健康的生活方式，需要引起重视。

三、健康风险评估的基本原理

健康风险评估，也称为健康危害评估，可以定义为一种分析方法或工具，用于描述或估计某一个体未来可能发生某种特定疾病或因为某种特定疾病导致死亡的可能性。这种分析的目的在于估计特定事件发生的可能性，而不在于作出明确的诊断，可根据个人的生活方式、生理特点、心理素质、社会环境、遗传因素与健康状况，来预测个人的寿命与其慢性病、常见病的发生率或死亡率，并通过数理模型，对上述可变因素作定量调整，以重新估测人的寿命与发病率。因此，健康风险评估可以定义为“对个人的健康状况及未来患病和（或）死亡危险性的量化估计”。

如果用一句话来表述健康风险评估的目的，那就是将健康数据转变为健康信息。信息与数据的一个重要区别在于信息是经处理后的数据所形成的一种形式，它可以用来辅助作出决策或支持其他行动。健康信息是指与人的健康有关的信息，泛指一切有关人的身体、心理、社会适应能力的知识、技术、观念和行为模式等，表达了人们对健康的判断、观点、态度以及情感。

（一）健康风险评估的研究目的

1. 研究看起来健康而且没有任何疾病症状的人，其可能具有的未来发生某种疾病或导致死亡的潜在风险。

2. 研究如何能够将导致风险的危险因素识别出来。

3. 研究如何减少或控制这些能够预防或减弱疾病的致病因素，达到预防疾病或延迟疾病发生的目的。

（二）健康风险评估的原理与方法

健康风险评估包括3个基本模块：问卷、风险计算、评估报告。今天，绝大多数健康风险评估都已计算机化。

1. 问卷。问卷是健康风险评估中进行信息收集的一个重要手段，根据评估的重点与目的的不同，所需的信息会有所差别。

一般来讲，问卷的主要组成包括：

（1）生理、生化数据，如身高、体重、血压、血脂等；

（2）生活方式数据，如吸烟、膳食与运动习惯等；

（3）个人或家族健康史；

（4）其他危险因素，如精神压力；

（5）态度和知识方面的信息。

2. 风险计算。健康风险评估是估计具有一定健康特征的个人会不会在一定时间内发生某种疾病或健康的结果。常用的健康风险评估一般以死亡为结果，由于技术的发展及健康管理需求的改变，健康风险评估已逐步扩展到以疾病为基础的危险性评价；因为后者能更有效地使个人理解危险因素的作用，并能更有效地实施控制措施和减少费用。

在疾病危险性评价及预防方面一般有两种方法。第一种是建立在单一危险因素与发病率的基础上，将这些单一因素与发病率的关系以相对危险性来表示其强度，得到的各相关因素的加权分数即为患病的危险性。由于这种方案简单实用，不需要大量的数据分析，因此是健康管理发展早期的主要危险性评价方法。比较典型的有美国卡特中心（Carter Center）及美国糖尿病协会的评价方法。

第二种方法是建立在多因素分析基础上，即采用统计学概率理论的方法来得出患病危险性与危险因素之间的关系模型。为了能包括更多的危险因素，并提高评价的准确性，这种以数据为基础的模型在近几年有了很大的发展。所采取数理手段，除常见的多元回归外，还有基于模糊数学的神经网络方法及基于Mote Carlo的模型等。这种方法的典型代表是Framingham的冠心病模型，它是在前瞻性研究的基础上建立的，因而被广泛地使用。

3. 评估报告。健康风险评估报告的种类和各种报告的组合千差万别，较好的情况是评估报告包括一份受评估者个人的报告和一份总结了所有受评估者情况的人群报告。同时，与健康风险评估的目的相对应，个人报告一般包括健康风险评估的结果和健康教育信息。人群报告则一般包括对受评估群体的人口学特征概述、健康危险因素总结、建议的干预措施和方法等。

评估报告的形式多种多样，可以预见的是，随着互联网的不断普及，通过网络发布教育信息会成为一种重要的教育形式。

四、健康风险评估的目的与应用

（一）健康风险评估的主要目的

1. 帮助个体综合认识健康危险因素。通过阅读评估结果以及咨询医生能充分了解机体内外存在的使疾病发生和死亡概率增加的诱发因素，包括个人特征、环境因素、生理参数等。

2. 鼓励和帮助人们修正不健康的行为。健康风险评估最早是被当作健康教育的一个工具而提出来的，它为医生与患者之间沟通疾病预防方面的信息提供了一个很有说服力的工具。健康教育不是简单的健康宣教，它是通过有计划、有组织、有系统的教育活动和社会活动，促使人们自愿地改变不良的健康行为和影响健康行为的相关因素，消除或减轻影响健康的危险因素，预防疾病、促进健康、提高生活质量。

3. 制订个体化的健康干预措施。通过健康风险评估，可以明确个人成长中潜在的健康问题及其危险因素，接下来应根据评估结果进行生存能力判断。由于健康问题及其危险因素往往是多重的，故健康干预的内容和手段也应该是多方位的。对健康风险评估结果的详细分析，有利于制订有效且节约成本的健康干预措施。

4. 评价干预措施的有效性。评价是指对客观实际与预期结果进行比较，其实质是不断地进行比较，包括结果的比较、实施情况的比较等，只有比较才能找出差异、分析原因、修正计划、完善执行，使工作取得更好的效果。而要进行评价，测量是必需而重要的手段，这里的测量包括对健康干预依从性的测量、对健康评价指标及经济评价指标的定量定性测量，以及对参与者满意度的测量等。准确的信息是评价成功的保障，必须具备完善的信息系统，准确地收集、分析和表达资料。

5. 健康管理人群分类。健康风险评估的一个重要用途是根据评估结果将人群进行分类。分类的标准主要有两类：健康风险的高低、医疗花费的高低。前者主要根据健康危险因素的多少、疾病危险性的高低等进行人群分组，后者主要根据卫生服务的利用水平、设定的阈值或标准等进行人群划分。不难理解的是，高健康风险人群的医疗卫生花费通常也处于较高水平。

分类后的各个人群，由于已经有效地鉴别了个人及人群的健康危险状态，故可提高干预的针对性和有效性，通过对不同风险的人群采取不同等级的干预手段，可达到资源的最大利用和健康的最大效果。换言之，健康风险评估后的各个人群，可依据一定的原则采取相应的策略进行健康管理。

6. 其他应用。健康风险评估还可满足其他的目的需求，如评估数据被广泛地应用在保险的核保及服务管理中，根据评估数据进行健康保险费率的计算，以使保费的收取更加合理化便是一个典型的例子。另外，将健康评估数据与健康费用支出相联系，还可进行健康保险费用的预测，帮助保险公司量化回报效果。

（二）健康风险评估与临床诊断的关系

临床诊断即确诊个体所患疾病的过程和采取的手段，即根据实际情况，了解影响个体健康的环境因素，对个体进行全面检查，采用先进的仪器设备和实验室检查，找出发病原因、疾病的性质、个体的功能障碍情况等，以确定防治的方法。而健康风险评估是对个人的健康状况及未来患病及死亡危险的量化评估。两者的区别在于：

（1）出发点不同。临床诊断立足于个体身体的异常症状，查找病因，以便确诊所患疾病。而健康风险评估立足于个体或群体健康危险因素的收集，以便进行风险评估。

（2）手段不同。临床诊断主要通过临床医生的观察和相关仪器设备及实验室检查，而健康风险评估资料的收集也需要实验室的检查，但更多的是通过问卷调查收集相关信息。

（3）目的不同。临床诊断的最终目的是对症治疗，而健康风险评估的最终目的是根据评估结果进行健康干预。

（4）对象不同。临床诊断的对象往往是一种或几种疾病，而健康风险评估针对的是引起疾病的全部危险因素。

临床诊断的体检资料以及实验室检查数据可以作为健康风险评估的重要信息，健康风险评估的结果也可以为临床疾病的诊断提供参考依据。健康风险评估是一种技术和方法，也是一项积极有益的工作，它不必求全，也不必将其看得过高过难，可以依据自身条件，至少在生活方式评估等某一方面尝试就能获得显著效果。

（三）科学使用健康风险评估的基本原则

1. 健康信息的完整性。无论是针对个体还是群体的健康风险评估，全面、完整的健康危险因素等健康相关信息的收集都是科学、准确地进行健康风险评估的前提。

2. 评估方法的适宜性。健康风险评估的方法有目前相对成熟的是美国疾控中心和卡特中心的健康危险因素评价方法、哈佛癌症风险指数评价方法等，也有国内学者所研究的一些疾病评估模型。在评估中，要针对不同的个体或群体特征，有针对性地选择合适的评估方法，使评估结果更具科学性和参考价值。

3. 评估结果的客观性。健康风险评估的结果是制订健康管理方案，进行健康干预的依据。评估结果的客观与否不仅关系到个体或群体健康风险因素的识别，还关系到不正确健康行为的修正，更直接关系到健康干预的效果。

（四）健康风险评估的局限性

目前，健康风险评估的工具越来越多，越来越多的健康相关数据（包括健康风险评估信息）被收集、分析和储存。不同的信息使用者（受评估者个人、医生、研究人员、健康教育者、保险组织等）对健康风险评估信息的使用角度和目的各不相同，但在使用时应该遵守一些共性的原则。从伦理学的角度来说，健康评估信息应该被有效保密、可得并可控制；从信息交流的角度来说，健康评估信息应该能够清楚准确地传达评估结果，并对改善健康具有影响力。

当前不少学者和机构开发了对冠心病、脑卒中、糖尿病、癌症等许多疾病的评估和预测模型。如何评价这些模型的使用价值呢？其实，对未来疾病风险的预期和自然科学领域里对天气、地震等自然现象的预测颇为相似，疾病的预测就是一个“健康天气预报”，对于不同疾病的预测，其准确性或吻合率与对不同自然现象的预测一样，会有较大的差别。疾病的预测模型中比较成熟、准确的是对常见慢性病的预测，如对缺血性心脏病的预测、对糖尿病的预测和对脑卒中的预测等，就像天气预报中对气温和降雨的预测一样，有很大的参考价值；对癌症发生的预测就像对地震的预测一样准确性差，因为肿瘤发病率低，发病机制中有许多尚未明白的部分。因此，在健康管理实践中开展肿瘤发病的定量预测的意义不大，但针对肿瘤的危险因素进行定性的健康教育仍然有很大的预防价值。

第二节　健康管理策略

一、健康管理的基本概念

（一）健康管理基本步骤

健康管理是一种前瞻性的卫生服务模式，它以较少投入获得较大的健康效果，从而增加了医疗服务的效益，提高了医疗保险的覆盖面和承受力。一般来说，健康管理有以下三个基本步骤。

第一步是了解和掌握人群健康，开展健康状况监测和信息收集。只有了解个人的健康状况，才能有效地维护个人健康。因此，具体地说，第一步是收集服务对象的个人健康信息。个人健康信息包括个人一般情况（性别、年龄等），目前健康状况和疾病家族史，生活方式（膳食、体力活动、吸烟、饮酒等），体格检查（身高、体重、血压等）和血、尿实验室检查（血脂、血糖等）。

第二步是关心和评价人群健康，开展健康风险评估和健康评价。根据所收集的个人健康信息，对个人的健康状况及未来患病或死亡的危险性用数学模型进行量化评估。其主要目的是帮助个体综合认识健康风险，鼓励和帮助人们纠正不健康的行为和习惯，制订个性化的健康干预措施并对其效果进行评估。患病危险性的评估，也被称为疾病预测，可以说是慢性病健康管理的技术核心，其特征是估计具有一定健康特征的个人在一定时间内发生某种健康状况或疾病的可能性

在健康风险评估的基础上，我们可以为个体和群体制订健康计划。个性化的健康管理计划是鉴别及有效控制个体健康危险因素的关键。以那些可以改变或可控制的指标为重点，提出健康改善的目标，提供行动指南以及相关的健康改善模块。个性化的健康管理计划不但为个体提供了预防性干预的行动原则，也为健康管理师和个体之间的沟通提供了一个有效的工具。

第三步是改善和促进人群健康，开展健康危险干预和健康促进。在前两步的基础上，以多种形式来帮助个人采取行动，纠正不良的生活方式和习惯，控制健康危险因素、实现个人健康管理的目标。与一般健康教育和健康促进不同的是，健康管理过程中的健康干预是个性化的，即根据个体的健康危险因素，由健康管理师进行个体指导，设定个人目标，并动态追踪效果。如健康体重管理、糖尿病管理等，通过个人健康管理日记、参加专项健康维护课程及跟踪随访措施来达到健康改善效果。一位糖尿病高危个体，除血糖偏高，还有超重和吸烟等危险的因素，因此除控制血糖外，健康管理师对个体的指导还应包括减轻体重（膳食体力活动）和戒烟等内容。

这三个步骤可以通过互联网的服务平台及相应的用户端计算机系统来帮助实施。需要强调的是，健康管理是一个长期的、连续不断的、周而复始的过程，在实施健康干预措施一定时间后，要评价效果，调整计划和干预措施。只有周而复始，长期坚持，才能达到健康管理的预期效果。

（二）健康管理常用服务流程

一般来说，健康管理的常用服务流程由以下五部分组成。

（1）健康体检。健康体检是以人群的健康需求为基础，按照早发现、早干预的原则来选定体格检查的项目。检查的结果对后期的健康干预活动具有明确的指导意义。健康管理体检项目可以根据个人的年龄、性别、工作特点等进行调整。

（2）健康评估。通过分析个人健康史、家族史、生活方式和精神压力问卷等获取的资料，可以为服务对象提供一系列的评估报告，其中包括用来反映各项检查指标状况的个人健康体检报告、个人总体健康评估报告、精神压力评估报告等。

（3）个人健康管理咨询。在完成上述步骤后，个人可以得到不同层次的健康咨询服务。个人可以去健康管理服务中心接受咨询，也可以由健康管理师通过电话与个人进行沟通。内容可以包括以下几方面：解释个人健康信息及健康评估结果及其对健康的影响，制订个人健康管理计划，提供健康指导，制订随访跟踪计划等。

（4）个人健康管理后续服务。个人健康管理的后续服务内容主要取决于被服务者的情况以及资源的多少，可以根据个人及人群的需求提供不同的服务。后续服务的形式可以是通过互联网查询个人健康信息和接受健康指导，定期寄送健康管理资讯和健康提示，以及提供个性化的健康改善行动计划。健康教育课堂也是后续服务的重要措施，在营养改善、生活方式改变与疾病控制方面有很好的效果。

（5）专项的健康及疾病管理服务。除了常规的健康管理服务外，还可根据具体情况为个体和群体提供专项的健康管理服务。这些服务的具体内容通常会按患者及健康人来划分，对已患有慢性病的个体，可选择针对特定疾病或患病危险因素的服务，如糖尿病管理、心血管疾病及相关危险因素管理、精神压力缓解、戒烟、运动营养及膳食咨询等。对没有慢性病的个体，可选择的服务也很多，如个人健康教育、生活方式改善咨询、疾病高危人群的教育及维护项目等。

（三）健康管理的主要目标

在新的医药卫生体制改革方案下，紧紧围绕我国政府建设高水平小康社会的总体要求，创立现代健康管理创新体系，创新服务模式与技术手段，使慢性非传染性疾病得到有效控制，在实现大幅度提高国民健康素质与健康人口构成比例、提高国民平均期望寿命和健康寿命中发挥重要作用，使健康管理相关产业成为国家拉动内需、扩大消费的民生工程和新的支柱产业之一，成为引领和带动中国科技与产业发展的重要领域，最终实现健康管理与健康服务大国。

（四）健康管理的主要任务

建立一个新学科：即在逐步统一和完善健康管理相关概念的基础上，建立起一个与现代医学创新体系相匹配、能够适应和满足我国健康管理及相关产业发展需求的新的医学学科。

构建一个新体系：即研究构建中国特色的健康管理学科与产业体系，包括国家健康研究体系、健康管理学科体系、健康管理信息化服务体系、产品与技术研发体系、教育培训体系、慢性非传染性疾病风险监测评估与管理控制体系、国人健康/亚健康评价指标与评估模型体系（国人健康量表）、中医治未病与养生保健体系。

创建批新平台：即研究构建一批有中国特色的健康管理科技研发创新平台，包括健康管理学科与理论研究平台、健康管理关键技术与特色产品研发平台、健康管理信息技术与网络服务支持平台、健康管理社区服务模式创新示范平台。

研发一套新标准：即研制并颁布一套健康管理相关技术标准与规范，包括健康体检技术标准与规范、健康评估技术标准与规范、健康风险预测预警技术标准与规范、特殊职业/环境医学适应性选拔评定技术标准与规范、国人健康/亚健康评价标准与实施规范、健康管理和干预效果评价标准与规范、健康管理相关仪器设备与干预产品的技术标准与规范、健康信息技术与网络化服务标准与规范。

创建健康管理服务新模式：包括医院/疗养院健康管理新模式、社区健康管理医学服务新模式、新农合健康管理医学服务新模式、健康保险与健康管理服务新模式等。

打造首批健康管理示范基地：包括科研与培训基地、预防性体检与健康管理示范基地、产品研发与转化基地、社区健康管理与健康促进基地、疗养院与中医治未病健康管理基地、健康保险与健康管理示范基地、健康信息技术应用示范基地等。

培训造就一支健康管理专业队伍：包括科研、教学、产品研发技术服务等专家或专业团队。

形成一个大产业：即健康管理服务相关产业规模空前壮大，成为新的支柱产业。

二、分模块的健康管理（不健康生活方式的干预）

（一）成瘾行为

1. 成瘾行为的概念。瘾是指对人体各种生理需要以外的超于平常的嗜好。成瘾指养成该嗜好的过程。成瘾行为，亦称依赖性行为。导致人上瘾的物质称致瘾原，能使其产生强烈的欣快感和满足感。例如，毒品引起的欣快感强烈持久，极易产生依赖性，称强致瘾原；香烟和酒带来的欢快感相对较弱，持续时间短暂，称弱致瘾原。致瘾原越强，促其行为转变的过程越艰难。

2. 成瘾行为的特征。成瘾行为指成瘾后表现出的一系列心理和行为表现。它有两个重要的行为特征：第一，已成为成瘾者生命活动中的必需部分，可以观察到强烈的心理、生理和社会性依赖。第二，一旦终止成瘾物质的使用，将立即引起戒断症状，一旦恢复成瘾行为，戒断症状将会消失，同时产生快感。

（1）生理性依赖。成瘾行为已在体内形成包括循环、呼吸、代谢、内分泌系统在内的生理基础，以适应烟、酒、毒品等本来是额外的需要。

（2）心理性依赖。成瘾行为已完全整合到心理活动中，成为完成智力思维想象等心理过程的关键因素

（3）社会性依赖。进入某种社会环境或某种状态，就出现该行为。例如，吸烟成瘾者假如不先吸烟就无法完成开会、人际交往等社会活动。

（4）戒断症状。一旦中止成瘾物质的使用，会出现无聊、无助、不安等心理异常。同时会出现嗜睡、流涎、恶心等躯体异常症状，是一组心理和生理的综合改变。

3. 成瘾行为的形成过程。

（1）诱导阶段。人与致瘾原偶尔接触，初步尝到“甜头”，如手拿烟卷自我陶醉的“成就”感等。这些欢快感对成瘾者有强大吸引力，但终止后还不会有明显戒断症状。

（2）形成阶段。在内、外环境的共同作用下，尚未成瘾的行为不断重复，直到产生依赖。初期成瘾者常有羞耻感、畏惧感和自责心理，易于及时矫治。一旦依赖建立，矫治难度将增加。不过多数成瘾者仍有强烈戒断的愿望，只是难以忍受戒断症状。而戒断症状带来的痛苦会对成瘾行为起正向的反馈作用，使行为程度加剧。

（3）巩固阶段。成瘾行为已巩固，并整合为生命活动的一个部分。成瘾者此阶段对各种促使其戒断的措施有强烈的心理抵抗，发作时可使成瘾者宁可不吃、不喝、不睡，甚至明知后果严重仍要为之。

（4）衰竭阶段。由于成瘾行为使躯体和心理受到严重损害，社会功能也会发生不同程度的缺失。如酒精依赖和酒精中毒者出现酒精性肝硬化症状。

不同的致瘾原和不同类型的成瘾行为，经历上述过程的表现各异；同一行为的个体间差异也很大。但通常来说，吸烟者的诱导时间较长，有些人初吸时呛咳不止，并没有明显的欣快感。有研究表明，青少年时代的尝试成瘾行为，留在大脑皮质中的记忆印象将十分深刻，对成年后的成瘾行为发展有较大影响。

4. 成瘾行为的内、外影响因素。

（1）人格特征。面对同样的致瘾原，并非所有人都成瘾，人群中有部分人被认为“易成瘾者”。作为导致成瘾行为的内因，他们具有以下人格特征：一是被动依赖，从众心理，凡事无主见，行为随大流，对不良事物缺乏批判性。二是过度敏感，与人交往的过程中过度紧张、焦虑、疑心；性格内向，有内心矛盾冲突时，既不与人交流，也没有积极的解脱方式，对外界的耐受性差，适应不良。高级意向减退或不稳定，意志薄弱，缺乏对诱惑的抵抗力。三是情绪不稳和冲动性。易有冲动行为，争强好胜，易激怒，易在别人挑唆、激将下接受致瘾原。

（2）社会环境因素。不良社会环境，如社会的暴力、杀人、种族歧视、失业、通货膨胀和拜金主义等，引起人们对现实生活的惶惑和厌倦；社会各阶层都有一些人，物质生活虽然丰富，但精神却极度空虚。以上社会环境促使易成瘾者希望借助成瘾行为获得暂时的内心安宁。

（3）社会心理因素。生活节奏的加快、激烈的竞争、生活紧张性刺激增多，使人们应激增加。由此，有人借吸烟来调节情绪，提高工作效率，有人借酒来消除烦恼、空虚、胆怯、失败等心理感受。

（4）文化因素。不同的文化现象对于成瘾行为起到了社会润滑作用，如在我国社会生活中，烟和酒作为社会生活中的一种小媒介、润滑剂，常常使得社会人际交往更容易成功，在社会价值上取得难以替代的满足感，并具有广泛的社会文化认同。因此受传统习俗影响，敬烟、敬酒作为礼貌待客的方式，甚至是出现在喜庆和礼仪场所的重要活动中。许多人明知吸烟、饮酒有害健康，在一定的社交场合仍不得不参与其中。时间一长，自然而然地把此整合到自己社会生活的日常行为模式中。

（5）传播因素。媒体宣传广告效应在成瘾行为的形成中起到了不可低估的作用。有些媒体追求广告商业利益，如影视中借助吸烟饮酒表现复杂心理活动、人物个性、社会形象、风度和外表等，各种形式的广告及影视作品中都可见到吸烟者。

（6）团体效应。团体内广泛存在的吸烟、酗酒现象，其致成瘾作用对具有强烈认同感的成员来说，影响比外界更大。许多青少年的吸烟行为，源自同龄小伙伴吸烟。犯罪团伙从事贩毒活动时，往往先须诱使其成员吸毒，以此作为团伙内互相认同的主要标志。

（7）家庭影响。吸烟和酗酒行为都有“家庭聚集现象”，即家庭成员在某些健康相关行为上的相似程度显著大于非成员。美国有调查发现，来自父母吸烟家庭的孩子的吸烟率比其他家庭高 1.5 倍；若家中还有年长兄弟姐妹吸烟，该吸烟率还将增加 1 倍。这一现象的产生并不取决于父母对吸烟的态度，而在于他们的“榜样”行为迎合了青少年强烈的好奇心理，并引发其探究行为。同时，家庭成员享有共同的遗传基因，可以解释为什么存在家庭聚集性。

（二）控烟指导

吸烟是常见的对人类健康造成极大危害的成瘾行为。如何转变、控制乃至消除这类行为，是健康管理工作的重大问题。

1. 控烟策略。总策略包括制定公共卫生政策、建立支持环境、加强健康教育及社区行动、发展个人技能及调整卫生服务方向五个方面。针对不同地区、不同人群的具体策略可能有所不同与侧重。

2. 控烟健康教育的干预措施。

（1）做好部门协调。要使政府、人大、政协、教委、宣传、商业等部门都对控烟给予重视和配合，加强合作，确保控烟活动顺利进行，这样才能使公共场所禁止吸烟法得以出台和实施，世界无烟日和社区控烟等活动有效开展。

（2）控烟立法和执法。首先要使现有的立法得到落实和贯彻，尤其是《中华人民共和国广告法》和《国务院关于公共场所严禁止吸烟的规定》，加强监督，组织执法队伍认真执行。2015 年 6 月 1 日实施的《北京市控制吸烟条例》中规定公共场所、工作场所的室内区域以及公共交通工具内禁止吸烟，也就如何督导禁烟、制止吸烟行为作出明确规定。该条例的实施标志着近年来在中国控烟工作取得成效，立法工作不断取得新突破，公共场所禁止吸烟逐步成为新的社会行为规范。

（3）通过大众传媒开展控烟健康教育。第一，制订基本信息。对于一般人群的教育：为了你和他人的健康，请不要在公共场所吸烟；吸烟与健康由你选择；吸烟与气管炎肺癌、冠心病有关；烟草像鸦片，切勿尝苦果。

对于青少年的教育：吸烟是坏习惯，会给你造成不良形象；吸烟影响美容；拒绝吸烟。

对于妇女的教育：吸烟影响儿童和胎儿健康，不受香烟的毒害是妇女和儿童的权利；妇女应劝丈夫不吸烟。

对于吸烟者的教育：只要有决心，不怕烟瘾深，放下手中烟，健康在眼前。

第二，传播材料制作。制作各种广告式视听材料、宣传画、标志、传单、录像带、板报、专栏、典型事例。在正式制作前，应在目标人群中进行预试验，然后进行修改，以提高质量，减少盲目性，讲求传播效果。

第三，利用多种传播渠道。如电视、报纸、电台、专栏等。要利用不同途径宣传相同的基本信息，传播科学、易懂、吸引人的材料，多采用广告式宣传，进行动态报道。

（4）举办骨干培训班。举办培训班成员包括卫生和非卫生人员，尤其强调领导带头不吸烟。

（5）充分利用世界无烟日、烟草或健康大会等时机大力开展控烟活动。活动主要内容有：卫生部门和政府、社区、学校等联合行动，进行大规模宣传，围绕控烟主题进行；建议在商场暂停售烟；开展群众性控烟活动，如青少年抵制吸烟签名、不吸烟文艺表演、开展戒烟比赛；对活动进行记录和评价。

（6）开展社区控烟活动。一是社区建控烟组织，开展不吸烟活动，执行控烟制度，在公共场所禁止吸烟。利用传媒、面对面教育等方式开展社区控烟宣传。二是开展无烟居委会、无烟一条街活动，在办公室不吸烟。对在办公室或无烟街吸烟者进行教育或给予一定处罚。三是开展无烟家庭创建活动：家中无人吸烟、来客不敬烟、家中不设烟具，定期举办学习班，进行戒烟方法指导。

3. 戒烟技巧。帮助吸烟者戒烟的策略具有十分积极的作用。戒烟不仅能减少吸烟者患心血管疾病、肺部疾病和各种癌症的危险，避免早死，延长寿命，对其家庭成员，特别是妇女和儿童减少被动吸烟的危险也带来很大益处。戒烟还有很明显的经济效益。当然对那些已经打算或已经开始戒烟的人们，戒烟专家，社区初级保健医生和健康教育工作者等应当给予他们足够的关心和正确指导，帮助他们戒烟成功，防止复吸发生。

烟民对戒烟的态度分为不愿意戒烟、对于戒烟犹豫不决、决定戒烟和巩固四个阶段。提高戒烟技巧主要是针对决定戒烟和犹豫不决者，对不愿意戒烟者暂不提供这方面的技能。戒烟阶段包括：

（1）作出决定。要决心戒烟，首先要了解吸烟的危害。应了解烟雾中有多种有害成分，吸收后能引起心血管病、肺癌、肺气肿，对皮肤和牙齿造成损害；被动吸烟对妇女、儿童健康的危害；吸烟不文明等。包括有些医务人员在内，有些人认为吸烟的害处并不那么严重，或者认为吸烟引起的疾病并不一定会发生在自己身上，有些年轻人则认为吸烟潇洒，是成熟的表现，因此卫生人员应对不同对象进行教育，使其克服戒烟的障碍，帮助他们作出戒烟的决定。

（2）准备戒烟。帮助吸烟者分析为什么吸烟，在什么时间、什么场合要吸烟，和什么人在一起会吸烟，了解戒烟可能有哪些不适，如头晕、出汗、颤抖、咳嗽、睡眠不好等；在准备阶段如何克服烟瘾和不适，消除紧张心理，克服他人的诱惑，在准备阶段如还在吸烟的话，改变吸烟时间和场合；设计一些克服烟瘾的方法，或适当准备些戒烟糖、尼古丁膏药、电子烟等。

（3）戒烟。选择戒烟日期的方式：可从某纪念日、节假日起突然停止吸烟，也可减少吸烟次数，推迟每天吸烟时间，在不太长的时间内达到完全不吸。克制尼古丁引起的不适：戒烟过程中，如因尼古丁成瘾带来不适，可深呼吸或进行其他不便于吸烟的活动。如难以耐受，可贴尼古丁膏药，用尼古丁口香糖、吸电子烟等。预防烟具和烟友的诱惑。

（4）巩固。克服烟瘾可用深呼吸、饮水、吃零食、做其他事情等方式；放松自己可采取听音乐、散步、跳舞、手里拿其他东西等方式。

4. 限量饮酒不酗酒。大量饮酒尤其是长期大量饮酒的人的机体营养状况低下，一方面，大量饮酒使碳水化合物、蛋白质及脂肪的摄入量减少，维生素和矿物质的摄入量也不能满足要求；另一方面，大量饮酒可造成肠黏膜的损伤及对肝脏功能的损害，从而影响几乎所有营养物质的消化、吸收和转运；加之急性酒精中毒可能引起胰腺炎，造成胰腺分泌不足，进而影响蛋白质、脂肪和脂溶性维生素的吸收和利用；严重时还可导致酒精性营养不良。酒精对肝脏有直接的毒性，吸收入血的乙醇在肝内代谢，造成其氧化还原状态的变化，从而干扰脂类、糖类和蛋白质等营养物质的正常代谢，同时也影响肝脏的正常解毒功能。

（三）心理健康管理（常见心理问题与对策）

1. 焦虑与焦虑症。焦虑是一种源于内心的紧张、压力感，焦虑是人们在日常生活中一种普遍的情绪反应倾向，当人们面对紧张状态时，都会产生焦虑。焦虑对人的工作、学习及机体的生理功能等各方面产生影响，轻度或适度的焦虑，使大脑和整个机体处于适当的觉醒水平或兴奋状态，思维敏捷、判断准确，迅速作出决定，使机体保持充沛的体力。

病理性焦虑是指没有明确的致焦虑因素或者是刺激和反应不对称，反应严重或持续的焦虑反应，也称为焦虑症。它是一种以焦虑、紧张、恐惧情绪为主，伴有自主神经系统症状和运动不安等症状的神经症。我国的调查显示，焦虑症在一般居民中的发病率为2%，女性多于男性，在文化程度低、收入低或家庭气氛不和睦者中更多见。

2. 强迫与强迫症。强迫使个体处于特定的思维和行为模式中，个人努力抑制这些思维，但往往会引起更多的痛苦。强迫症是有意识地自我强迫和自我反强迫同时存在，两者尖锐冲突使个体焦虑和痛苦。社会个体中，许多人有轻度强迫症这一心理问题。强迫症的表现既可单独出现，也可数种同时存在。强迫症作为一种常见的心理问题，具体的表现有两种。一是强迫观念。强迫观念是指尽管个人要努力抑制这些观念，但思维、意向或冲动反复出现或持续作用。大多数个体都曾或多或少地患有轻微的强迫观念，比如，有时会冒出一些小的担心，“我是不是真的锁了门?”或者“我是不是关了水电?”而这些强迫性思想，可能干扰他们的社交和工作能力。

二是强迫动作。强迫动作是指重复的、有目的性的动作，根据特定的原则或仪式化方式对于某种强迫观念进行反应。常表现为多余、不合理的动作，典型的强迫动作包括不可抵抗地检查灯或电器是否关好、清洁行为、点数财产或物体。轻度强迫症个体知道自己的这些行为是毫无意义的，但当焦虑来临时，这种强迫动作就成为释放紧张、意识化的某种力量。

3. 恐惧与恐怖症。恐惧是一种对于客观确认的外部危险的理性反应，这种情绪促使逃跑或发起以自我防御为目的的攻击。

恐怖症是一种常见心理问题，轻度的恐怖症是个体持续地和非理性地害怕某些特定的对象或情境，并伴有回避行为。比如，害怕动物、广场、闭室、登高或社交活动等。具体的表现类型如下。

（1）社交恐怖症：指对需要与人交往的处境感到恐惧而力求避免，如与人交谈等。社交恐怖常常涉及着自我预言的效应，有这类倾向的个体，往往很担心被发现正在做丢脸的事、害怕别人的审视和拒绝，以至于造成过度的焦虑，影响自己的表现。

（2）特殊恐怖症：指对特定的物体或情境产生恐惧，如恐高、怕乘坐电梯、怕小动物等。这种恐惧反应是由于特定物体或情境出现或对其出现的预期引起的。

4. 创伤后应激障碍。创伤后应激障碍又称延迟性心因性反应，指患者在遭受强烈的或灾难性精神创伤事件后，延迟出现、长期持续的精神障碍。其特征是通过痛苦的回忆、梦境、幻觉，持续地重新体验到创伤事件。比如，生命受到威胁或严重伤害、遭遇强盗、遇到严重的自然灾害时都会发生创伤后应激障碍。

创伤后应激障碍现已成为常见心理问题，可能会扰乱个体的生活，严重时应寻求专家的帮助。

5. 抑郁与抑郁症。抑郁也称情感低落，表现为心情异常低落，心境抑郁，自我感觉不良，兴趣减退。由于抑郁发作频繁，且几乎人人都在一生的某些时间中或多或少地体验着，因此，也被形容为“心理病例中的普通感冒”。

抑郁症属于心境障碍，又称抑郁障碍或抑郁发作，是以情绪低落为主要特征的一类心理疾病，其症状比抑郁稍微严重些。抑郁症作为一种常见心理问题，具体的表现如下。

（1）核心症状为情绪低落、兴趣缺失、精力减退，常自罪自责，甚至自伤和自杀。每个人过去或某个时候或许经历过丧失亲人、朋友的悲哀，或者经历过没有达到想要达到的目标的沮丧。这些悲哀的情绪都是轻度抑郁症核心症状的体现。

（2）心理症状异常，表现为轻度或持续性的焦虑、认知偏差而导致自罪自责、注意力和记忆力下降等症状。由于一些个人的期望和要求不能满足，或承认真实的或符号化的损失使这些敌意情绪重新活跃起来，从指向他人转而指向自身，这些都会造成抑郁的特性表现，从而使其往往低估正反馈而高估负反馈，出现抑郁的症状。

（3）躯体症状异常表现为晨重晚轻。头晕脑胀、周身不适、肢体沉重、心慌气短、不易入睡、早醒；有时也会出现食欲紊乱和胃肠功能紊乱等躯体症状。

6. 失眠问题。睡眠具有恢复精力、体力的功能，可以帮助个体完成清醒时尚未结束的心理活动。失眠症通常是在人们不满意他们睡眠的质或量时，患有的一种主观体验。往往表现为入睡困难；不能熟睡；早醒，醒后无法再入睡：睡过之后精力没有恢复；易被惊醒，较敏感；还会引起疲劳感、不安、无精打采、反应迟缓、注意力不集中等。

失眠是由多种心理学的、环境的和生物学因素导致的复杂的障碍。失眠作为一种常见心身问题，引起其存在的具体原因有：精神因素，如焦虑症、恐惧症、抑郁障碍等；生理因素，如通宵上网、倒班、时差等；心理社会因素，如对失眠的恐惧心理、重大事件的创伤心理等；升学就业、家庭婚姻、子女教育等问题；外界刺激因素，如药物、食物（茶、咖啡、酒等）以及对环境变化的不适应。

7. 常见心理问题的对策。

（1）情绪调节。情绪既是一种心理过程，也是一种心理状态；肯定的积极的情绪如愉悦、满足、欢喜等可以提高体力和脑力劳动的效率，使人保持健康，治疗疾病。而强度过大或持续过久的消极情绪可导致心身疾病的发生。情绪调节是个体管理和改变自己或他人情绪的过程，它是对情绪内在过程和外部行为所采取的监控、调节，以适应外界情境和人际关系需要的过程。需要通过以下四个方面认识情绪调节。一是情绪调节是情绪本身的调节，是各种情绪自身被调节的过程。二是情绪调节可以是内在的加工过程，即个体调节自己的情绪；同时也可以是外在加工过程，即个体调节他人的情绪。三是情绪调节既包括内部过程，又包括外部过程。内部调节是来源于个体内部的调节过程。外部调节主要指来源于个体以外广泛情境因素的影响和改变情绪的过程。这些情境因素包括人际关系的、社会的、文化的和自然的。四是情绪调节可以减少、维持或增强情绪的强度，也可以改变情绪反应各部分之间的聚合程度。

情绪调节的维度及策略。情绪调节的维度包含五个方面，即生理调节、情绪体验调节、行为调节、认知调节和人际调节。

情绪生理调节以一定的生理过程为基础，调节过程与相应的生理反应模式有关。对情绪生理成分的调节是系统的，生理调节将改变或降低处于高水平的生理反应。例如，焦虑情绪可引起生理反应如肌肉紧张等，而放松训练可减轻肌肉紧张。

情绪体验调节是情绪调节的重要方面，其核心是当情绪体验不协调时，个体通过有意识地调节情绪体验来调节情绪反应，以达到情绪的平衡。每个人的情绪都是会有波动的，应该主动摆脱不良情绪。当个人处在悲伤、忧郁等不良情绪时，可通过倾诉、宣泄等策略来缓解不良情绪；或者进行放松训练，亲近大自然，通过空气、阳光、森林、泥土、温泉浴等，调控压力的身心反应，接受更宽阔的生存观念。

行为调节是个体通过控制和改变自己的表情和行为来实现的。在日常生活中，我们可采用体育锻炼的策略来调节情绪，因为体育活动除可使注意力集中到活动本身，缓解心中的情绪外，还可以加速血液循环，加快肺部呼吸，使紧张情绪得到缓解，有效地进行积极的生理调节。

认知调节是指个人对各类问题的认识，即人们在面临各种问题时对问题的选择和认识。当你在生活中遇到各种困难的时候，应采用认知改变策略，作好认知的调适，转变自己对待事情时作出的不良选择，改变自己看问题的角度，提高积极的情绪，使事情向有利的方向发展。

人际调节属于社会调节或外部环境的调节。在人际调节中，个体的动机状态、自然环境等因素都起作用。因此，在进行人际调节时，应采用人际关系调整策略。可以对环境进行客观分析，作出正确的评估。善于调整自己的目标，使之与周围的环境保持协调一致。建立良好的人际关系，获得朋友、同事等的支持。

（2）调整自我。一是有正确的自我认知。人们往往不能客观地认识自己，常给自己设定不恰当的期望目标。这种高期望值和低成功率在实际工作中便屡遭挫折，使其逐渐对自我失去信心，造成认知偏差。所以，能够正确地认识自我、辩证地看待自身的优缺点并形成客观的评价，对于个体来说既能维护自身的心理健康，也能预防心理问题的产生。

悦纳自己，培养自信心。悦纳自我可以让你获得真实，也可以让你增强自信心，增强抗挫折的能力。人是优点和缺点的集合体，只有正确看待自身优点，才能成为一个充满自信的人。而自信心会给我们带来动力，消除我们对问题解决过程中可能出现的困难的恐惧，带领我们不断探索新的未知领域。

建立合理的自我期望，提高抗压能力。心理问题的易感人群通常具有很高的期望值，有“完美主义”倾向。人们应该认识到生活的局限性和特殊性，遇到挫折，要勇于认清自己的能力，控制压力源，不要把原本不属于自己的责任都强加于自身；建立合理的期望和有效的压力管理；确立符合自己实际的抱负水平，把挫折当机会：建立良好的人际关系，培养健康乐观的向上情绪，做好职业生涯规划，平衡工作与生活的关系等，客观、全面地了解、实现自我。

二是提高自我。首先，培养健全的性格、健康的心理和体魄。性格是人在现实环境中，对外界事物稳定的态度和习惯化了的行为方式。健全性格的养成除了受遗传因素影响之外，家庭和学校教育、工作单位和社会文化背景对性格的塑造也很重要，而个体有目的的陶冶情操，后天的学习、培养和完善更是与良好性格的形成密切相关。人们应有意识地注意培养健全性格，尽可能地增加受教育的机会；提高自身知识水平的深度和广度；提高认知能力、判断能力和洞察力；增强处理各种信息的能力；养成良好的个人生活习惯，注意加强身体的锻炼，多参加体育活动。

其次，有目的地丰富个人生活经历。调整好学习、工作和生活的节奏，培养一定的兴趣或爱好，加强个人修养，学会缓解心理压力的技巧。例如，自我启发和自我安慰等。提高个人对他人及社会的容忍力、适应能力和应对能力，建立和谐和友善的人际关系，储备社会支持力量，这样有助于增加社会支持效果以及疏通负性情绪外泄的渠道。

再次，保持良好的情绪。有目的地培养个人良好的情绪防御机制，提高个体抵御控诉的能力，在强应激作用条件下，学会采用合理化、升华、抵清、问题、否认和幽默等排泄不良情绪的手段，消除内心所产生的紧张、不安和痛苦，从而恢复心理上的平衡。

最后，进行个人主观意识的自我调节。这是指通过对个体主观意识的自我调节以改变情绪状态，心理状态，生理状态和行为，达到防病和治病的目的。个体主观意识的自我调节包括一系列方法，例如：呼吸静思法，想象放松法、自我反省法、自我激励法等。

（3）正确心理治疗。许多心理问题是由于人们在知道自己与他人的关系成为他们所面对的事件时运用不良思维方式所导致的。

首先，合理宣泄情感。通过倾诉、移情等正当途径，将焦虑、愤怒、悲伤等消极情绪发泄出去。其形式有多种、倾诉、哭泣、剧烈运动、转移注意力、合理化写作等。

其次，进行认知行为矫正，建立新的思维模式。告诉自己你是什么样的人，你就会成为那样的人；你自己相信自己应该做什么，你就会那样去做，这就是认知行为矫正法最基本的假设。这一治疗模式结合了人的思维和态度对人的动机影响的因素，以及人的行为反应会由于偶然的变化而改变的观点，认为人的一些无法接受的行为模式，可以通过将人的消极自我陈述改变为更有建设性的陈述而得以改变，这就是认知重建法。

同时，认知行为矫正法是建立在有效的预期之上的。构建这些预期可以提高人的行为的有效性。通过设立可以达到的目标，通过发展现实的策略而坚持向这些目标努力，通过正确地评价现实的反馈信息，个体就可以发展出对自己有把握的感觉和自我效能感。

第七章

中医药健康服务业

随着疫情的到来，人们对自身的健康更加重视，由此产生的人们对健康服务的需求也在不断增加。需求的出现，促使了众多新型健康服务模式的兴起。健康管理学自从在国内出现以后，便获得了迅速的发展。而中医作为中国的独特文化，以其独特的理论体系和技术优势，与健康管理服务进行了融合，以期能够满足人们在疾病防治、养生保健、康健养生等方面的需求。

第一节　中医药健康与管理概述

一、基本概念

中医药是中国各民族医学的总称，包括汉族和少数民族医学。它是一个具有独特理论和技术方法的医疗体系，反映了中华民族对生命、健康和疾病的认识。

中医药事业是指以改善人类健康为主要目标，以提高中医疗效和中医适宜技术为基本手段，传承中医文化，不断完善中医基础理论和学术体系的事业。在中国，中医事业属于健康事业的范畴，也是一项文化事业。《中华人民共和国宪法》规定了发展现代医药和传统医药。中国是世界上少数几个正式将传统医药纳入法定医疗体系的国家之一。

随着生活水平的提高，人们对卫生服务的需求不断增长。世界卫生组织指出，健康的概念应该是“身体”“心理”“社会适应能力”“道德”和“生殖”健康状况。可以看出，健康不仅是指一个人身体没有疾病，而且身体、精神、行为和许多其他方面都是完整的。科学的管理和服务是人们实现和保持健康不可缺少的。

中医健康管理是运用中医学“治未病”“整体观念”“辨证论治”的中医核心思想，结合现代健康管理理论的方法，通过对健康人群、亚健康人群和中医人群的综合信息收集、监测、分析和评价，以维护健康为目的，为个体和群体提供中医健康咨询和指导，开展中医健康教育，并对各种中医相关的健康危险因素进行干预。

二、中医健康管理的具体内容

（一）中医健康状态信息采集与管理

中医健康状况信息包括中医诊断所需的舌、脸、脉和问题信息。也就是说，卫生管理人员或医务人员借助现代中医诊断设备收集体质问卷、舌诊、面部诊断、脉诊等健康状况信息，并对收集到的信息进行数字化分析。同时，将这些信息存储在计算机中，以便建立体检者的中医健康档案。

（二）健康状态辨识与评估

通过对收集到的中医健康状况信息进行综合分析，识别体质、冷热、阴阳、虚实等属性，以及五态人格等相关中医特征，凭此可以客观、准确地评估人员的健康状况，并对相关危险因素进行预警。

（三）健康养生与干预指导

根据检测结果，健康管理者或医务人员从饮食、日常生活、情绪调节、饮食治疗与药膳、经络穴位、饮茶与药浴、运动等生活方面为受试者提供健康培养和干预指导，并可为相关中医特色治疗提供建议，方便检测人员选择合适的养生方式和方法，关注严重的健康问题，及时就医。

（四）干预效果评估

为了评估干预是否有效改善了检查者的健康状况，必须存储其健康状况信息，以用于干预前后的比较。现代中医诊断仪器的发展，为中医健康管理提供了良好的条件。目前，体质问卷、脉诊、舌诊、面诊四大中医特征的结果可以“标准化”“量化”“图形化”，使检测人员和健康管理人员能够在一个较低的水平上了解对比两次测试的结果，测试人员可以判断自己的身体状况是否得到了改善，哪些方面有了显著的改善，哪些方面还需要加强，从而使中医师以前的“有理说不清”的状况变得非常直截了当和明显。

（五）各种慢性病管理的相关服务

中医针对高血压、糖尿病、冠心病等慢性病的健康管理有其独特的疗效，通过从社会和从广大人群中收集基本信息，实施各种保持身体健康的中医方法，可以根据不同的体质和疾病的每个阶段，通过一套有效和适当的方法来保持自己的健康，提高慢性病患者组的生活质量，降低医疗成本。

第二节　中医药健康服务业发展现状

一、健康服务业

健康服务业包括医疗保健、康复保健、健身养生等多个领域，是现代服务业的重要内容和薄弱环节。《国务院关于促进健康服务业发展的若干意见》对健康服务业的界定如下：健康服务业以维护和促进人民身心健康为目标，主要包括医疗服务、健康管理与促进、健康保险及相关服务，涉及药品、医疗器械、保健用品、保健食品、健身产品等支撑产业。

二、健康服务业的现状

改革开放前，我国的健康服务主要是医疗卫生服务，由政府部门直接提供。改革开放后，随着经济社会的发展，单纯依靠政府财政投入和公共卫生机构无法解决资源供给约束与需求增长之间的深层次矛盾。要以规范的市场机制和多元化的资本投入作为补充，形成公共和私人卫生服务产品共同供给的局面。

当前，我国正处于经济社会转型升级的重要时期，改革发展的宏观环境为促进健康服务业的发展创造了有利条件。第一，在深化改革、保障民生的政治理念下，发展健康服务业，满足多样化、多层次的健康需求，已成为社会共识。第二，健康服务业作为战略性新兴产业，具有高技术、高效率、低能耗、低污染的优势。它是经济结构调整和优化的重要组成部分，国家宏观经济政策的指导为健康服务业的发展提供了有力的支持。第三，社会环境的变化为健康服务业的发展提供了巨大的机遇。例如，人口老龄化和疾病谱的变化释放了对各种类型和水平的健康服务的需求。第四，金融、物流、信息技术等领域的发展，推动了健康服务提供、采购、信息共享等方式的改革。服务范围和服务模式的不断拓展和创新，促进了行业细分。

中国健康服务业仍处于产业发展的成长期。现在，虽然已经形成了比较完整的产业体系，但规模仍然较小，体系发展不平衡，产业链短，资源主要来自传统医疗、预防保健等领域，规模经济效益尚未显现，产业集中度低，难以满足居民日益多样化的健康需求。新医改以来，政府已经优先发展私人医疗服务、医疗服务与养老相结合、健康管理与促进、商业健康保险等领域的健康服务业，以扩大多样化、多层次的健康服务供给。

三、中医健康管理服务的现状

（一）中医健康管理服务

中医健康管理是将中医的“预防治疗”与新的医学模式相结合，运用中医的一般观念，对差异化和团队治疗的基本思考，并将其与管理理论体系相结合，实现全过程和健康促进的医疗保健过程。其内容包括医疗建议、随访、教育、风险因素干预、医疗保健、信息管理等。其管理方法反映了中医的理论和方法，包括中医的饮食疗法和理疗法。

（二）中医健康管理服务的核心思想

与其他健康管理服务相比，中医健康管理服务具有中医理论和中医技术的特点，其基石是中医“治未病”思想。

中医“治未病”的概念最早出现在《黄帝内经》中，展现了中医“治未病”思想的雏形和“治未病”的重要性，为后世中医预防理论的研究奠定了基础。后来，《难经》《金匮要略》等医书都阐述了“治未治之病”的思想。唐孙思邈在《内经》中深化了“未病先治”的理论。如唐孙思邈在《备急千金药方·诊侯论》中提出：“古人擅于未病先治，中医治未病，劣药治已病。”将疾病分为“非病”“要病”和“已病”三类，是中医最早提出的三级预防概念。这也非常符合现代预防医学的三级预防思想。“无病预防为主”即一级预防，“海门”即二级预防，“柴防后”同三级预防。这三个方面贯穿中医疾病预防和保健的全过程，成为制订和采取各种预防措施和方法的指导原则。

健康管理科学中的“治病”与“防患于未然”相结合，形成了中西医结合的模式。将中医“病未愈先治”“病未愈先防”的理念应用于现代健康管理服务，建立具有特色的健康管理体系，为人们维护健康、规避健康风险、降低医疗成本提供有效途径。近年来，中医药健康管理服务在中国取得了很大的进步，如“治病高峰论坛”“中国健康管理工程”等。在“治未病”的思想指导下，全面、系统的中医健康管理应该能够为不同健康状况的个人或群体提供有针对性的分类健康管理。

中医健康管理可以发挥独特的作用。以基石“治未病”为核心的“天人合一”的整体理念和中医学的“天人合一”相结合，并定位在时间上，“动态的辩证观”与西医单纯地对疾病危险因素进行评估相比，更能客观地评估和描述疾病的动态变化，是真正意义上的健康管理服务。

（三）中医治未病

1. 未病从词义上看，“未病”是“病未成”，定义应是“机体的病因已存在但尚未发病的状态”，即患病前。但随着中医理论的发展，并结合临床实践，“未病”的概念不断扩大，包括健康未病态、潜病欲病态、既病未变态、愈后防复态等，都被称为“未病”状态。也就是说，“未病”是一个相对的概念，“未病”并非全部都是无病，如“见肝之病，知肝传脾”，说明此时人体正处于防病期，肝有病，而脾仍处于无病状态。

（1）健康未病态，即人体完全健康的状态。此时人体还没有产生任何病理信息，也无任何不适的症状表现，表现为躯体无异常，心理活动正常，且能适应外界环境。其本质是和谐，即人与自然和谐、身与心和谐、气与血和谐。此时应防止体内病因发生或外邪入侵的未病先防、身体健康时的养生防护，或传染性疾病的预防。

（2）潜病欲病态。虽然有不舒服的症状表现，那只是“苦似不像往常”，全身不适，勉强坚持工作，到医院检查，各项指标也没有发现异常，医生不足以诊断为某一种疾病。疾病的本质是人体处于一种介于未病和已病之间的状态。当然，当你想生病的时候，五脏没有虚，六腑没有衰，气血操作没有乱，气息没有涣散，疾病处于轻阶段，及时用药调理，每一个都能痊愈。

（3）既病未变态。这意味着身体发生了病理变化，但疾病由浅入深，由轻度到重度。虽然身体的一些内脏器官有病变，或者身体有气血失调，但其他器官仍然是健康的。因此，由于疾病传播的一般规律，中医将这一时期的病称为特殊的“病”。疾病，虽未达其他器官，但影响甚深，但必须采取措施，防患于未然。

（4）愈后防复态，即病后初愈。也就是说，疾病之后身体虚弱，容易再生，是一种不生病的疾病。当正常生活发生在环境中时，需要一段时间，这很容易导致疾病的复发。

2. 中医治未病。“治”，有治疗、管理、调理、调养、调达、调顺、安定之意。“未病”的情况分为四个层次：平素养生，防病于先；防微杜渐，欲病救萌；已病早治，防其传变；病后调摄，防其复发。未病的治疗是指坚持自然道教基本原则，平衡阴阳，强化正气，避免恶气，采取早期诊断治疗、预防疾病传播等措施，采取无病先预防、疾病早期治疗、预防疾病变性、预防疾病康复等措施的健康理论体系，防止疾病的发生和发展。

（1）平素养生，防病于先。即人身体处于健康的情况时，应提前防止体内病因产生或外邪入侵的未病先防，身体处于健康状况时的养生防护，对于传染病的预防有重要作用。《素问·四气调神大论》曰：“是故圣人不治已病治未病，不治已乱治未乱，此之谓也。夫病已成而后药之，乱已成而后治之，譬犹渴而穿井，斗而铸锥，不亦晚乎！”也从正反两方面，强调了治未病的重要性，告诫医师和患者都应重视未病先防。这包括顺应四时，所谓“顺四时而适寒暑”“春夏养阳，秋冬养阴，以从其根”；形神共养，即“法于阴阳，和于术数，食饮有节，起居有常，不妄作劳，故能形与神俱而尽终其天年，度百岁乃去”。

（2）防微杜渐，欲病救萌。即人体处于潜病未病态时，外表上虽然有不适的症状表现，到医院检查，各项指标又都未见异常，医师不足以诊断为某一种疾病。欲病之病，实质是人体处于未病与已病之间的一种状态。此时五脏没有虚损，六腑尚未衰败，气血运行还未紊乱，神气犹未涣散，病势处于轻浅阶段，应当及时调理，消兆于未患之时。《素问·刺热》云：“肝热病者左颊先赤，心热病者颜先赤，脾热病者鼻先赤，肺热病者右颊先赤，肾热病者颐先赤，病虽未发，见赤色者刺之，名曰治未病。”就是说，肝脏出了热症，左脸颊起初发红，心脏出了热症，脸起初发红，脾脏出了热症，鼻子起初发红，肺部出了热症，右脸颊先红，肾脏出了热症，腮帮子先红。虽然疾病没有发生，但见到这些部位发红，就可以针灸治疗，这就是治未病。疾病初发，苗头初露，就要及时采取措施，积极治疗。

（3）已病早治，防其传变。即人体处于既病未变态时，机体的某些脏腑已有病变，或机体有气血紊乱，但其他脏器仍然是健康的。此时应对已病部位进行早期治疗，同时采取措施对可能受邪的部位进行保护，以防止疾病由表及里、由浅到深、由一脏传向另一脏。“上工治未病”包括未病先防、已病防变、已变防渐等多个方面的内容，这就要求人们不但要治病，而且要防病，不但要防病，而且要注意阻挡病变发生的趋势，并在病变未产生之前就想好能够采用的救急方法，这样才能掌握疾病的主动权，达到“治病十全”的“上工之术”。故朱震亨在《格致余论》中说：“与其求疗于有病之后，不若摄养于无疾之先；盖疾成而后药者，徒劳而已、是故已病而不治，所以为医家之怯；未病而先治，所以明摄生之理。”

（4）病后调摄，防其复发。人体处于愈后防复态。此时病人病后初愈，症状虽然消失了，但邪气还留存在体内，正气没有恢复到原来的水平，气血游离不定，阴阳还没有平衡，这时候身体虚弱，容易复发，或者靠慢慢静养恢复。也就是在疾病初愈后，可以适当靠药物巩固疗效，同时配合饮食调养，注意休息，劳逸得当，生活起居有规律，这样才能早日康复。如果伤寒刚好，就起居作劳，或者饮食不注意不加控制，就会发生劳复、食复之变。所以，病后调摄，以防疾病复发，亦不失为治未病内容的延伸。

3. 中医治未病的理论基础。中医学中许多基本理论，如五行学说、阴阳学说、精气学说都源于中国古代的哲学思想。“治未病”作为中医学的一大优势和特色，是中医学理论体系中最具影响的理论之一，其形成同样离不开中国传统哲学理论。

4. 防患于未然的朴素预防观。《商书·说命》曰：“唯事事，乃其有备，有备无患。”当时人们已认识到了预防的重要性。春秋战国时期，有备无患的思想继续发展，《左传·襄公十一年》中说：“居安思危。思则有备，有备无患。”这种避祸防患的观念影响到了医学界，开始有医家意识到疾病应早发现、早治疗。《史记·扁鹊仓公列传》载扁鹊对齐桓公望色诊病，“君有疾在腠理，不治将深”“君有疾在血脉，不治恐深”“君有疾在肠胃间，不治将深”等，强调了疾病早期治疗，防止转变的重要性。这些朴素而原始的防患于未然的思想，虽未形成系统的医学理论，然观其主旨，实为“治未病”概念之滥觞。

这一时期，《易经》《道德经》《庄子》《孙子兵法》《淮南子》等各思想流派对“治未病”概念形成的影响都比较大。这些流派蕴藏了朴素的预防观，奠定了“治未病”思想的基础。

5. 强调统一和谐的整体观。一个整体的概念，一种源自中国古代唯物主义和方言学的清晰哲学方法，根据这种方法，对象作为一个整体和单个组成部分被认为是交织在一起的；事物也与整个宇宙紧密相连，整个宇宙是一个伟大的统一体。在中产阶级中，中医“治愈”的基本方法和出发点是对人体、环境和社会的统一性和相互关系的整体看法。

身体和精神活动密切相关，系统和器官之间的生物学联系以及病理效应都可能被感染。在这种一般的有机语境中，中医强调交织在一起的“两神合一”。

我们的身体只有在依靠天地气体的情况下才能存在，我们必须适应身体机能的变化，以适应世界其他地方。为了使身体保持健康和健康，有必要与自然法则保持统一。人们也应该遵守这一规则，并相应地调整自己的动作。“在倒阴阳和阴阳之间”，因为它被称为“免疫”，“甜美健康”；“相反会带来不幸”，即“在最坏的情况下，他们生病或人的生命处于危险之中”。因此，一个人属于一个人和社会相互联系和影响的社会。由于导致社会发展的各种障碍，社会环境可以改变或进一步影响身体状况，影响心理活动。

6. 中医动态的辨证观。辨证论治也是中医“治未病”的其中一个理论基础，是中医诊断和治疗疾病的主要手段之一。也许“未病”的状态在西方医学的诊断中并不能成立。但对于“治未病”而言，中医就是通过望、闻、问、切这传统四项来获取诊断所需的必要症状和体征，再通过分析、综合与辨证，并根据辨证的结果采取相应的调治方法。因此，中医能具体地确认出疾病发展的不同阶段，作出诊断并“对症下药”。

“治未病”强调“辨人之体质、气质，辨证之部位、属性，辨病之异同”，不论是在治未病的哪个阶段，都要辨病证之异同而实施防治，这一点至关重要。具体分为两种：一是“同病异治”。即使“未病”的状态相同，但因为“未病”发展的阶段不同，病理变化、所属证候不同，他们的防治方法就也完全不同。比如说都是鼓胀，属肝病传肾，当治肝防其传肾；属脾病传肾，当治脾防其传肾。二是“异病同治”。有时双方出现了相同或者很相似的病理变化，但其所处的“未病”状态虽然不同，却也可以采取相同的方法来防治，比如说在多种热性病恢复期，都可能有热灼津液致阴津不足的症状，都可以滋养阴津，来防止病势复发。

7. 中医学发病观。中医发病理认为，在致病因素的影响下，疾病出现和发展的最根本原因是善恶的冲突，阴阳失衡、邪气是发病的重要条件，正气是决定疾病发生和发展的关键。因此，在防控理念上，中医预防疾病的重要原则就是保护正气，这个原则也代表了疾病预防保健的内在基础。

8. 中医治未病与中医体质。西医学认为，体质是由先天遗传和后天获得所形成的，人类个体在形态结构和功能活动方面所固有的、相对稳定的特性，与心理性格具有相关性。个体体质的不同，表现为在生理状态下对外界刺激的反应和适应上的某些差异性，以及发病过程中对某些致病因子的易感性和疾病发展的倾向性。所以，对体质的研究有助于分析疾病的发生和演变，为诊断和治疗疾病提供依据。在中医体质学中，体质类型的不同，导致了人体体内阴阳气血盛衰不同，因此对疾病的敏感程度和严重程度也各不相同。因此，当一个人受到了某种致病因素的刺激，是否形成亚健康状态，形成后是否会发病，或是发病后能否自行痊愈，很大程度上取决于不同的体质类型。体质对身体健康的影响不容小觑，从健康到亚健康再到疾病，不同体质决定疾病是否会发生。另外，正是由于体质的不同，导致机体疾病的发生与转归也不尽相同。因此，通过体质辨识，实现个性化的、针对性的健康管理是中医治未病的前提。

（四）体质调养

体质既是“相对稳定的固有状态”，又是可调的。也就是说体质既具有稳定性，又具有可变性，通过干预可以使人的体质偏颇失衡状态得到改善与调整，从而恢复健康。因此，在“治未病”过程中，我们应从具体的人出发，权衡干预措施，体现以人为本、因人制宜的思想。根据不同人群的体质类型以及人在婴儿、儿童、青少年、成年、中老年阶段的体质差异，制订防治原则，选择相应的治疗、预防方法，从而进行“因人制宜”的干预。未病先防者，可针对其体质类型通过导引、养生之术预防疾病的发生：将病未发者，针对其体质类型进行治疗，防止疾病的形成；既病防变者，即结合其体质类型对已发之病及早治疗；病后防复者，视体质类型进行饮食、生活调护，以防疾病复发。

《中医体质分类与判定》编写组同时还公布了《九种体质人群的调体保健方案》，对不同体质人群的调体保健措施提出了较为详细的建议，相关内容如下。

1. 平和质调养养生方法。

（1）合理膳食。日常饮食主要包括粮食类、肉蛋类、奶制品、豆制品、蔬菜水果类。注意荤菜与素菜相搭配，避免同一类食品的重复搭配。“早饭宜好，午饭宜饱，晚饭宜少”是古人的养生格言。现代营养学家提倡“早饭占全天总量的25%，中餐占40%，晚餐占35%”，这是对现代人养生的具体化。

首先，对于平和质的人，养生保健宜饮食调理而不宜药补，因为平和之人阴阳平和，不需要药物纠正阴阳之偏正盛衰，如果用药物补益反而容易破坏阴阳平衡。对于饮食调理，首先要“谨和五味”。饮食应清淡，不宜有偏嗜。因五味偏嗜，会破坏身体的平衡状态，如过酸伤脾、过咸伤心、过甜伤肾、过辛伤肝、过苦伤肺。

其次，在维持自身阴阳平衡的同时，平和质的人还应该注意自然界的四时阴阳变化，顺应此变化，以保持自身与自然界的整体阴阳平衡。平和质的人还可酌量选食具有缓补阴阳作用的食物，以增强体质。这类食物有：粳米、薏米、豇豆、韭菜、甘薯、南瓜、银杏、核桃、龙眼、莲子、鸡、牛、羊等。平和质的人春季阳气初生，宜食辛甘之品以发散，而不宜食酸收之味。宜食韭菜、香菜、豆豉、萝卜、枣、猪肉等；夏季心火当令，宜多食辛味助肺以制心，且饮食宜清淡而不宜食肥甘厚味。宜食菠菜、黄瓜、丝瓜、冬瓜、桃、李、绿豆、鸡肉、鸭肉等；秋季干燥易伤津液，宜食性润之品以生津液，而不宜食辛散之品。宜食银耳、杏、梨、白扁豆、蚕豆、鸭肉、猪肉等；冬季阳气衰微，故宜食温补之品以保护阳气，而不宜食寒凉之品。宜食大白菜、板栗、枣、黑豆、刀豆、羊肉、狗肉等。

（2）睡眠充足。人的一生中 1/3 的时间都是在睡眠中度过的。医学研究表明，在深度睡眠中，人体细胞可以自我修复，尤其在夜间十点到凌晨三点间的睡眠称为美容觉，可以排除体内毒素，恢复人体功能。

（3）适量运动。适量运动对于身体各个器官的代谢、运作、营养吸收有着不可忽视的作用。一般来说，一个人每天需要半小时的运动量，而以有氧运动为好。可以多练太极拳。还有一个运动就是散步，一天走半个小时，既不累人，又能锻炼身体。所以很多上班族都会提前一站下车，步行到单位，这是非常有益的。

（4）戒烟限酒。香烟中含有上千种化学物质，所含大量有害物质中包括50 多种致癌物。这些物质，被烟蒂燃烧后产生的焦油物质覆盖住，贮存在口腔内、鼻腔里、咽喉部位和肺里，吸烟已公认是导致肺癌的最重要因素之一。

饮酒更易使人得胃病和胃癌。酒尤其能损害肝脏，使肝容易硬化。此外，年轻人正在发育成长，如经常喝酒，除上述害处外，还能使脑力和记忆力减退，使肌肉无力，性发育早熟和未老先衰。

中医认为，烟草为辛热秽浊之物，易于生热助湿，出现呕恶、咳嗽、吐痰等。酒性热而质湿，《本草衍义补遗》说它"湿中发热近于相火"，堪称湿热之最。所以饮酒无度，必助阳热、生痰湿，酿成湿热。嗜烟好酒，可以积热生湿，是导致湿热质的重要成因，必须力戒烟酒。

（5）心态平衡。疾病不但对我们的身体造成影响，而且对我们的心理也造成了威胁。面对疾病，我们应该用健康的心理去对待，对科学的治疗充满信心，对自己的毅力充满信心。任何的沮丧、焦虑都会影响正常的生活，影响我们的作息、饮食，因此用健康的心理面对疾病是相当重要的。

2. 气虚质调养养生方法。

（1）气虚质的人，肌肉松软。和别人爬同样层数的楼，气虚的人就气喘吁吁。这种类型的人，讲话的声音低弱，老是感到自己上气不接下气，气不够用，容易出汗，只要体力劳动的强度大就容易累，防御能力下降，所以容易感冒。

气虚质的人多食用具有益气健脾作用的食物，如黄豆、白扁豆、鸡肉、香菇、大枣、桂圆、蜂蜜等，少食具有耗气作用的食物，如空心菜、生萝卜等。

（2）药膳指导。一是黄芪童子鸡。取童子鸡 1 只洗净，用纱布袋包好生黄芪 9g，取一根细线，一端扎紧纱布袋口，置于锅内，另一端则绑锅柄上。在锅中加姜、葱及适量水煮汤，待童子鸡煮熟后，拿出黄芪包。加入盐、黄酒调味，即可食用。可益气补虚。

二是山药粥。将山药 30g 和粳米 180g 一起入锅，加清水适量煮粥，煮熟即成。此粥可在每日晚饭时食用，具有补中益气、益肺固精、强身健体的作用。

（3）起居宜注意保暖，不要劳汗当风，防止外邪侵袭。可微动四肢，以流通气血，促进脾胃运化，改善体质。尤其注意不可过于劳作，以免更伤正气。

运动宜柔缓，可做一些柔缓的运动，如散步、打太极拳、做操等，并持之以恒。不宜做大负荷运动和出大汗的运动，忌用猛力或做长久憋气的动作。

精神调摄，培养豁达乐观的生活态度，不过度劳神，避免过度紧张，保持稳定平和的心态，且不宜过度思考、悲伤。

（4）气虚体质的人适合散步、慢跑及舞蹈等运动；运动量以开始运动时较小，以后逐渐加大为目标。也适宜练八段锦、五禽戏、养生太极拳等中医养生功。

气功锻炼：肾为元气之根，故气虚宜作养肾功。其功法如下：

屈肘上举：端坐，两腿自然分开，双手屈肘侧举，手指伸直向上，与两耳平。然后，双手上举，以两胁部感觉有所牵动为度，随即复原，可连做十次。本动作对气短、吸气困难者，有缓解作用。

抛空：端坐，左臂自然屈肘，置于腿上，右臂屈肘，手掌向上，做抛物动作3~5次，然后，右臂放于腿上，左手做抛空动作，与右手动作相同，每日可做五遍。

荡腿：端坐，两脚自然下垂，先慢慢左右转动身体3次，然后，两脚悬空，前后摆动十余次。本动作可以活动腰、膝，具有益肾强腰的功效。

摩腰：端坐，宽衣，将腰带松开，双手相搓，以略觉发热为度；再将双手置于腰间，上下搓摩腰部，直到腰部感觉发热为止。搓摩腰部，实际上是对腰部命门穴、肾俞、气海俞、大肠俞等穴的自我按摩，而这些穴位大多与肾脏有关。待搓至发热之时，可起到疏通经络、行气活血、温肾壮腰之作用。

“吹”字功：直立，双脚并拢，两手交叉上举过头，然后，弯腰，双手触地，继而下蹲，双手抱膝，心中默念“吹”字音，可连续做十余次，属于“六字诀”中的“吹”字功，常练可固肾气。

（5）气虚体质的食疗。气虚质的人宜食食物如下。

①粳米。性平，味甘，能补中益气。早在《别录》中即有“主益气”的记载，唐代食医孟诜亦云：“粳米温中，益气。”清代王孟英还把粳米粥誉之为“贫人之参汤”，他说：“贫人患虚症，以浓米汤代参汤。”气虚者宜常食之。

②鸡肉。性温，味甘，有温中、益气、补精、养血的功效。无论气虚、血虚、肾虚，皆宜食之。民间对气虚之人，有用黄芪煨老母鸡的习惯，更能增加补气作用。

③大枣。性温，味甘，为常食之物，它有益气补血的功效，历代医家常用之于气虚病人。《别录》说它“补中益气，强力。”唐代食医孟诜亦云：“大枣补不足气，煮食补肠胃，肥中益气第一。”所以，气虚者宜食用大枣，煨烂服食为佳。

④花生。性平，味甘。《滇南本草图说》称花生“补中益气”，不仅如此，花生还有补脾和补肺的作用，这对气虚而兼有肺虚或脾虚者更宜，且以水煮花生食用为妥。

⑤山药。山药为补气食品，凡气虚体质或久病气虚者，宜常食之，最为有益。山药可以补肺气，补脾气，补肾气，故凡肺气虚或肾气虚或脾气虚的方药中，都常用到它。

⑥黄芪。性微温，味甘，也是中医极为常用的补气中药，是民间常用的补气食品。不少医书都称“黄芪补一身之气”。《本草求真》认为：“黄芪为补气诸药之最，是以有耆之称。”根据医家习惯，黄芪常与党参或太子参或人参同服，则补气之力愈佳，气虚体质食之更宜。

此外，气虚者还宜食用糯米、粟米、玉米、青稞、番薯、南瓜、白扁豆、黄豆、牛肚、乌骨鸡、鹅肉、兔肉、鹌鹑、青鱼、鱿鱼、章鱼、胡萝卜、豆腐、豆浆、马铃薯、香蕈、草菇、平菇、蜂王浆、红糖、白木耳、白术、甘草等。

3. 阳虚质调养养生方法。阳虚质的人，肌肉不健壮，常常感到手脚发凉，胃脘部、背部或腰膝部怕冷，衣服比别人穿得多，夏天不喜欢吹空调，喜欢安静，吃或喝凉的东西总会感到不舒服，容易大便稀溏，小便颜色清而量多。性格多沉静、内向。

食宜温阳，平时可多食牛肉、羊肉、韭菜、生姜等温阳之品，少食梨、西瓜、荸荠等生冷寒凉食物，少饮绿茶。

（1）当归生姜羊肉汤。当归 20g，生姜 30g，冲洗干净，用清水浸软，切片备用。羊肉 500g 剔去筋膜，放入开水锅中略烫，除去血水后捞出，切片备用。当归、生姜、羊肉放入砂锅中，加清水、料酒、食盐，旺火烧沸后撇去浮沫，再改用小火炖至羊肉熟烂即成。本品为汉代张仲景名方，温中补血，祛寒止痛，特别适合冬日食用。

（2）韭菜炒胡桃仁。胡桃仁 50g，开水浸泡去皮，沥干备用；韭菜 200g，择洗干净，切成寸段备用；麻油倒入炒锅，烧至七成热时，加入胡桃仁，炸至焦黄，再加入韭菜、食盐，翻炒至熟。本品有补肾助阳、温暖腰膝的作用，适用于肾阳不足、腰膝冷痛者。

（3）起居要保暖。居住环境应空气流通，秋冬注意保暖，夏季避免长时间待在空调房间，平时注意足下、背部及下腹部丹田部位的防寒保暖。防止出汗过多，在阳光充足的情况下适当进行户外活动。

（4）运动避风寒，适当参加体力劳动，因为“动则生阳”，如尽量以步行代替乘车、多爬楼梯等。但尽量避免大运动量的工作，以免“大汗伤阳”。可作一些舒缓柔和的运动，如慢跑、散步、打太极拳、做广播操。夏天不宜作过分剧烈的运动，冬天避免在大风、大寒、大雾、大雪及空气污染的环境中锻炼。

（5）精神调摄。善于调节自我情绪，消除不良情绪的影响。

4. 阴虚质调养养生方法。阴虚质的人体形多瘦长，经常感到手脚心发热，面颊潮红或偏红，耐受不了夏天的暑热，常感到眼睛干涩，口干咽燥，总想喝水，皮肤干燥，经常大便干结，容易失眠，性情急躁，外向好动，舌质偏红，苔少。

（1）食宜滋阴，多食瘦猪肉、鸭肉、绿豆、冬瓜等甘凉滋润之品，少食羊肉、韭菜、辣椒、葵花籽等性温燥烈之品。

①莲子百合煲瘦肉。用莲子 20g（去心）、百合 20g、猪瘦肉 100g，加水适量同煲，肉熟烂后用盐调味食用，每日 1 次。有清心润肺、益气安神之功效，适于阴虚质干咳、失眠、心烦、心悸等症者食用。

②蜂蜜蒸百合。将百合 120g、蜂蜜 30g，拌和均匀，蒸令其熟软。时含数片，后嚼食。本药膳能补肺、润燥、清热，适用于肺热烦闷，或燥热咳嗽、咽喉干痛等症。

（2）起居忌熬夜。起居应有规律，居住环境宜安静，避免熬夜、剧烈运动和在高温酷暑下工作。

（3）运动勿大汗。适合做有氧运动，可选择太极拳、太极剑、气功等动静结合的传统健身项目。锻炼时要控制出汗量，及时补充水分，不宜洗桑拿。

（4）精神调摄。修身养性，学习调节自我情绪，避免心情抑郁，保持心绪平稳。

5. 血瘀质调养。血瘀质的人，面色偏暗，嘴唇颜色偏暗，舌下的静脉瘀紫。皮肤比较粗糙，有时在不知不觉中会出现皮肤瘀青。眼睛里的红丝很多，刷牙时牙龈容易出血，容易烦躁、健忘，性情急躁。

（1）食宜行气活血，多食山楂、醋、玫瑰花、金橘等具有活血、散结、行气、疏肝解郁作用的食物，少食肥肉等滋腻之品。

①山楂红糖汤。山楂 10 枚，冲洗干净，去核打碎，放入锅中，加清水煮约 20 分钟，调以红糖进食。可活血散瘀。

②黑豆川芎粥：川芎 10g 用纱布包裹，和黑豆 25g、粳米 50g 一起水煎煮熟，加适量红糖。分次温服，可活血祛瘀、行气止痛。

（2）起居勿安逸，作息时间宜有规律。保持足够的睡眠，可早睡早起多锻炼，不可过于安逸，以免气机瘀滞而致血行不畅。

（3）运动促血行。可进行一些有助于促进气血运行的运动项目，如各种舞蹈、步行健身法、徒手健身操等。血瘀质的人在运动时如出现胸闷、呼吸困难、脉搏显著加快等不适症状，应停止运动，去医院进一步检查。

（4）精神调养。要培养乐观的情绪，精神愉快则气血和畅，营卫流通，有利于血瘀体质的改善。反之，苦闷、忧郁则可加重血瘀倾向。故应保持心情舒畅，做到虚怀若谷，切莫患得患失、曲运神机。

6. 痰湿质调养。痰湿质的人，体形肥胖，腹部肥满而松软。容易出汗，且多黏腻。经常感到肢体酸困沉重，不轻松，经常感觉脸上有一层油，嘴里常有黏黏的或甜腻的感觉，咽部常有痰，舌苔较厚，性格比较温和。

（1）食宜清淡。饮食应以清淡为主，少食肥肉及甜、黏、油腻的食物。可多食海带、冬瓜等。

①山药冬瓜汤。山药 50g、冬瓜 150g 至锅中，慢火煲 30 分钟，调味后即可饮用。本品可健脾、益气、利湿。

②赤豆鲤鱼汤。将活鲤鱼 1 尾（约 800g）去鳞、鳃、内脏；将赤小豆 50g、陈皮 10g、辣椒 6g、草果 6g 填入鱼腹，放入盆内，加适量料酒、生姜、葱段、胡椒、食盐少许，上笼蒸熟即成。本品健脾除湿化痰，用于痰湿体质症

见疲乏、食欲不振、腹胀腹泻、胸闷眩晕者。

（2）起居忌潮湿。居住环境宜干燥而不宜潮湿，平时多进行户外活动。衣着应透气散湿，经常晒太阳或进行日光浴。在湿冷的气候条件下，应减少户外活动，避免受寒淋雨，不要过于安逸。

（3）运动宜渐进。因形体肥胖，易于困倦，故应根据自己的具体情况循序渐进，长期坚持运动锻炼，如散步、慢跑、打乒乓球、羽毛球、网球、游泳、练武术以及适合自己的各种舞蹈。

7. 湿热质调养。湿热质的人，面部和鼻尖总是油光发亮，脸上容易生粉刺，皮肤容易瘙痒，常感到口苦、口臭或嘴里有异味，大便黏滞不爽，小便有发热感，尿色发黄，女性常带下色黄，男性阴囊总是潮湿多汗，脾气比较急躁。

（1）食忌滋腻，饮食以清淡为主，可多食赤小豆、绿豆、芹菜、黄瓜、藕等甘寒、甘平的食物。少食羊肉、韭菜、生姜、辣椒、胡椒、花椒等甘温滋腻，及火锅、烹炸、烧烤等辛温助热的食物。

①泥鳅炖豆腐：泥鳅500g，去鳃及内脏，冲洗干净，放入锅中，加清水，煮至半熟，再加豆腐250g，食盐适量，炖至熟烂即成。可清热利湿。

②绿豆藕：粗壮肥藕1节，去皮，冲洗干净备用；绿豆50g，用清水浸泡后取出，装入藕孔内，放入锅中，加清水炖至熟透，调以食盐进食，可清热解毒，明目止渴。

（2）起居避暑湿，避免居住在低洼潮湿的地方，居住环境宜干燥、通风。不要熬夜、过于劳累。盛夏暑湿较重的季节，减少户外活动的时间。保持充足而有规律的睡眠。

（3）运动强度宜大，适合做大强度、大运动量的锻炼，如中长跑、游泳、爬山、各种球类、武术等。夏天由于气温高、湿度大，最好选择在清晨或傍晚较凉爽时锻炼。

8. 气郁质调养。气郁质的人，体形偏瘦的较多，常感到闷闷不乐、情绪低沉，容易紧张、焦虑不安，多愁善感，感情脆弱，容易感到害怕或容易受惊吓，常感到乳房及两胁部胀痛，常有胸闷的感觉，经常无缘无故地叹气，咽喉部经常有堵塞感或异物感，容易失眠。

（1）调畅精神。气郁质的人群，一般属有余之体，平时应始终把心理保健放在头等重要的位置上。根据《黄帝内经》“喜胜忧”的原则，应主动寻求快乐，多接触不同人群，广交朋友，尤其是多与一些性格开朗、情绪乐观、心理健康的朋友交往，形成性格互补，逐渐使心胸开阔。同时保持精神、心理上安详宁静，不要被身外的各种欲望杂念所困惑，清心寡欲，情绪宁静，以静制燥，逐渐使性情变为温和，神情内藏，清心温静。

（2）食宜疏肝理气，多食黄花菜、海带、山楂、玫瑰花等具有行气、解郁、消食、醒酒作用的食物。

①橘皮粥。橘皮50g，研细末备用：粳米100g，淘洗干净，放入锅内，加清水，煮至粥将成时，加入橘皮，再煮10分钟即成。本品理气运脾，用于腹脘胀满，不思饮食。

②菊花鸡肝汤。银耳15g洗净撕成小片，清水浸泡待用；菊花10g、茉莉花24朵温水洗净；鸡肝100g洗净切薄片备用；将水烧沸，先入料酒、姜汁、食盐，随即下入银耳及鸡肝，烧沸，打去浮沫，待鸡肝熟，调味，再入菊花、茉莉花稍沸即可。佐餐食用可疏肝清热，健脾宁心。

（3）起居宜动不宜静。居住环境应安静，防止嘈杂及环境影响心情；保持有规律的睡眠，睡前避免饮茶、咖啡和可可等具有提神醒脑作用的饮料。

（4）运动宜加强。不要总待在家里，应尽量增加户外活动，如跑步、登山、游泳、武术等。

（五）治病方法

1. 未病先防。在疾病未发生之前，采取各种预防措施，增强机体的正气，消除有害因素的侵袭，以防止疾病的发生。这是中医预防疾病、防重于治思想的突出体现。疾病的发生，主要关系到邪正盛衰。正气不足是疾病发生的主导因素，邪气是发病的重要条件。因此，未病先防，必须从增强人体正气和防止病邪侵害两方面入手。

（1）扶助机体正气，顺应自然。自然界四时气候和昼夜晨昏等变化，必然影响人体，使之发生相应的生理和病理反应。只有顺应自然变化而摄生，才能保障健康，避免病邪侵害，减少疾病发生。据此《素问・上古天真论》提出“法于阴阳”“和于术数”的顺时养生原则。法，即效法、顺应；阴阳，指自然界变化规律；和，为调和，协调；术数，即修身养性之术。人们应顺应季节、气候的变化规律，能动地调节衣食起居，采取修身养性的方法，从而摄生防病。

（2）调畅情志。人的精神情志活动与机体的生理、病因有着密切关系。突然、强烈或持续的精神刺激，不仅可以直接伤及脏腑，引起气机紊乱、气血阴阳失调而发病，而且可使正气内虚，抗病能力下降，容易感受病邪而诱发疾病。如怒伤肝而气上，喜伤心而气缓，悲伤肺而气消，思伤脾而气结，恐伤肾而气下等。在疾病治疗过程中，情志失调，又可致病情恶化。因此，《黄帝内经》重视精神调养，要求做到“恬淡虚无”。恬，安静；淡，平淡；虚，即虚怀若谷，虚己以待物；无，是没有过分的私欲妄想。开朗乐观，心情舒畅，精神愉快，则人体气机调畅，气血和平，正气旺盛，对于预防疾病发生和发展，促进病情好转，具有重要意义。

（3）饮食有节。饮食要有节制，养成良好的饮食习惯，提倡定时定量，不可过饥过饱，以免损伤胃肠功能。注意不可过食肥甘厚味，否则易于化生内热，甚至引起痈疽疮毒等。克服饮食偏嗜，保持食性的寒温适中，不可过食辛温燥热、生冷寒凉。并注意饮食种类搭配和膳食结构的合理，平衡膳食，提倡全面合理营养的食养思想。此外，要注意饮食卫生，防止“病从口入”。

（4）起居有常。起居有常是指生活起居要有一定的规律。中医学重视起居作息的规律性，要求人们要顺应四时和昼夜的变化，安排适宜的作息时间，以达到增进健康和预防疾病的目的。还要注意劳逸适度，弛张结合。人需要一定的体力劳动，使气血流畅，促进身体健康。若劳逸失度则有损健康，过劳则耗伤气血，过逸又可致气血阻滞，均可引起疾病的发生。《素问·上古天真论》曰：“饮食有节，起居有常，不妄作劳，故能形与神俱，而尽终其天年，度百岁乃去。”

（5）锻炼身体。“生命在于运动。”经常锻炼身体，可使人体气机调畅，血脉流通，关节活利，筋骨肌肉壮实，体魄强健，这样才能增强体质，提高抗病力，减少疾病的发生，促进健康长寿，而且对某些慢性病也有一定的治疗作用。锻炼身体的要点有三：一是运动量要适度，要因人而异，做到“形劳而不倦”；二是要循序渐进，运动量由小到大；三是要持之以恒。

2. 防止病邪侵害。

（1）避邪气。邪气是导致疾病发生的重要条件，有时甚至可变为主要因素，如各种冻伤、烧烫伤、电击伤、化学伤、虫兽伤、交通伤害等，故未病先防除调养身体、培养正气、提高抗病能力之外，还要特别注意避免病邪的侵害。《素问·上古天真论》说：“虚邪贼风，避之有时。”即适时躲避外邪的侵害，包括顺应四时，防止四时不正之气的侵害，如春季防风邪，夏日防暑邪，秋天防燥邪，冬天防寒邪等；避疫毒，预防气之染；日常生活和工作中要用心防范，防止外伤和虫兽伤害；讲究卫生，防止环境、水源和食物的污染等。

（2）药物预防。事先使用某些药物，可提高机体的抗邪能力，有效地防止病邪的侵袭，从而起到预防疾病的作用，这亦是防病于未然的一项重要措施。这一方法尤其在预防疫病流行方面更具有重要意义。《素问·刺法论》有“小金丹……服十粒，无疫干也”的记载。我国 16 世纪就发明人痘接种术预防天花，开创了人工免疫之先河，为后世预防接种的发展作出极大的贡献。近年来，在中医预防理论的指导下，用中草药预防疾病也取得了良好的效果。如用板蓝根、大青叶预防流感、腮腺炎，用马齿苋预防菌痢，用茵陈、贯众预防肝炎等，都是用之有效、简便易行的方法。

3. 既病防变。既病防变，指在疾病发生之后，早期诊断，早期治疗，见微知著，防微杜渐，以防止疾病的发展和传变。

（1）早期诊治。疾病过程中，由于邪正斗争和消长，疾病的发展多会出现由浅入深、由轻到重、由较单纯到复杂的发展变化。外感病初期，邪未深入，脏腑气血未伤，正气未衰，病情轻浅，自然治之较易，故诊治越早，疗效越好。即使内伤杂病，包括许多重病难病，也越早诊治效果越好，否则容易延误病情，甚至丧失治疗良机，酿成大患。如《素问·阴阳应象大论》说：“故邪风之至，疾如风雨，故善治者治皮毛，其次治肌肤，其次治筋脉，其次治六腑，其次治五脏。治五脏者，半死半生也。”另外，某些疾病处于亚临床阶段，常有一些细微征兆，医者必须善于发现疾病苗头，做到早期正确的诊断，进行及时有效和彻底的治疗。《医学心悟·医中百误歌》谓：“见微知著，弥患于未萌，是为上工。”

（2）防止传变。防止传变，指认识和掌握疾病发生发展规律及其传变途径，早期诊断。并采取及时有效的防治措施，从而制止疾病的发展或恶化。掌握不同疾病的发生、发展变化过程及其传变的规律，才能在早期诊治过程中，既着眼于当前病症，又能前瞻性地采取措施避免传变的发生。防止传变主要包括阻截病传途径与先安未受邪之地两个方面。

①阻截病传途径。各种疾病的传变是有其一定的规律和途径的。如外感热病的六经传变、卫气营血传变、二焦传变；内伤杂病的五脏之间的母子相及与相乘、相侮传变，表里传变，经络传变等。根据疾病的传变规律，及时采取适当的防治措施，截断其传变途径，是阻断病情发展或恶化的有效方法。如麻疹初起，疹毒未透，易内传于脏，转为重证。应及时采取宣透之药发表透疹，促使邪毒随汗由表而泄，以防其内犯脏腑。若疹毒已侵及于肺，则应肃清肺热，透其疹毒，以阻止其传入心包或中焦。

②先安未受邪之地。由于人体“五脏相通，移皆有次，五脏有病，则多传其所胜”（《素问·玉机真藏论》），因此，在临床诊治疾病中，不但要对病位之所进行诊治，而且应该根据疾病发展传变规律，对尚未受邪而可能即将被传及之处，事先给予调养、充实以安抚，则可以阻止病变传至该处，达到防止其传变、终断其发展的目的。

在具体运用中，可根据五行的生克乘侮规律、五脏的整体规律、经络相传规律等，采取相应措施进行防治。如《金匮要略·脏腑经络先后病脉证》说：“见肝之病，知肝传脾，当先实脾。”主张在治疗肝病的同时，常配以调理脾胃的药物，使脾气旺盛而不受邪，以防肝病传脾。又如在温热病发展过程中，由于热邪伤阴，胃阴受损，病势进一步发展，则易耗及肾阴，据此清代医家叶天士主张在甘寒以养胃阴的方药中，加入咸寒滋养肾阴的药物，从而防止肾阴的耗损，这些都是既病防变具体应用的范例。

（3）愈后防复。愈后防复，指在疾病初愈、缓解或痊愈时，要注意从整体上调理阴阳，维持并巩固阴阳平衡的状态，预防疾病复发及病情反复。《素问·至真要大论》指出：“谨察阴阳所在而调之，以平为期。”

中医学认为，疾病就是人体在邪正斗争作用下出现的阴阳失衡状态，而治疗目的就是调整阴阳的偏盛偏衰，通过扶弱抑强、补虚泻实、温寒清热、升降沉浮来调理气血、疏通经络、调和脏腑、固护正气，以期达到阴阳平衡。患者初愈后，阴阳刚刚达到新的平衡，一般而言，大多仍有邪气留恋之势，机体处于不稳定状态，生理功能尚未完全恢复，这就要求在病愈或病情稳定之后，针对患者的具体情况，采取综合措施，促使脏腑经络功能尽快恢复正常，以达到邪尽病愈，扶助正气，消除宿根，避免诱因，防其复发之目的。

第三节　中医药健康服务管理

一、中医治未病与健康管理

中医学发展数千年，是中华民族在长期的生产与生活实践中认识生命、维护健康、战胜疾病的宝贵经验总结，是中国传统文化的结晶。“防微杜渐”的思想最初是由政权斗争中防患于未然的意思渗透到中医学领域，体现了中医学防病养生的思想，是中医传统文化的淬炼。“治未病”以“防”字为核心，充分体现了预防为主的先进理念，强调疾病的早发现、早诊断及早治疗，其不但体现健康管理理念，也可为健康管理提供成熟的理论与应用技术支撑。总而言之，将中医治未病思想融入健康管理之中，能够预防疾病，控制其发生发展，从而很大程度上提高人民健康水平。

（一）中医治未病在健康管理中的应用

1. 健康信息采集。通过中医体质辨识来收集健康信息，是中医治未病在健康管理中的一大应用。目前体质辨识主要依据的是北京中医药大学王琦教授提出的“中医体质分类判定标准”。具体筛选办法是先在西医体检后，填写中医体质和健康状况调查问卷表，突出西医检查看指标、中医调查看症状的特点，将西医检查指标不正常的个体或中医问卷有不适症状者纳入需要进行体质辨识的人群。之后再由经验丰富的中医师进行诊断，同时结合量表分析进行综合评估，最终判定其体质类型。这样对某些体检指标虽然正常，但已处于失衡体质状态的个体能够及时进行早期干预；同时避免了指标异常却无明显症状者忽视健康干预或自行盲目调养的情况。另外，对于不同体质的个体，通过体质辨识，可以实现个性化、有针对性的健康管理。

2. 健康干预。健康干预是健康管理的关键所在，与西医只针对病因相比，在健康干预的手段和方法上，中医治未病更具优势。中医通过体质辨识，并根据体质类型建立辨体防治方案和针对性的健康调养。具体干预方法上，中医治疗对机体整体功能状态的调理更为擅长，同时在对器质性病变、功能性病变、心因性病变等方面的治疗干预上也独具特色。因此，中医治未病在健康管理中主要应用于健康干预方面，下面从饮食干预、运动干预、心理干预方面进行举例阐述。

（1）饮食干预。“饮食者，人之命脉也。”合理的膳食结构，会给健康带来极大的裨益。《黄帝内经》中指出，我国传统的饮食结构为“五谷为养，五果为助，五畜为益，五菜为充”。这种完全膳食的观点与现代营养学所提倡的平衡膳食在科学性上也是一致的。

然而，随着快餐文化迅速流行，传统的谷物类食物摄入量在减少，蔬菜水果摄入量偏低，高胆固醇、高脂肪的食物摄入量大增，导致罹患各种慢性疾病的概率持续攀升。因此我们亟须回归科学的膳食结构，回归健康的生活方式。饮食干预简称食疗，其不仅仅是调整饮食结构，同时中医认为，药食同源，食疗之所以有效，在于它发挥了食物和药物的双重作用，不仅可以营养机体，补益脏腑，而且可以调和阴阳，益寿防老，因此是常用的中医治未病的自然调理方法之一。

（2）运动干预。适量运动是健康的四大基石之一。而中医认为强健的身体有助于预防疾病，运动疗法是中医治未病的自然疗法之一，适合大多数人锻炼，同时对某些慢性疾病也大有裨益。古语云“流水不腐，户枢不蠹，动也”。意即运动过程中能够抵抗其他生物或者微生物的侵蚀，人也是如此。中国很多传统的体育项目有强身健体的作用，因此在健康管理中应该鼓励管理对象经常运动，锻炼身体。通过五禽戏、八段锦、太极拳、气功等运动，辅之以调息和调神，可达到动静互涵、形神共养的强身健体目的。

（3）心理干预。现代社会的诱惑、压力、竞争等导致心身功能紊乱已成为普遍现象。这些功能紊乱可以说是众多现代常见病的先导，也是形成“未病”状态的主导因素，积极管理防范，纠治这类心身功能紊乱，在治未病中显得尤为重要。而中医历来重视情志因素的影响，强调“先治其心，而后医其身”。同时倡导道德修养的提高和性情的陶冶，提倡恬淡娱乐，正确对待外界因素的刺激，以保持身心健康。具体调神养生主要包括安心养神、四时调神、动形怡神、以心治神、节制情感、移情易性六个方面。

此外，还有药物干预、保健干预等中医治未病干预手段。总而言之，中医治未病理论指导下的健康管理，能够提供更为个性化的调理方案以及更为丰富的干预手段。

（二）中医治未病健康管理的实施方案

中医健康管理是根据中医学基本理论，运用中医“整体观念”“治未病”思想，结合健康管理学理念，为社会个体或群体的健康状态进行系统的信息采集、评估、调理以及跟踪服务，从而提高人口健康素质的动态服务过程。将中医治未病思想应用于指导健康管理的实施，通常要从以下几个环节入手：中医健康状态信息采集、中医健康状态评估、中医健康状态调理、中医健康状态跟踪服务。

1. 中医健康状态信息采集。中医健康状态信息采集是在中医学理论指导下，通过望、闻、问、切采集受检者临床信息，从而为健康状态评估、健康状态调理提供依据的方法和过程。可以在社会范围内建立中医特色健康状态信息库，形成“治未病”信息服务网络。

2. 中医健康状态评估。中医健康状态评估是在健康状态信息采集的基础上，对健康状态进行分类判定的过程，是中医健康管理的重要组成部分。以社区卫生服务中心为主体开展体质辨识服务项目，针对不同人群的体质状况做出健康评估，并提供个性化的健康指导方案，同时加强信息化建设，建立社区居民的“健康状态信息库”。

3. 中医健康状态调理。中医健康状态调理是在健康状态评估的基础上，充分发挥中医药的优势，运用多种中医药干预手段对健康状态进行调理，从而提高人口健康素质的过程。可以按照健康状态将人群分为一般人群、重点人群、亚健康人群及慢性疾病患者人群，运用起居调理、情志调理、饮食药膳调理、运动调理、传统特色技术调理等进行相应干预，具有普适性。应用“治未病”理念，开展中医药预防疾病工作，使不同人群都能够享受到中医特色的预防保健服务。

4. 中医健康状态跟踪服务。中医健康状态跟踪服务，是在中医学理论指导下，建立健康状态档案，并通过对健康状态的动态监测、健康教育和指导，来提升公民健康素养，减少亚健康人群，促进疾病康复的动态服务过程。

二、中医健康管理服务

（一）中医健康管理服务的运行模式

1. 信息采集与评估。世界卫生组织的调查显示，亚健康人群已毫无争议地成为健康管理的主要对象。中医理论和方法对亚健康状态的调治符合健康管理的要求。有关中医专家提出，可以依据中医体质辨识为个人健康管理提供重要依据，如王琦教授提出的“体质九分法”，从“欲病”之人的疾病预防入手实现健康管理。体质辨识采用现场问卷方式，结合中医四诊、综合辨识法、亚健康症候测试量表等量表，丰富了中医对人体健康状态信息的收集和评估方法，为系统构建中医健康管理体系创造了条件。

2. 中医保健特色门诊。各种特色门诊是当前中医健康管理服务运行的主要模式之一，如养生技术治疗门诊、健康调养门诊等，针对不同的体质特性、个体的健康危险因素，制订个性化的体质调养方案，内容包括情志、饮食、运动调养等。同时引进先进的仪器设备，帮助“未病”“欲病”“已病”之人尽早、准确地发现病变（倾向），对风险进行预警，为防治方案提供客观指标，并开展中医保健特色疗法，形成具有特色的健康管理模式。例如，中医运动疗法在中医保健特色门诊应用十分广泛。其通过利用躯体运动或辅助康复器械的生物力学原理帮助个体进行主动或被动的运动。以“五禽戏”为例，这种传统的中国健身方法，由华佗模仿 5 种动物创编，具有平衡阴阳、滑利关节、推行气血、疏通经络之效用。其中虎戏对应肝，习之可填精益髓，强腰健肾，通督脉，祛风邪；鹿戏对应肾，习之可舒展筋骨，增强体力，益肾固腰；猿戏对应心，习之可愉悦心情，畅心智，灵活头脑，增强记忆力；熊戏对应脾，习之可促进消化、睡眠，强健脾胃；鸟戏对应肺，习之可疏通经络，调运气血，调和呼吸，活动筋骨关节。

（二）中医健康管理服务的发展展望

1. 强化中医理论，融合传统健身运动。中医健康管理服务应当重视传承和发扬我国深厚的特色中医文化。在现代健康概念和医学模式以及中医“治未病”理论的指导下，以中医的阴阳、气血、经络等理论为基础，形成集导引、气功、武术、医学理论于一体的具有中华民族特色的养生运动方法，从健康筛选、促进、管理等多方面入手，为社会人群提供个性化的健康促进服务和计划，以最低的医疗成本投入获得最大的健康效益。

2. 充分运用现代技术。充分运用现代信息网络技术，实现对患者动态的“望闻问切”，还可研制集智能化、系统化、科研化于一体的中医健康管理软件，实现“跨领域”的诊疗服务，从而实现中医和现代科技的有机融合，以先进的科学力量提升服务和管理质量。

3. 建立中医健康基础数据库。建立中医健康基础数据库，可以为开展中医健康管理服务提供重要基础，如作为健康评估和健康需求的依据来源。为确保依据的科学性，应在不同的人群水平上开展监测，如不同基本健康水平、疾病危险因素、生活方式、运动方式等，从而提高健康管理工作的针对性和准确性。

4. 以社区卫生服务为基石。以社区卫生服务为基石，强化社区中医健康管理服务的开展，通过主动走进社区，以多种方式开展中医健康管理服务宣教，加大宣传力度，对个人、家庭健康状况进行评估，并提供相应的诊疗干预措施，提升群众的认可度，塑造中医健康管理的“品牌形象”。

5. 规范评估和疗效评价标准。中医学对人体健康的评估方法和疗效评价标准有很多种，但并未形成统一的标准。而为了确保中医健康管理服务向着健康、科学的方向发展，对其手段和疗效进行标准定义是十分必要的，例如养生保健操、理疗、药膳等，并制订相应的科学评价体系和规范标准，以制度化促进中医健康管理服务行业的规范化发展。

现代社会的生理—心理—社会医学模式，强调了人们的生理健康、心理健康和社会适应能力。虽然现阶段国内的健康管理仍然面临着许多困惑与挑战，但在中医健康管理服务核心理念的影响下，全国各地医疗机构做出广泛的响应，积极地开展实践和探索，以中医理论为指导，融合运动养生等方法，在理念、方法、机制等方面进行大胆的创新，使得中医服务网络不断扩展，为中医健康管理的发展提供了一个平台，也为维护人类健康找到了一个新的方向。

健康管理的核心是健康风险的评估和控制。中医健康管理系统为适应社会对健康的需求，发挥中医养生保健的优势，满足“治未病”需要，将中医“治未病”的有关理论与现代科学技术相结合，利用现代科学技术凝集众多中医的智慧，实现“简、便、廉”地对普通人群健康状况进行评估预测，根据健康状况提出相应的中医健康养生保健计划，以确保实现预定的健康目标。综上所述，中医健康管理就是运用中医学“治未病”“整体观念”“辨证论治”的核心思想，结合现代健康管理学的理论方法，通过对健康人群、亚健康人群及患病人群进行中医的全面信息采集、监测、分析、评估，以维护个体和群体健康为目的，提供中医方面的健康咨询指导、中医健康教育以及对健康危险因素进行中医相关的各种干预。

第八章

健康服务与管理应用

第一节　健康服务与管理的应用

一、健康服务与管理在社区的应用

近年来，健康管理在社区慢性非传染性疾病管理中已得到广泛的应用。健康管理是一个过程，这一过程是对个人或人群的健康危险因素进行全面检测、分析、评估以及预测和预防。健康服务与管理的宗旨是通过调动个人及集体的积极性，有效利用有限的资源达到最大的健康效果，其具体方法是在对个人健康状况进行评价的基础上，提供有针对性的健康管理计划，并鼓励和促使人们采取行动来维护自己的健康。社区健康服务与管理主要分三个部分，即收集服务对象的个人健康信息、健康评价和健康促进（见图8－1），健康管理是在健康促进的基础上不断循环运行的。

图8－1　社区健康服务与管理的内容

（一）健康检查在社区卫生服务工作中的重要意义

健康检查是人们在无不适症状的情况下进行常规的体格检查和实验室、仪器设备检查，从而发现一些潜在的疾病，起到无病早防、有病早治的目的。健康检查作为健康管理的一项重要内容，同时也是社区疾病筛查的重要措施之一，在社区卫生服务工作中发挥了积极作用。身体的各组织器官随着年龄的增长在形态上和功能上都有一定的改变，体力和抵抗力下降并且疾病逐渐增多。有些疾病是在青壮年时就开始存在，到老年时才发展为严重的疾病，像慢性支气管炎、肺气肿等发展成为肺心病等；有的隐蔽发病等，发展到一定程度才出现症状，如动脉粥样硬化发展成为冠心病等；有的病是到老年时才发生的，但由于程度较轻且进展缓慢而容易被忽略，如老年性糖尿病等。目前，大部分社区卫生服务机构针对人群经济状况不同和被检单位需求设立了多层次的健康体检套餐和家庭保健体检等项目，已陆续开展健康检查项目，并筛查出了不同程度的初患者群和亚健康人群，这对广大社区居民在疾病筛查时早期发现疾病和早期治疗疾病打下了良好基础。

（二）健康管理在社区慢性病管理中的应用

慢性病已成为21世纪危害人们健康的主要问题。城市膳食结构不尽合理、普遍缺乏体力活动以及慢性病大幅度上升。城市的患病率随着生活富裕、老龄化、城市化程度的提高而持续升高。社区卫生服务机构作为城市公共卫生服务的网底，在慢性病健康管理中发挥着不可估量的作用。

社区慢性病管理是指社区医生、护理人员或社区责任医师团队，为慢性病患者提供全面、连续、主动的管理，是促进健康、延缓慢性病进程、减少并发症、降低伤残率、延长寿命、提高生活质量并降低医药费用的一种科学管理模式。该模式从生物—心理—社会医学模式出发，全方位、多角度为慢性病患者提供健康服务，注重对各种危险因素进行积极干预与传播医药卫生知识，为慢性病患者提供科学合理的健康促进、用药指导以及人文关怀。通过建立健康档案和健康评价体系，积极实施健康促进计划，达到对慢性病进行有效健康管理的目的。

社区健康促进成为新时期卫生体制改革的主题之一。搞好社区健康促进应综合考虑以下要素。

（1）建立社区健康促进委员会。只有在政府的领导下把健康促进纳入社区政府的议事日程，才能协调社区各部门的合作，开拓社区资源，有效地动员群众积极参与，从而推动卫生体制改革与发展，促进社区文明建设。

目前开展社区健康促进工作主要有三种模式，第一种是以卫生部门为主体，在社区开展某项目规划。这种模式的支撑点是项目经费，一旦项目结束，社区便难以继续开展工作。第二种是由社区领导牵头的，以卫生部门为实施主体。在这种模式下，社区领导处于消极、被动的状态，因而该模式缺乏长远的发展目标，属于短期行为。第三种是以社区领导为主体，把健康问题纳入政府的议事日程，形成“政府搭台、多方唱戏”的格局。实践证明，第三种是社区健康促进获得成功的重要保证，初级卫生保健和健康促进都强调让人们公正、平等地享有健康和卫生资源，多部门合作和群众参与都需要有政府的组织才能实现。构建健康的社区、营造健康的环境、培育健康的人民应成为政府的责任目标之一。

（2）创造社区健康服务支持性环境。社区健康促进需创造一个支持性的环境，包括持续稳定的生态环境和协调和谐的社会环境。通过建立社会联盟，构建相互支持、互相帮助的平台，不断地挖掘社区的人力、物力、财力资源，完善社区居民生活的所有功能，保障居民的基本需求。人民普遍认识到环境是健康的源泉，决定健康状况的主要因素并非医疗条件和医疗技术，而是自然与社会环境的综合优化，同时，还要妥善解决卫生服务中的不平等、不公正问题。

（3）增强居民健康管理意识和技能。社区健康促进的重要任务是促使群众关注健康，有效地预防和解决个人与集体的健康问题。随着医学模式的转变，行为与生活方式、环境因素和医疗服务成为当前影响健康的主要因素，我们应当意识到提高全民健康水平的主要责任者是群众。通过开展社区健康促进，动员群众积极参与影响其生活、卫生和健康问题的决策和活动，促进人民群众自觉培养健康行为习惯与生活方式。群众以主人翁的态度积极参与社区保健工作是社区健康促进的重要体现。

（4）形成社区健康服务多部门参与机制。目前，医院提供的服务以疾病为中心，以个体为对象。医院的职能总体上只提供治疗与技术服务，无法抑制慢性非传染性疾病的增长，也无法抑制医疗费用的增加。因此，中共中央、国务院在关于卫生改革与发展的决定中指出：改革城市卫生服务体系，积极发展社区卫生服务，开展以社区为基础，以健康为中心的服务，形成功能合理、方便群众的卫生服务网络，实现预防、保健、临床、康复、计划生育和健康教育一体化服务，包括建立家庭健康档案、重点人群监测、危险因素的测量、技术、社区常见病普查、普治、健康咨询、开设家庭病床、保持良好的社区环境和维持健康的心理状态等，将健康服务与社会服务结合起来，多部门多组织等共同参与。

同时，社区健康服务中心应由社区领导、卫生专业人员、卫生服务机构共同承担责任，确保社区健康（卫生）服务中心成为可持续发展的卫生体系。

（5）建立社区健康服务监测手段。做好社区工作要建立信息体系（内容包括地区概况、地理、气候、历史、人口学资料、保健概况等），运用综合性的监测管理手段，统筹考虑社区健康促进要素，不断进行探索与实践，使其规范化、科学化、系统化，把社区健康促进带入一个崭新阶段。目前有不少社区正在将计算机管理这种高效的管理方法用于社区健康服务监测。

二、健康服务与管理在学校的应用

健康服务与管理在学校通常以学校专题健康促进干预的形式推广应用。专题健康促进指为预防某种疾病，减少或消除该病的致病危险因素尤其是行为危险因素，降低发病率而进行的健康促进干预活动，包括针对儿童与青少年在发育过程中出现的特有的身心健康问题而进行的健康促进干预。

（一）学校健康促进的干预

1. 学校专题健康促进干预。学校专题健康促进干预是一种特殊的健康促进形式，在实施干预时，力求针对儿童与青少年生理和心理特点，做到动员关键人物，利用学校资源；结合身心需求，选择重点优先；使用少儿语言，学生喜闻乐见；多用漫画图片，通俗易懂简练；大伙都来参与，能人就在身边；推广适宜技术，别忘操作示范；多种途径宣传，经常入户访谈；广告家喻户晓，扎根生活实践。

（1）干预内容。1992 年世界卫生组织在著名的《维多利亚宣言》中首次提出“健康四大基石”概念，即合理膳食，适量运动，戒烟限酒，心理健康（见图8－2）。

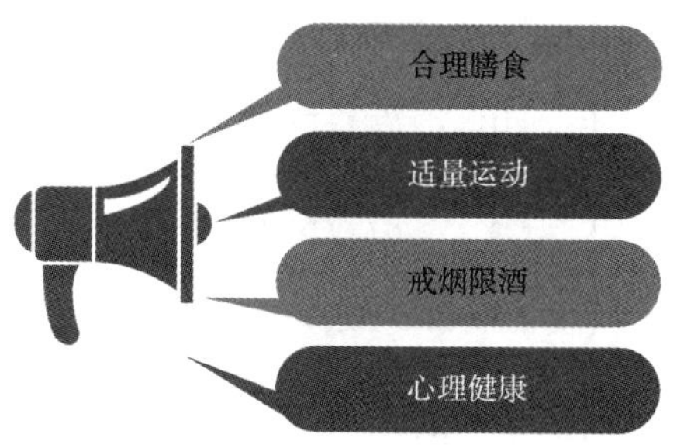

图8－2 健康的四大基石

①合理膳食：选择多样化的食物，这些食物所含的营养素齐全并且比例适当，能够满足人体的需要。

②适量运动：提倡安全适量的有氧运动，并要根据个人的身体状况、场地以及天气状况等因素选择适宜的运动。

③戒烟限酒：学校是健康的场所，吸烟危害人们的身体健康，尤其影响到青少年的身心健康，学校应坚持不懈抓好戒烟限酒教育。

④心理健康：学校要积极开展心理教育以及咨询服务工作。校园内开展心理健康教育能够促进青少年身心健康和全面发展。

（2）干预形式。

①课堂教育：新生入学教育、生理卫生课、健康方面的专题讲座等；

②校园活动教育：如编演文艺节目，举办知识竞赛、比赛等；

③社会实践活动：如参加4月7日世界卫生日、6月6日全国爱眼日、9月20日全国爱牙日等实践类活动。

2. 学校良好生活技能教育。学校是开展生活技能教育最好的场所，生活技能教育适宜不同阶段的儿童与青少年。学校良好的生活技能教育主要培养儿童、青少年将知识、态度和价值转化为行动的能力。简言之，就是个体能够采取正确的、恰当的行为，并具有有效的处理日常事务的能力和应对挑战的能力。

（1）干预内容。干预的内容主要是培养学生以下五种能力，如图8－3所示。

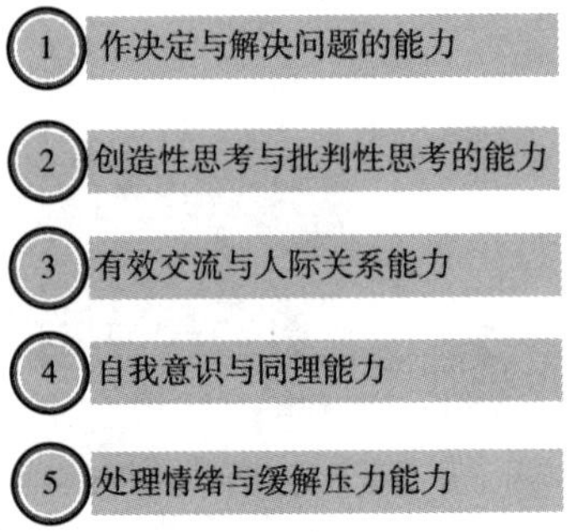

1 作决定与解决问题的能力

2 创造性思考与批判性思考的能力

3 有效交流与人际关系能力

4 自我意识与同理能力

5 处理情绪与缓解压力能力

图 8-3 学校干预培养的五种能力

（2）干预方法。

①学习者参与活动并互相影响：如以分组形式开展书写、对话、辩论、运动比赛、辩论、角色扮演等丰富多彩的活动。

②社会实践学习：生活技能教育的关键是让学生投入社会实践中，从实践中观察、学习以及亲身实践。如让学生参加社区志愿者活动、参观红色基地等。

3. 学校生态环保教育。青少年是世界的未来，是人类的希望，要想获得真正的可持续发展，就必须创造一个适合孩子生长的环境。

（1）干预内容。

①环境与人类健康：健康是人体和环境之间的双向适应与动态平衡，环境是每一个人所共有的，保护环境人人有责；

②生态平衡是人类及各种生物生存的基础；

③垃圾分类处理的意义和分类方法；

④绿色环保意识：不破坏、不污染环境；

⑤自然资源与可持续发展：有限资源的理智使用和保存，减少浪费是对环境资源的最佳保护。

（2）干预形式。

①课堂教育：入学教育、环境卫生课、环保专题讲座等；

②同伴教育：组织开展丰富多彩的生态环保活动，如讲故事、编演文艺节目、知识竞赛、环保类演讲比赛等；

③参加社会实践活动：如组织学生参观环境监测设施、创办有关主题的社团、宣传推广垃圾分类、日常社区宣传等。

（二）学校健康促进教育的意义

1. 提高对健康的认知水平，增强自我保健意识和能力。在课堂内外开展各种教育活动，使儿童与青少年掌握较为系统的卫生科学知识、树立敬畏生命、热爱生活、保护生态环境资源的信念和正确的价值观，并为其离校后终身选择健康的生活实践打下基础。激发学生主动学习卫生知识和保健服务的兴趣，抵制各种不良行为习惯的影响，指导学生掌握各项自我保健的技能，如合理膳食、适当适宜运动等，自觉培养促进健康的技能、观念和意识，增强自我保健意识和能力。

2. 降低常见病患病率，提高生长发育水平。在校学生中常见的疾病有近视、脊柱弯曲异常、鼻炎、运动损伤、贫血等。上述常见疾病大多与学生的生活学习息息相关，只要积极开展健康教育与健康促进，使得学生掌握预防知识，并结合定期体检和矫治活动，就可以降低患病率。此外，学校还要改善自身膳食服务和体育教育，家庭与学校共同创造良好的环境，调动一切能促进生长发育的有利因素，消除不利因素，提高青少年的生长发育水平。

3. 预防各种心理障碍，促进心理健康发展。由于青少年的年龄不同，由生理发育水平所制约的心理水平也不相同。目前学生在心理品质方面存在明显的不足，例如，意志比较薄弱，缺乏竞争意识与危机意识以及应对挫折的能力等。所以学校有针对性地对青少年开展心理健康的教育与训练、开展心理咨询与行为指导等健康促进有助于青少年心理障碍的预防，以及儿童与青少年心理素质的加强。

4. 发挥健康潜能，提高学习效率。身心健康是学习的基本条件，视听器官功能良好、作息时间安排合理、良好的环境条件、使学生处于最佳心理状况等都有利于儿童与青少年健康的潜能的发挥，提高其学习效率。研究证明，凡能积极参加健康教育的儿童与少年，其学业成绩也较为出色。

5. 增强保护环境、节约资源的意识。保护环境是关系到人类生存与发展的大事，关系到国家能否走可持续发展道路的重要问题。所以要教育青少年建立人与生态环境和谐共生的健康观，重视保护生存和生活环境，树立保护环境的意识，自觉维护环境卫生，努力节约资源，造福子孙后代。

三、健康服务与管理在医院中的应用

医院的服务主要与个体疾病的治疗有关，因此医院通常被视为治病救人的场所。20 世纪 50 年代以来，随着医学模式的转变及“以健康为中心”的医学新观念的建立，促使现代医疗服务模式发生了深刻的变化。医院健康促进成为医院健康教育发展和深化的焦点，成为 21 世纪医院服务的重要组成部分。

（一）医院健康促进的实施要素

1. 建立医院健康促进组织网络。建立医院健康促进组织网络是开展医院健康促进的有效方式。在医院外部，医院应保持和促进与社区、地方政府的合作，努力成为社区健康服务中心、社区健康教育与健康促进的枢纽。在医院内部，应组建由院长挂帅，各职能部门共同参与的医院健康促进委员会。建立健全在医院领导下，健康教育科室协调指导，以各业务科室和医护人员为基础的三级健康教育网络。

2. 制订医院健康促进政策与计划。医院健康促进的实施与发展需得到组织、政策、资金等多方面的支持和保证。为保证医院健康教育的发展，医院应制订切实可行的规章制度和工作规范。如建立健康教育岗位责任制；建立健全健康教育操作规程，如母乳喂养健康教育流程、手术病人健康教育规程；制订医院健康教育考核、奖励办法；建立健康教育工作档案等，促使医院健康教育工作的规范化、制度化、科学化。同时为保证满足患者、职工和社区群众的健康需求，医院应通盘考虑并制订较为全面的健康促进计划。医院健康促进计划还应有清晰的理论基础和政策依据，有明确的目标和评价指标。健康促进计划的设计、执行和评价是医院健康促进的重要内容，也是评价医院健康促进的重要指标。目前，我国开始推进医院健康促进的发展，北京、天津等地的不少医院开展了创建健康促进医院活动，强化医院的健康教育功能。

3. 创造有利于健康的医院环境。医院健康环境不仅指医院的自然环境，还指医院工作人员、患者及其所在社区的社会和人文环境。创造有利于健康的医院环境，重在医院内外的环境建设。在医院内，一方面要努力改善硬件设施，为患者和医务人员营造舒适、安全的生活和工作环境，减少并逐步消除医院污染废弃物的潜在危害，创建无烟医院，做好物质环境的净化、绿化和美化工作，为病人创造温馨、人性化的住院和休养环境；另一方面要加强软件建设，努力改善服务态度，优化服务语言，规范服务行为，提高服务质量，改善医患关系，提高群众的满意度。在医院外，应把医疗保健服务与社会服务联系起来，明确医院在社区健康中应扮演的角色，与其他组织、社会团体、社区服务机构密切合作，使医院健康促进成为医院文化建设的重要组成部分。

4. 加强医务人员的健康教育培训。作为一个特殊的社会群体，医院工作人员也需接受健康教育，从而改善自身的健康状况，医务人员的健康教育内容应侧重于树立大卫生观念，转变单纯的生物医学观点，学习健康教育基本理论，掌握健康教育计划的设计、执行与评价的方法，信息传播与行为指导技能。

5. 改善医院职工的健康水平。医院是对维护人的生命和健康具有特殊意义的工作场所，医生、护士是具有高责任、承担高风险的职业人群。降低医院职工因工作而产生的伤害危险性，提高职工的健康水平、生活质量，是医院健康促进的重要内容，其主要领域应包括职业与安全、预防与康复、体育锻炼、信息服务等。针对我国医护人员当中普遍存在的与健康相关的行为问题（如男性医生吸烟率高、压力过大、缺乏锻炼、缺乏对意外操作性创伤的防护意识和技能等），医院应有组织、有计划地开展医护人员健康促进活动，促使医护人员增强自我保护意识和能力，培养健康的工作方式和生活方式，促进身心健康。

6. 开展多种形式的健康教育活动。健康教育是疾病防治的有效手段。根据教育对象和实施途径的不同，医院健康教育的形式可分为患者健康教育、社区健康教育和社会性宣传健康教育三大类，如图 8 -4 所示。

（1）患者健康教育。患者健康教育又称患者教育或病人教育，是医院健康教育的重点。患者面临的健康问题不同，每个人的心理状态和所处的社会环境亦不同。为满足不同的健康需求，医护人员应当结合医疗护理过程，为病人

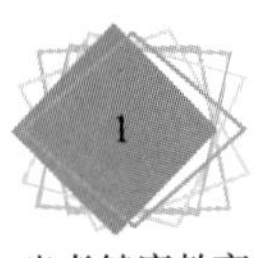

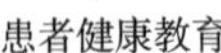

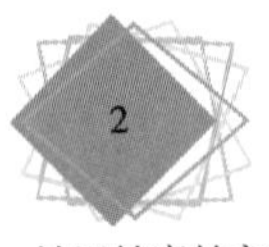

社区健康教育

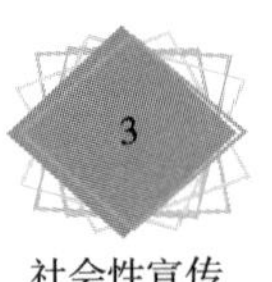

社会性宣传
健康教育

图8－4　医院健康教育的形式

及其家属提供连续、系统、个体化的健康教育服务。因实施场所的不同，患者健康教育又分为门诊教育、住院教育、随访教育等形式。

（2）社区健康教育。社区健康教育是社区卫生服务的组成部分，是医院健康教育由患者向健康人群的扩展，由院内教育向院外教育的延伸。社区健康教育是在社区政府的领导下，在当地健康教育专业机构的指导下，以医护人员为实施健康教育的主体，以社区人群为教育对象，以促进社区健康为目标，动员全社会共同参与的健康教育与健康促进活动。

（3）社会性宣传健康教育。社会性宣传健康教育是指医院充分利用大众传播媒介，广泛开展健康教育宣传活动。其主要形式有在院内设置卫生宣传栏、橱窗等固定健康教育设施；利用重大卫生宣传日，如世界无烟日、爱牙日、爱眼日、计划免疫宣传周等，开展街头卫生宣传与健康咨询；与新闻媒体合作，为当地报纸、刊物、电视台、广播电台提供卫生科普稿件，开辟专家咨询、卫生知识讲座等专题栏目，开辟24小时热线电话，为群众提供咨询服务。

（二）医院对患者健康促进的干预

1. 患者健康教育的内容。随着健康教育理论与实践的不断发展，患者健康教育内容在不断扩展和深化。概括地说，患者教育的内容应围绕知、信、行三个中心环节，包括疾病防治及一般卫生知识的宣传教育、心理卫生教育和健康相关行为干预三个层次。

2. 患者健康教育程序。患者教育是健康教育工作者与教育对象之间相互沟通、相互作用的学习过程。患者教育指运用健康教育原理和方法有计划地开展健康教育，通常分为教育需求评估、教育诊断、教育计划制订、实施教育活动、教育效果评价五个步骤。

第二节　健康服务与管理从业人员的概念及类型

一、健康服务与管理从业人员的概念

健康服务与管理的从业人员，从广义而言是指具有相应的专业知识和行业知识，从事与个体和群体的健康认知、健康监测、健康维护、健康促进有关的工作的所有人员。他们利用有利于个体和群体身心健康发展的方式，对个人或群体的各类健康状态实施全过程、全方位的服务。

二、健康服务与管理从业人员的类型

目前，我国对健康服务与管理的从业人员没有统一的分类方式，按不同分类标准，可作如下分类。

（一）根据健康服务与管理机构主体划分

1. 医院健康服务人员。此类人员以公立医院开设的体检中心或体检科从业人员为主，是我国目前健康服务与管理从业人员的主要组成部分，其从事的健康体检服务，与所在医院的医疗卫生服务有紧密的联系，服务对象通常定位为亚健康和不健康人群。

公立医院开设的体检中心或体检科，依靠其所在医院先进齐全的硬件条件和专业技术水平较高的医疗专家资源，为群众的健康监测和后续就医服务提供了有力支持，其健康体检水平和结果能得到同等医疗机构的认可和信任，成为目前最易被客户所接受的服务方式。

2. 专业体检中心健康服务人员。该类从业人员以民营企业创办的体检中心或门诊部、疗养院工作人员为主，他们以健康体检为主导业务开展各项服务工作，例如检后咨询指导、健康教育讲座、健康风险评估以及其他专项的健康服务与管理，服务对象通常定位为健康和亚健康人群。

该类机构的主体较为灵活，通常能提供方便快捷、功能单一的服务，其体检环境舒适，有可靠的服务质量保障与合理的服务价格体系；有市场独立运作能力和较强的服务意识；有完善的体检数据信息、网络技术系统；有数据收集、存储、传输、处理等功能。

3. 社区医疗服务中心健康服务人员。该类从业人员以公立综合一级医院从业人员为主，工作内容具有较强的综合性，涉及预防、保健、医疗、康复等方面，主要提供针对常见病、多发病、慢病方面的疾病管理以及康复医疗服务等。此外，工作内容还包括健康宣教及咨询服务。服务对象通常为健康人群、亚健康人群、高危人群、不健康人群及重点保护人群（老人、妇女、儿童、残疾人、低收入人群等）。

社区医疗服务中心建设是未来提供健康服务与管理的重要建设方向，需要政府主导、政策支持，但就目前状况来讲，信息技术管理系统有待完善，健康管理专业人才短缺有待解决。

4. 第三方服务机构健康服务人员。第三方服务机构主要有公立性质及民营健康服务与管理机构两类，如健康技术软件开发、互联网信息技术平台服务公司、健康咨询公司、健康保险公司、保健品公司、美容保健中心、养生馆、健身康体、健康管理服务公司等。该类机构从业人员所提供的服务种类较多，具有一定专业性，服务对象范围较广，市场细分程度高。

（二）根据健康服务与管理的行业功能特点划分

1. 信息技术健康服务人员。信息技术健康服务人员主要是指利用 IT 技术研发健康管理软件（健康体检系统管理软件、健康信息档案管理软件、健康风险评估系统软件），在互联网信息平台上为体验中心、健康管理机构提供健康信息数字化管理服务的专业人员。

2. 网络信息健康服务人员。网络信息健康服务人员指利用现代通信设施，在信息化网络平台上提供健康咨询服务、就医导航服务、预约专家挂号服务的相关工作人员。

3. 健康产品服务人员。健康产品服务从业人员以产品使用服务为核心（保健品、功能食品、美容用品等），为特定人群开展健康咨询与保健指导服务，针对性强，需要相应的基础知识和专业技能。

4. 健康检测服务人员。健康检测服务人员主要从事亚健康检测、基因检测技术、动脉硬化检测、电子扫描代谢分析系统、人体成分分析、心率变异分析、精神压力分析、红外线热成像检测等工作，进行相关疾病早期预测与分析评估服务，专业性较强。

5. 健康干预技术服务人员。健康干预技术服务人员指依靠能量监测仪、睡眠监测仪等干预技术，为特定的服务对象实施单项干预管理服务的相关人员。

6. 专项健康保健服务人员。专项健康保健服务人员指以某项康体保健服务为导向，实施单项干预保健服务的从业人员。这些项目又因不同分类方式而不同，如针对不同疾病（冠心病、糖尿病、痛风等）进行服务的专项保健人员，针对不同生命周期（围生期、婴幼儿期、青少年期、中年期、老年期）进行服务的专项健康服务管理人员，针对不同健康诉求（体重管理、控烟管理、限酒管理、睡眠管理、压力管理，运动管理）进行服务的专项健康服务管理人员。

7. 增值服务人员。增值服务人员主要在健康保险公司、银行、各种类型俱乐部等行业，以提供拓展提升自身服务、增加其附加值的服务为主要业务。此类服务的提供者立足于本行业，有针对性地为相关人员提供专门的健康管理类产品及服务。

8. 健康管家或私人医生。健康管家或私人医生能够广泛整合医疗资源，为目标人群配备专属的健康管家或私人医生，并为中高端人群提供一对一的全程健康服务与管理。

三、我国健康服务与管理职业认证的相关人员

（一）健康管理师

健康管理师是我国原劳动和社会保障部发布的第四批新职业之一，是原劳动和社会保障部列为知识技能型的职业，并纳入卫生行业的特有的国家职业。

健康管理师是从事个体和群体健康的检测、分析、评估以及健康咨询等工作的专业人员。健康管理建立在现代生物医学和信息化管理技术模式上，从社会、心理、生物的角度给人们提供全面的健康保障服务。它帮助和指导人们有效地把握与维护自身的健康，其主要包括医院医务人员、疾病预防与控制机构人员、社区卫生服务站工作人员、学校与幼儿园相关工作人员等。

（二）营养师

营养师是指通过严格地营养基础理论学习和专业临床营养技能训练，能指导人们在饮食、预防疾病、辅助治疗、预防亚健康、健康管理等领域设计好方案和提供跟踪服务的营养专业人才，需获得技能证书后才能上岗。营养师集厨师、保健师、医务、中医、心理师、营销员、管理员等职业的特点于一身，是综合性较强的职业。其不但是了解食物的专家，更是营养检测、营养强化、营养评估等领域的专家，能帮助人们获得健康。

（三）康复治疗师

康复治疗师指能提供康复治疗指导或帮助的人。康复治疗主要使用物理疗法，根据传统医学理论，运用针灸刮痧、推拿点穴、拔罐热疗、耳穴诊治、反射疗法、饮食疗法等技能防治疾病。这些技能简单易行、无毒副作用、疗效显著，是亚健康状态防治的重要手段。

第三节　健康服务与管理从业人员的职业素养

职业素养是指在职业中需遵守的职业规范，在从业过程中表现出来的综合品质，其三大核心是职业信念、职业知识技能和职业行为习惯。健康服务与管理从业人员的职业素养构成主要体现在职业道德、职业意识、职业行为习惯、职业能力四个方面，如图 8 -5 所示。

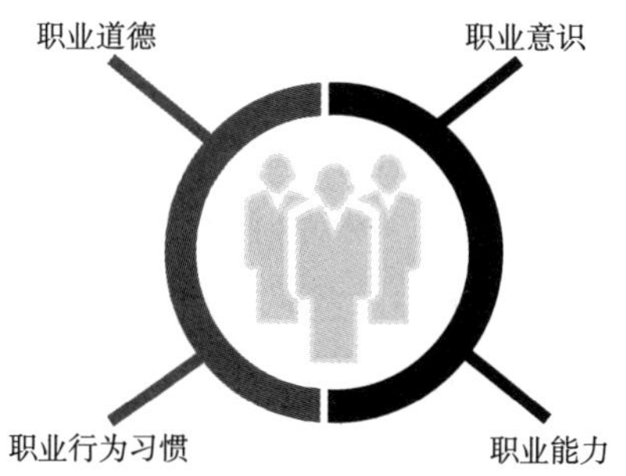

图 8－5　健康服务与管理从业人员的职业素养构成

一、健康服务与管理从业人员的职业道德规范

（一）职业道德的概念

职业道德是人们在进行职业活动的过程中，一切符合职业要求的心理意识、行为准则和行为规范的总和。它是一种内在的、非强制性的约束机制，是用来调整职业个人、职业主体和社会成员之间关系的行为准则和行为规范。

（二）健康服务与管理从业人员道德规范

1. 健康服务与管理从业人员基本职业守则。

（1）不得在性别、年龄、职业、民族、国籍、宗教信仰、价值观等方面歧视个体或群体；

（2）应让个体或群体了解健康服务与管理的工作性质、特点以及个体或群体自身的权利和义务；

（3）在对个体或群体开展健康服务与管理工作时，应与个体或群体就工作的重点进行讨论并达成一致意见，必要时（需采取某些干预措施时）应与个体或群体签订书面协议；

（4）健康服务与管理从业人员应始终严格遵守保密原则。

2. 健康服务与管理从业人员具体的职业道德规范。

（1）应尽职尽责，时刻想到服务对象的需求和利益，无论何时何地，当遇到病患时，从业人员都要对他们以诚相待、及时治疗。

(2) 应一视同仁，平等待人。不论服务对象地位的高低、容貌美丑、关系亲疏、经济状况的好坏，均应一视同仁，平等相待。

(3) 应钻研技术，精益求精。热爱健康服务与管理事业，对业务技术有强烈的求知欲望和刻苦钻研的精神。及时了解行业发展动态，积极运用科研新成果和新技术，尽可能多地掌握医学、管理学及相关的学科知识，能创造性地将其运用于健康服务与管理实践中，为个体和群体服务。

(4) 应举止端庄，文明礼貌，言谈文雅有度，举止稳重，仪表整洁，仪态大方。掌握服务对象的种种心理，尊重服务对象的人格、信仰和风俗习惯。

(5) 言语谨慎，保守医密。为体检对象严守秘密，不向外人泄露服务对象的隐私，更不能传播扩散。

(6) 医境优美，整洁安静，清除服务场所环境污染，消除致病因素，防止交叉感染。在服务场所和服务过程中禁止吸烟，保持安静。

二、健康服务与管理从业人员的职业意识

(一) 树立高尚的职业理想，增强职业责任感和职业道德观念

健康服务与管理从业人员应当树立为人类健康提供帮助和服务的高尚职业理想，培养作为健康服务者的职业荣誉感，立足于本职工作，尽心尽责，勇于实践开拓，遵守职业道德规范，全心全意服务群众，从而最终实现自己的理想。

(二) 培养充分的健康服务意识

充分的服务意识体现在良好的服务形象、得体的举止仪表、恰当的沟通技能，以及提供完整全面的服务流程等方面。在工作过程中，应把服务对象的身心健康放在首位，一切为顾客的健康需求考虑，除从专业角度进行健康管理外，应重视服务的人性化和细节化，将服务意识贯穿健康服务与管理全过程，提供人性化的服务环境和服务体验，让服务对象实现身体健康目的的同时，实现自我身心愉悦与健康促进。

（三）树立团队意识和整体观念

人类健康问题皆是由复杂综合的原因所造成的，要解决如此复杂的问题，就必须用多渠道干预的方式来实现。因此，健康服务与管理从业人员应建立团队意识，树立整体观念，耐心细致地做到通力合作和全面管理，保证健康干预和管理的全时段、全过程的连贯度和效用性，做好衔接和过渡的相关工作，以提高健康管理的服务水平。

（四）与时俱进的学习意识

时代在进步，社会在突飞猛进，影响人本身健康的因素在不断变化，健康的管理和干预也随之出现新的手段，所以人们对健康的需求也会随着社会、环境的变化而产生改变。因此，健康服务与管理从业人员应树立与时俱进的学习意识，具备良好的学习心态，不断充电保证自己能跟上时代步伐，掌握在综合环境发展中行之有效的健康服务与管理方法。

三、健康服务与管理从业人员的职业行为习惯

（一）以身示范做健康行为的引领者

人的行为与生活方式相类似对健康的影响具有双向性。不良行为对健康具有负面作用，包括对自我健康产生不利影响、对他人健康产生不利影响以及对环境健康产生不良影响等；文明良好的行为对健康具有促进、维护和改善的作用，延缓和减少疾病的产生，有利于疾病的治疗和康复，防止疾病的复发与恶化。健康服务与管理从业人员应做到以自身健康和行为来影响和改变服务对象。

（二）耐心细致，尊重服务对象，时刻牢记伦理规范

健康服务与管理从业人员在工作中应始终保持工作兴趣和热情，做到对工作耐心细致，尊重服务对象的人格，尊重服务对象的健康需求，时刻牢记医学伦理的相关规范，保护服务对象的隐私，拒绝不符合伦理规范的要求等，合理合法地保障服务对象和自身的健康权。

（三）保持高度的敏感性和洞察力

健康服务的特殊性和复杂性，要求从业人员在工作和生活中保持高度的敏感性，包括对周围生活环境的敏感性和对服务对象状态变化的敏感性。对影响或促进健康的因素要有充分的洞察能力，重视各种因素间的相互关联及影响，能及时有效地对服务对象进行健康状况分析评估，进而提出有效的咨询意见。

四、健康服务与管理从业人员的职业能力

（一）独立开展工作的能力

人的健康状况是一个动态变化的过程，从业人员在服务过程中会面对较为复杂的健康问题，从健康监测、评估、分析到健康咨询，需要工作人员根据实际情况独立作出判断和给出建议，还需要根据服务对象个体或群体状况的改变，适时调整健康干预方案。同时，从业人员也会遇到各类特殊情况和突发状况，需要从业人员具备较高的独立分析问题、解决问题的能力，以满足不同服务人群和不同服务环境提出的要求。

（二）较高的语言表达能力和沟通技能

健康服务是对人的服务，从业者需要和服务对象进行不断的接触和沟通。由于健康服务对象广泛，人际关系多元化，服务人群层次、知识背景、性格等各方面存在具体的差异，这就要求从业人员应具备相应的交往技巧，拥有较高的理解能力和语言表达能力，能针对不同服务对象采用不同的沟通技巧和沟通方式，保证沟通顺畅有效，以获取服务对象的信赖。

（三）综合的知识体系

健康服务与管理是一项系统工作，本身存在多渠道、多方式、多服务对象的特点，这就要求从业人员具备相应的基本知识及能力。

1. 专业知识。健康服务与管理从业者必须拥有过硬的专业基础知识和实践技能，拥有医学、社会学、管理学、心理学、生物学以及信息管理技术的相

关知识，甚至包含运动学、美学、人体工程学等相关学科的基础知识，只有这样才能搭建起健康服务与管理工作的理论基础，保证健康服务提供的专业性和效用性。

2. 政策法规和社会经济环境知识。健康服务与管理有广泛的社会性，各类社会问题和环境因素都会影响或反映个人和群体的健康问题，健康问题本身也与政治、社会、经济、环境等因素紧密相连。因此在健康服务和干预中，健康服务与管理从业人员应了解行业相关法律法规知识，以政策法规为导向，统筹实施健康管理工作，遵守相应的法规。此外，健康服务与管理从业人员还应综合了解社会、经济和环境等多方面的相关知识，以便对所在区域的居民健康问题进行综合评估，进而制订更为有效、有针对性的健康服务和健康促进方案。

3. 交叉行业和学科知识。影响健康的因素具有多元性，随着居民健康意识的提高和国家对全民健康的重视，健康服务与管理在未来面临市场的细分，将呈现出专业化与多行业交叉结合的趋势，对从业人员的综合素质有较高的要求。从业人员应具备健康服务与管理的基本知识体系，努力提升与交叉行业相关的专业知识和实践能力，不断学习相应的技术。

第四节　健康服务与管理从业人员的礼仪规范

健康服务与管理属于服务行业的一个分支，需要在人与人的交往中实现，人的情感、态度不可避免地会对服务效果产生影响。1989 年世界医学教育联合会在《福冈宣言》中指出“所有医生必须学会交流和人际关系的技能。”

健康服务与管理活动的目的是实现人群的健康管理，致力于个体和大众身心健康，因此从业人员应在健康活动中为服务对象提供文明礼貌的服务，使服务对象在服务过程中获得身心上的安慰和愉悦。

健康服务与管理从业人员礼仪规范，是保证其能提供礼貌、周到、得体服务的一种行为规范。在健康需求日益大众化的今天，强调健康服务礼仪是提供优质服务产品的保证，是提高被服务人群满意度的保障，也是对从业人员的基本素质要求。

健康服务与管理从业人员在服务过程中的礼仪规范基本要求是：容貌端正、服饰整洁、打扮得体、举止文雅、端庄稳重、不卑不亢、态度诚恳、待人亲切、彬彬有礼。

一、良好的仪容

（一）头发

头发整洁，发型要大方得体。男性从业人员头发长度要适宜，不能留长发，大鬓角，最短不为零。女性从业人员长发应盘起，不梳披肩发，头发不可遮挡眼睛，发型不能怪异新潮。

（二）面部

注意清洁与适当修饰面部。男性从业人员胡须要剃净，鼻毛应剪短，不留长胡子；女性可适当化浅妆、淡妆，并避免使用气味浓烈的化妆品，并做到不以残妆示人。

控制口腔异味，必要时采取措施以减少异味，但应避免在服务过程中嚼口香糖。

二、塑造得体的仪表

良好的形象仪表是人与人之间友好沟通、和谐相处的基础，同时专业、沉稳的形象让服务对象对健康服务与管理从业人员更能增添一份信任感，但整洁是最基本的礼貌。

健康服务与管理从业人员应按规定着装，工作服整洁、无污渍，适体平直。工作过程中做到工作服穿戴正确完整并正确佩戴工作牌。

注意职业便装的正确选择，穿戴搭配应符合着装的“TOP”原则，即着装应做到时间（time）、场合（occasion）、地点（place）的协调相应，符合自己的年龄、身份及身材、体型。

三、保持优雅的仪态

在健康服务的过程中，仪态美的要求可归纳为：站有站姿，挺直如松；走有走姿，从容稳直；坐有坐相，文雅端庄；举止端庄，落落大方。

（一）站姿

站立应做到头正、肩平、臂垂、躯挺、腿并。女士可采取丁字步、“V”字步的脚位，男士可采取并脚或两腿分开与肩同宽的脚位。女士采取前腹式的手位，男士双手自然下垂。

（二）坐姿

坐姿应注意椅面不满坐，男士通用分膝式坐姿，女士多采用垂直式、侧坐式和交叠式坐姿。在服务过程中面对服务对象落座时，切忌坐姿不稳，两腿过度分开，双手抱膝或夹在大腿中间，不应抖腿晃脚，趴在椅背或桌面，跷二郎腿，或将脚放在桌子上或凳上。

（三）走姿

行走时应头正肩平步位直，步伐要适中，尽量保持常步行走，不宜快步或奔跑，或脚拖地行走，忌背手行走和突然转身，如穿着有跟皮鞋，避免脚步声响过大。

四、加强非语言交流

微笑是一种语言，它可无声地传递信息，可进行情感上的交流和沟通。很多场合中，微笑可给人慰藉和信心，可拉近距离，化解矛盾甚至冲突。健康服务与管理从业人员在运用微笑艺术时，要注意表情真诚自然和适度得体，还应注意与仪表和举止相配合。

手势是一种传情达意的有效手段和工具。与手势有关的语言十分丰富，表达的感情也非常复杂微妙，工作中，从业人员的手势常常被用来弥补有声语言表达的不足，起到一种辅助或者强化作用。工作场合的手势的作用主要体现在指引、示意和递接物品。注意在手势的使用过程中，应避免单指指引，面向服务对象，递接物品用双手，以及注意与眼神和语言的配合使用等。

所谓目光语言，即有效地运用眼的动作和眼神来传递信息和感情。健康服务与管理从业人员可借助目光语言营造与客人交流的良好环境，与服务对象进行感情联络和心灵沟通。在与服务对象的沟通过程中，应做到正视平视、散点柔视，勿斜视俯视，眼神宜集中在服务对象面部的上三角区部位。

五、实现语言的有效沟通

沟通是健康服务与管理工作的重要内容，是向服务对象表达尊重、体现礼貌以及较好地完成服务过程的重要保障，是良好的职业习惯和职业修养。从事健康服务工作，要做到言辞礼貌、言辞修饰有情感和表达灵活。

（一）语言表达要准确、选词要恰当

从业人员在进行状况描述的过程中，一定注意用词准确，不应引起指代不清的歧义和误会，给服务对象带来心理压力和负担，或者触犯服务对象的某些忌讳。

（二）语言要简练直接，通俗易懂

对服务对象的真实情况或改进方案的描述，要语言简练，表意明确，让对方能理解，避免使用过多专业术语。语速、音调适宜，不应出现不耐烦和冷漠不屑的态度。

（三）使用礼貌服务用语

用语应避免机械单一，分场合、分对象进行沟通。礼貌用语要注意区分服务对象的差异，例如依据对象称呼女士、先生、叔叔、阿姨等，问候要体现实用性，不能千篇一律。为避免机械，应交替使用不同的礼貌用语。

（四）注意选用询问和回答的方式

在服务过程中，应根据不同情况选择不同的询问和回答方式，尤其是在服务方面存在过错的情况下表达对服务对象的歉意，解释性的回答要有针对性，不能闪烁其词、答非所问。

（五）要注意语言、表情和行为的一致

从业人员在工作交流中，要注意语言和非语言的协调统一，做到言行一致，情感与行动相协调，重视有效倾听以及“言必行、行必果”。

总之，从业人员应经常换位思考，站在服务对象的角度去看问题。在服务过程中，做到“六心”服务，即用心倾听、细心诊断、耐心解答、精心治疗、热心服务、衷心祝福，全面做好健康服务与管理工作。

参考文献

[1] 郑宇明，姚岚，刘智勇，等．我国健康管理师培训存在的问题及对策分析［J］．中华健康管理学杂志，2015（1）．

[2] 刘鹏．健康管理师的人才模式初探［D］．武汉：武汉体育院，2008．

[3] 董恩宏，卜佳，赵芳，等．上海市健康管理类专业人才培养需求现况调查及对策分析［J］．中华全科医学，2016，14（10）．

[4] 向桢，向月应，董薇，等．国内健康管理专业人才培养模式的创新探讨［J］．中国健康教育，2017，33（7）．

[5] 袁良喜，朱广浪，张新，等．基于翻转课堂的 PBL 教学法在动物外科教学中的应用体会［J］．上海医药，2017，38（5）．

[6] 唐宇．医学模拟教育在临床技能训练教学中的作用研究［J］．中国继续医学教育，2017，9（17）．

[7] 王荣梅，史念珂，赵岳．医护合作情境模拟教学在手术室护理中的应用［J］．中华护理杂志，2015，50（3）．

[8] 刘彩，李莹，王晓方，等．国内健康服务与管理专业发展的文献计量分析［J］．卫生职业教育，2020，38（8）．

[9] 钟诗婷，刘钰曦，郑东莹，等．国内外健康服务与管理专业建设对比研究［J］．现代职业教育，2022．

[10] 王先菊，司建平．健康服务与管理专业现状、问题及创新路径［J］．医学与哲学，2021，42（21）．

[11] 白雪．健康服务类专业顶岗实习教学管理质量监控体系研究［J］．科技视界，2020（27）．

[12] 若从彬，王先菊，司建平．中医药高等院校健康服务与管理专业课

程体系建设研究［J］. 中医药导报，2022，28（12）.

［13］王先菊. 中医药健康服务人才培养体系构建研究［J］. 中医药导报，2015，21（15）.

［14］仝春建. 医改意见利好专业健康险公司——访人保健康总裁李玉泉［N］. 中国保险报，2009.

［15］谭萍芬，万晓文，姚东明，等. 中医药院校健康服务与管理专业人才培养模式研究——基于全国11所中医药院校培养方案比较研究［J］. 中国卫生事业管理，2020，37（9）.

［16］刘凌丰，张越坤，江方方，等. 课程思政融入健康服务与管理专业教学模式的探索［J］. 医药高职教育与现代护理，2022，5（3）.

［17］姚峥嵘，陈娜，罗凤琦，等. 健康服务与管理专业导论［M］. 南京：东南大学出版社，2021.

［18］梁万年，胡志，王亚东. 卫生事业管理［M］. 北京：人民卫生出版社，2017.

［19］鲍勇，周尚成. 健康保险学［M］. 北京：科学出版社，2015.

［20］李鲁. 卫生事业管理［M］. 北京：中国人民大学出版社，2012.

［21］张开金，夏俊杰. 健康管理理论与实践［M］. 南京：南京东南大学出版社，2013.

［22］罗爱静，尹瑾. 我国城乡各医疗保障制度衔接研究综述［C］. 湖南省卫生经济与信息学会第一届理事会第二次会议暨第一次学术年会，2010.

［23］顾海，吴迪. "十四五"时期基本医疗保障制度高质量发展的基本内涵与战略构想［J］. 管理世界，2021（9）.

［24］翁凝，孙梦洁. 中国农村基本医疗保障制度变迁［J］. 管理现代化，2020（1）.

［25］雷海潮，程萱，周志男. 我国基本医疗保障制度发展程度的定量研究：全民统一健康覆盖的混合模型［J］. 中国卫生经济，2017，36（4）.

［26］马正甲. 健康服务与管理专业发展现状及政策建议［J］. 健康必读，2018（24）.

［27］彭翔，沈秋欢. 健康管理服务医保支付政策探讨——以中医"治未

病”为例［J］. 中国经贸导刊，2016（35）.

［28］基础医学［J］. 中国医学文摘（老年医学），2008.

［29］基础医学［J］. 全国新书目，2005.

［30］吴艳瑞，赵敏，张闻，等. 健康中国建设背景下基础医学课程线上论坛资源库构建探索［J］. 创新创业理论研究与实践，2022（24）.

［31］陈方才，王汉华. 健康、亚健康与疾病［J］. 旅行医学科学，2008（2）.

［32］肖正权. 人体生命健康与疾病问题研究的架构性思考［J］. 中国继续医学教育，2016，8（19）.

［33］李卫红. 从疾病的三级预防策略谈慢性病防治健康教育［C］. 第十届中国健康教育与健康促进大会，2017.

［34］吕宝成. 流行病学基本方法：V. 现况研究方法［J］. 中华流行病学杂志，1989（5）.

［35］罗春燕，傅华，董恒进，等. 临床预防服务概述［J］. 卫生软科学，1999，13（2）.

［36］陈建华，方力争. 全面健康管理与临床预防服务［C］. 2005年浙江省全科医学学术年会，2005.

［37］张卓. 基于健康信念模型的农村老年人使用临床预防服务行为意向研究［D］. 济南：山东大学，2018.

［38］李洋，傅华. 美国临床预防服务专家组对疾病预防的建议［J］. 上海预防医学，1999（5）.

［39］李海燕. 循证医学的基本概念及产生背景［J］. 国外医学情报，2002（3）.

［40］陈耀龙，孙雅佳，罗旭飞，等. 循证医学的核心方法与主要模型［J］. 协和医学杂志，2023，14（1）.

［41］邓可刚. 循证医学证据的检索步骤与检索系统的选择［J］. 中国循证医学杂志，2004，4（9）.

［42］郭清. 健康服务与管理导论［M］. 北京：人民卫生出版社，2020.

［43］陈兰，李彩娣，曹露. “互联网+”社区健康管理模式的探索与研

究［J］．科技风，2023（13）．

［44］张兆阳，赵允伍，王晓松，等．主动健康视角下的“互联网＋社区健康管理”［J］．南京医科大学学报（社会科学版），2023（2）．

［45］张亮，胡志．卫生事业管理［M］．北京：人民卫生出版社，2013．

［46］杜清，宋守君．社区卫生服务管理［M］．北京：科学出版社，2020．

［47］陈超，邵爽，金光辉，等．我国内地社区卫生服务管理研究现状［J］．中国全科医学，2016，19（13）．

［48］苑秋辰，李子豪，姚秀钰．我国社区老年人健康管理研究热点和趋势可视化分析［J］．全科护理，2023，21（13）．

［49］孙明，解夕黎，贾雯涵，等．健康管理理论研究进展及在慢性疾病管理中的应用［J］．中国医科大学学报，2022（1）．

［50］郭永胜．中医健康管理理论体系构建研究［D］．济南：山东中医药大学，2015．

［51］陈文贤，高谨，刘宾，等．健康管理的新理论与实践价值［J］．中国卫生事业管理，2001，17（10）．

［52］马洪瑶，申俊龙，徐浩，等．中医药特色社区健康管理的理论依据与路径创新［J］．中国全科医学，2014（13）．

［53］周群，余洋．基于治未病理论的中医健康管理浅论［J］．广西中医药大学学报，2018，21（3）．

［54］张薇，金颖，徐萍，等．多理论模型在健康管理领域应用的研究进展［J］．中华护理杂志，2022（15）．

［55］司建平，王先菊．中医药高等院校健康服务与管理专业建设比较研究［J］．中国中医药现代远程教育，2020，18（18）．

［56］万广圣，郑国华，施毓凤，等．健康服务与管理专业实践教学方法选择探讨［J］．教育教学论坛，2018（28）．

［57］乐春生，高萌，潘文波．城市社区健康教育与健康促进［J］．长江大学学报（自然科学版），2016（12）．

［58］黎颖．农村健康教育与健康促进工作存在的问题与对策［J］．科学咨询，2017（11）．

[59] 鲍勇，何园，张静，等. 国外城市社区健康教育与健康促进回顾与瞻望 [J]. 中国全科医学，2004，7 (3).

[60] 常战军. 健康管理学的定位——关于健康管理学的概念、学科性质、研究方法及学科定位等的思考 [C]. 2015.

[61] 殷跃. 健康中国视角下高校体弱学生健康管理的可行性分析 [J]. 体育科技，2021，42 (1).

[62] 谭壮生，齐丽娟，敬海明，等. 基于 QSAR 预测模型的有机磷类农药急性毒性的健康风险评估 [J]. 毒理学杂志，2023 (3).

[63] 李燃，夏依章，张艳，等. 2020 年成渝地区大气污染所致老年人群健康风险评估及预测分析 [J]. 中国医药导报，2023，20 (14).

[64] 杨雪，薛向明，古晓娜，等. 2016 版 ICMM 健康风险评估模型的应用研究 [J]. 中国卫生工程学，2023，22 (2).

[65] 吴胤歆，瞿书铭. 健康中国背景下健康风险评估教材建设存在的空白点与思考 [J]. 中国高等医学教育，2023 (4).

[66] 高丽娜. 基于高血压风险因子评估的健康管理系统研究 [D]. 西宁：青海师范大学，2021.

[67] 朱健铭. 我国商业健康保险风险管理研究 [D]. 北京：北京工商大学，2021.

[68] 庞文静，洪瑞青. 以健康风险评估为基础的干预对糖尿病高危人群健康管理的影响 [J]. 齐鲁护理杂志，2019，25 (23).

[69] 庞爱华，唐夕霞，陈晓. 体检中心实施慢性病高危人群健康管理的效果评价 [J]. 现代医学与健康研究电子杂志，2019，3 (12).

[70] 罗飞. 构建社区“医养结合”服务模式下的老年人健康管理的可行性分析 [J]. 智慧健康，2019，5 (5).

[71] 严慈庆. 健康管理与健康风险评估 [J]. 健康研究，2018，38 (1).

[72] 梁英，徐勇勇，石福艳，等. 基于企业健康管理的劳动力人群脑卒中风险评估模型研究 [J]. 现代预防医学，2018，45 (15).

[73] 石福荣. PDCA 循环法在健康管理中心护理质量持续改进中的应用效果分析 [J]. 航空航天医学杂志，2022 (12).

[74] 吴剑，王军永，刘霞．农村老年人中医药首诊意愿及影响因素分析[J]．中国卫生事业管理，2022，39（3）．

[75] 王颖，邓泽琳，赵世超，等．中医药服务对居民基层首诊意愿的影响研究[J]．中国卫生事业管理，2021，38（3）．

[76] 倪享婷，刘盼，陈奕帆，等．慢性病老年人健康素养对中医药特色医养需求的影响路径研究[J]．卫生经济研究，2020，37（10）．

[77] 吴之杰，郭清．大数据时代我国健康管理产业发展策略研究[J]．卫生经济研究，2014（6）．

[78] 郑蕾．分级诊疗制度建设的影响因素剖析及建议[J]．中国卫生经济，2019，38（9）．

[79] 张持晨，郑晓，薛雅卿，等．2011—2020年我国健康管理领域研究现状及发展趋势[J]．中华健康管理学杂志，2021，15（6）．

[80] 曹东红，黄燕芳，董力银．以状态辨识为核心的中医风险预警模式构建[J]．中医药管理杂志，2021，29（20）．

[81] 李灿东．状态辨识与中医健康管理的特点[J]．福建中医药，2021，52（1）．

[82] 楼唯君，黄胜利，黄汇丰．中医药健康服务发展现状与发展对策探讨——以浙江省余姚市为例[J]．中国农村卫生事业管理，2016（12）．

[83] 王玉芬，文庠，司群英．深化中医药教育改革，培养中医药健康服务人才[J]．中国中医药信息杂志，2016，23（5）．

[84] 童元元，王燕平，苏庆民，等．我国老年中医药健康服务的特点、挑战与应对思路[J]．中国中医药图书情报，2015（5）．

[85] 佟子林，高心悦．“治未病”健康服务体系研究[J]．黑龙江科技信息，2016（1）．

[86] 程羽，孙增坤，袁萌，等．基于治未病思想探索中医健康管理新模式[J]．中华中医药杂志，2015（11）．

[87] 中医药健康服务发展规划（2015—2020年）[EB/OL]．https：//www.gov.cn/govweb/gongbao/content/2015/content_2864055.htm.

[88] 黄心．发展中医药健康服务有十个着力点[J]．中医药管理杂志，

2013（11）.

［89］李会娟．从中医“治未病”防治亚健康状态［J］．中国民族民间医药，2017，26（17）.

［90］孙晓生，邢岩．构建中国特色的健康管理体系——“治未病”健康工程建设构想［J］．广州中医药大学学报，2010，27（5）.

［91］姜良铎．健康、亚健康、未病与治未病相关概念初探［J］．中华中医药杂志，2010，25（2）.

［92］王天芳，孙涛．亚健康与“治未病”的概念、范畴及其相互关系的探讨［J］．中国中西医结合杂志，2009，29（10）.

［93］王琦，董静，吴宏东，等．发挥中医药“治未病”的特色优势实践健康促进［J］．中医药通报，2006，5（4）.

［94］周远里．医院“互联网＋”健康管理与服务的应用和思考［J］．湖北农机化，2020.

［95］Minoru T，Keiji N. The basic health care system for the lunar base crew［J］．Acta Astronautica，1991.

［96］Wang Y. HPR84 The impact of medical incidents on follow-up medical treatment under different medical insurance systems. Value in Health，2022（12S）．doi：10. 1016/J. JVAL. 2022.

［97］Chao M，Shutong H，Hao C. Correction to：Does integrated medical insurance system alleviate the difficulty of using cross-region health care for the migrant parents in China—evidence from the China migrants dynamic survey［J］．BMC Health Services Research，2021.

［98］Bing B，Yan Z，Yanbo L. Influences of Public Medical Insurance System on Labor Health Status and Supply［J］．Iranian journal of public health，2021.

［99］Yuan L G S. A study of the condition monitoring of large mechanical equipment based on a health management theory for mechanical systems［J］．Insight，2019.

［100］Bashir T，Xiaohua J，Robert O. Theoretical model for mental health management of project management practitioners in architecture，engineering and construction (AEC) project organizations [J]. Engineering, Construction and Architectural Management, 2023.

[101] Si W. Optimization health service management platform based on big data knowledge management [J]. Optik, 2023.

[102] Chaojie L, Qunhong W, Zhanming L, et al. Correction to: Adaptation strategies in transnational education: a case study of an australian Master of Health Administration Course offered to chinese managers [J]. BMC Medical Education, 2022.

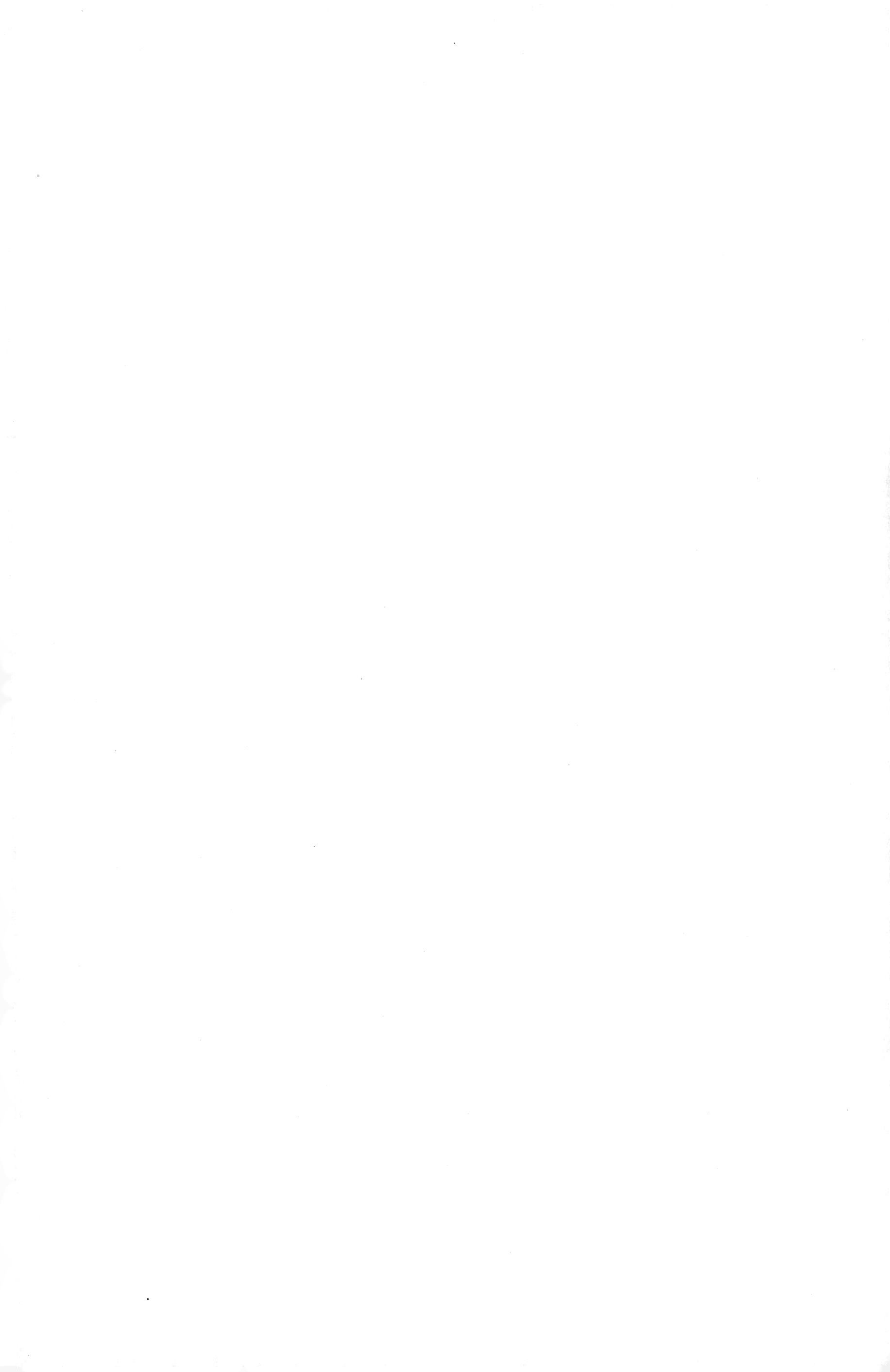